건강의 비용

건강의 비용

초판 1쇄 인쇄 2022년 10월 4일
초판 1쇄 발행 2022년 10월 10일

지은이 김재홍

책임편집 정은아
편집 윤소연

디자인 박은진
마케팅 총괄 임동건
마케팅 지원 전화원 한민지 이제이 한솔 한울
경영 지원 임정혁 이지원

펴낸이 최익성
출판 총괄 송준기
펴낸 곳 파지트
출판 등록 제2021-000049호

제작 지원 플랜비디자인

주소 경기도 화성시 동탄원천로 354-28
전화 070-7672-1001 **팩스** 02-2179-8994
이메일 pazit.book@gmail.com

ISBN 979-11-92381-24-4 93510

다가올 의료 대혁신에 대비하는 통찰

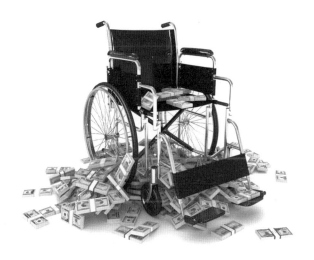

건강의 비용

김재홍 지음

"모두가 건강하고 싶어 하지만,
자신의 건강이 어떻게 돌봐지는지 아는 사람은 많지 않다."

P:AZIT

홍영준
(원자력병원장)

어느 국가에서든 100% 만족스럽게 운영되는 보건의료체계는 없겠지
만, 지금 우리나라 보건의료체계의 효율성과 환자의 권리 및 의료진의
업무 만족도 등 의료계 현황이나 미래 변화의 방향성에 대한 국민들의
인식은 놀랄 정도로 미약하다. 그동안 이를 설명하려는 노력은 주로
언론이나 개인 블로그 등을 통해 분절적인 정보가 제공되는 수준에 불
과했고, 다수 국민들의 통합적이고 지속적인 이해를 구하려는 노력은
충분하지 않았다. 장수사회가 도래한 지금, 의료비용은 계속 증가하고
국민들의 눈높이는 높아져 가고 있기에 보건의료 서비스는 손 놓을 수
없는 국가 복지정책의 주요 분야가 되었다. 싫으나 좋으나 국가가 현
재의 보건의료체계와 정책들을 세심하게 보듬어가면서 여러 문제점을
점진적으로 개선해나가기를 기대할 수밖에 없는 상황이다.
　　이 책은 '환자는 의료 서비스를 구매하는 어엿한 소비자'라는 당연

한 전제를 내세우면서 그동안 상식이라 생각했던 여러 고정관념을 뒤집는다. 우선, 만성질환과 감염병 및 암질환의 주요 변화를 설명하면서 이들에 대한 우리의 인식이 바뀌어야 한다고 주장한다. 아울러 초고령 사회로 가는 준비가 미흡해 보이는 대한민국의 현주소와 민간 영역에 과도하게 의존하는 왜곡된 의료 서비스 전달 과정을 조목조목 살펴본다. 첨단의료기술로 가득 찰 것만 같은 미래에 대해서는 난데없이 이들 기술의 허실을 따지면서 가성비를 중요시하는 검소한 의료기술을 논한다. 여기에서 저자의 주장은 의료비용을 무조건 줄이자는 것이 아니라, 자원의 낭비를 막고 서비스 효율을 높이면서 국가 재정에 도움이 될 수 있는 큰 그림을 그려보자는 것이다. 그리고 누구나 아는 환자의 권리를 미래 의료 혁신의 중요한 원동력으로 연결한다. 또한 의사들의 역할과 더불어 여태껏 주목받지 못했던 의사 이외의 의료진들의 역할 변화가 의료 혁신에 중요함을 강조한다.

이 책의 가장 차별적인 내용은 앞으로 지금처럼 의원, 종합병원, 상급 종합병원으로 계층화된 의료전달체계의 많은 부분이 수평화, 분업화될 것이며 환자의 진료 정보가 환자의 의지에 따라 모든 이해당사자 간에 공유되고 원격진료가 활성화될 것이라는 주장이다. 저자는 이러한 이슈들 외에도 우리가 잘 몰랐던 한국 현대의학의 발전 과정과 의과대학과 대학병원들의 지역사회 공헌에 대해서도 논한다.

우리의 의학과 보건의료체계에 대해 통합적인 시각으로 이 책을 저술한 저자 김재홍 교수는 임상의도 보건행정의 연구자도 아니다. 다만 본인의 말대로 오히려 어느 한쪽으로 치우치지 않은 경계인으로서 나름 중립적인 판단을 위해서 주어진 연구년을 십분 활용했기에 의미 있고 신선한 결과물이 도출될 수 있었던 것 같다.

첨단의학의 명암과 미래의학의 전망에 대해서 이 책은 국내에 잘 소개되지 않은 여러 해외 전문서적을 참고하여 핵심을 명쾌하게 정리하였다. 그러면서도 다른 문헌들에서 보여주지 못한 저자 자신의 독특한 관점을 기술하고 있는데, 과거와 현재, 미래 그리고 국내, 국외의 보건의료체계에 대한 방대한 분량의 토픽들이 다루어졌음에도 그 독특한 관점으로 문장이 흥미롭고 쉽게 읽힌다. 의료계에서 논의되는 여러 미래 전망의 실현 가능성을 살펴보는 것과 함께 그동안 당연시해왔던 우리의 의료 현실을 각성하게 해준다는 면에서, 대단히 의미 있고 가치 있는 책이다.

정재훈
(가천대학교 의과대학 교수)

보건의료는 정치와 정책의 다양한 영역 중 독특한 어려움을 가지고 있다. 보건의료 영역은 대부분의 국가에서 GDP의 10%가 넘어가는 분야이며, 우리나라도 보건의료 관련 지출이 곧 GDP 10%선에 도달할 것으로 보인다. 그러나 그 방대한 규모에도 그 중요성은 보건의료의 특성과 복잡성으로 충분히 이해되지 못하고 있다.

코로나-19와 같은 심각한 공중보건학적 위기가 있다고 하더라도, 이는 일시적이거나 국가의 생산성을 늘리지 못하는 소비적인 영역으로만 여겨진다. 또한 코로나-19의 대유행 중에도 의사 인력 증원, 공공의료, 국민건강보험료 등에 대한 소모적인 논쟁이 이어질 뿐이다.

보건의료를 둘러싼 문제는 본질적으로 모두를 만족시키기 어렵다. 흔히 말하는 보건의료의 철의 삼각형이 대표적이다. 좋은 의료제도의 3가지 요소인 접근성, 의료의 질, 국민 의료비 절감은 동시에 충족될

건강의 비용

수 없다는 의미이다. 또 보건의료도 정책적 의사결정자와 참여자가 있으며, 정부와 의료 공급자, 소비자는 서로 치열하게 경쟁한다.

보건의료 문제에서는 흔히 외국의 통계가 쉽게 등장한다. OECD Health at glance(OECD 보건의료지표) 등이다. 그러나 단편적인 통계는 본질을 완전히 보여주지 못한다. 국제 통계를 보면 우리나라는 매우 신기한 나라이다. 중간 정도의 비용으로 최상위 수준의 평균수명, 의료의 질을 보장하며, 적어 보이는 의사 수로도 많은 의료 서비스를 제공하고 있다.

하지만 그 맥락은 전혀 다르다. 건강보험료는 낮은 수준이지만 매년 물가 이상으로 상승하고 있고, 건강보험은 비급여 항목이 많아 보장성이 높아지지 못하고 있으며, 실손보험은 심각한 도덕적 해이를 보인다. 의사 수는 적었지만 이제 그 수는 급격히 늘어나고 있으며, 병상 수는 많지만 감염병 위기에는 특수 병상이 모자랐던 현실이 한국 보건의료의 모습이다.

정책 문제에서 정답은 존재할 수 없다. 각 국가의 제도는 전통과 맥락이 있으며, 이를 한 번에 조정하기는 어렵다. 또한 의료를 넘어선 의미를 가지기도 한다. 미국의 의료제도는 서민과 일부 중산층에게 매우 불리하게 보여도, 그 의료제도로 인해 창출되는 소득과 부가가치가 오히려 서민과 중산층의 삶을 풍요롭게 해주고 있을 수도 있다. 이런 면은 정량화가 어렵다.

바람직한 보건의료제도는 존재할 수도 없고, 존재해서도 안 되는 이상향이다. 하지만 김재홍 교수는 한국이 겪고 있는 대부분의 문제에 대한 넓고도 깊은 통찰을 발휘하고 있다. 이 책에서 나타나는 고민은 더 나은 국민 건강과 삶을 위한 초석이 될 것이라 기대한다.

/ 글쓴이의 말 /

"모두가 건강하고 싶어 하지만, 자신의 건강이 어떻게 돌봐지는지 아는 사람은 많지 않다."

'건강의 비용'이라는 나름 도발적으로 보일 수 있는 제목을 달았다. 필자의 의도에 맞춰 영역하자면 아마 'Cost for our health care'가 맞을 것이다. 단순한 건강이 아니라 '건강 돌봄의 비용'이다. 우리는 건강에 대한 관심은 지극히 크지만, 정작 적정 수준의 보건의료 서비스 제공을 목표로 하는 의료복지의 폭과 깊이에 대한 이해와 사회적 공감의 형성은 심히 부족해 보인다. 정말로 다들 건강하고 싶지만, 어떻게 그리고 제대로 의료 서비스가 제공되는지에 대해서는 잘 알려 하지 않는다. 사실, 보건의료는 너무나 복잡하고 방대한 영역이다.

전 세계적으로 대학, 의료기관, 제약 업체, 의료기기 업체, 보험기관과 같은 여러 산업체 및 정부 기관이 정교한 네트워크를 통하여 모두 참여하는 보건의료 시스템은 광대한 시장을 형성하였다. 대학이나 병원을 산업체에 분류하였다고 혹 분개하는 사람은 없길 바란다. 거시적인 인간 세상은 분명 돈으로 움직인다. 그리고 비용과 효율은 이 책에서 굉장히 중요한 주제이다.

의료 서비스는 국가 발전 및 우리의 삶에 필수적인 기본권의 성격을 가지면서도 고부가치 산업이라는 모순된 면들을 가지고 있다. 공공의료는 정치적인 선심으로 함부로 확대하기에는 돈이 너무 많이 들어갈 뿐만 아니라, 그 비중이 커질수록 유료 서비스 제공을 통한 고수익 창출의 기회까지 저해한다. 아울러, 의료 서비스는 인간의 생존에 필수적인 건강기본권을 적절하게 확보하기 위한 공공재의 성격과 국민소득이 증가할수록 수요가 늘어나는 사치재의 성격을 모두 가지고 있다. 엄연하게 의료 서비스의 폭과 깊이는 개별 국가가 가지고 있는 국민복지에 대한 핵심 가치 및 이를 뒷받침하는 경제력과 생산력 등에 의해 결정된다.

그런데 정작 거대해진 보건의료 시스템의 효율은 계속 낮아지고 그 유지를 위한 비용은 반대로 폭증하면서 재정 부담은 계속 커져만 가고 있다. 아울러 의과대학과 병원들의 운영 모델은 그동안의 기술적·학문적 진보와 의사와 환자 간의 변화하는 관계를 따라가지 못하고 있다. 여기에 초고령사회의 도래가 엄연한 사실이듯이 노인 인구를 위한 의료수요 자체도 급증할 것은 확실하다. 이런 상황을 타파하기 위해서 보건의료 시스템은 지금의 비즈니스 모델을 혁신해야만 한다.

건강의 비용

《건강의 비용》에서는 이를 해결하는 개혁을 위한 '정보 비대칭 해소'와 '대중적 공감 형성'이라는 미션을 위해서, 주요 질환들의 변화와 보건의료 시스템의 주요 현황들부터 의료 대변혁의 가능성 및 예상되는 변화의 방향, 그리고 첨단의료기술의 명암과 전망까지 폭넓고 과감하게 논할 것이다.

우리나라에서는 국가 신성장 동력 확보를 위한 '보건의료 서비스의 고도화를 통한 의료 산업화'가 영리의료의 다른 말이라고 해서 그동안 숱한 반대를 불러왔다. 그리고 우리나라는 엄연한 자본주의사회이면서도 사회보장형 의료보장체제에 가깝게 기본적인 의료보장권을 확보하려고 노력하면서도, 21세기에도 영리병원만이 아니라 원격진료라는 개념까지 함께 터부시하는 나라이다. 거의 20년 이상 대다수의 국민이 모르는 수면 아래에서 이와 같이 공공적 성격이 분명 존재하는 국가 의료의 발전 방향에 대한 전쟁이 비교적 조용히 있어 왔는데, 최근의 의사 파업과 코로나-19와 같은 여러 사태는 이를 수면 위로 올리고 있다. 의료비용의 증가, 경제 침체와 노인인구 급증에 의한 의료 니즈의 증가는 앞으로 이를 더욱 가시화할 것이다.

엄연하게 학교와 병원은 사업자등록을 해야 하는 사업체이지 자선단체가 아니며, 지금 구조조정의 산통을 조용히 외롭게 겪는 사립대학만이 아니라, 병원들도 나타나고 있다. 이것만 봐도 민간 참여 비중이 매우 높기 때문에 수익창출에 극히 민감한 상황에서 보건의료 서비스를 공공재라고 (내가 보기에는 속 편하게, 무책임하게, 그래서 너무나 간단하게)

그들 말대로[1] 규정하는 것은 극히 위험한 단상임은 확실하다.

　나는 분명 의사면허증을 가졌지만 진료가 본업이 아니며, 그렇다고 보건의료 정책을 전업으로 연구하는 사람은 아니다. 다만, 과거 10년간의 미국 유학생활 중 여러 병원 및 의과대학의 시스템에 대해 접해본 후, 지금은 우리 몸에서 보이지 않는 생명현상을 규명하는 생화학과 분자세포생물학이라는 학문을 어느 의과대학에서 가르치며 연구하는 무명의 월급쟁이다.

　또한, 정말 우연하게도 중앙아시아의 붕괴된 보건의료 시스템이 소생하는 과정에 대한 연구에 참여한 적도 있고, 여러 종합병원에서 의과학연구의 발전전략 및 지자체에서 바이오 의료 클러스터 유치 및 운영 방안 등에 대한 소소한 연구들에 꾸준하게 참여한 적이 있는 특정 사회적 현상에 대한 관심을 잃지 않은 사람이다.

　이에, 치중되지 않은 자칭 경계인으로서 건국 후 국내 의료계의 발전사를 소개하면서 현 문제들에 대한 분석을 제시하고자 했다. 다시 말하자면, 보건의료는 정말 광대한 영역이며, 여러 의료 서비스의 제공자, 사용자, 의료제도의 기획자뿐 아니라 이익집단들이 관여하기에 어느 나라에서든 문제들은 존재한다. 첨예한 갈등 상황 중에서 자기 입

1　2020년 의사파업 협의 중에 김현주 보건의료정책관이 전문기자협의회와 만나 "의사는 다른 어느 인력보다 공공재라고 생각한다"는 사견을 밝힌 바 있다. 이에, 최대집 당시 의협회장은 "의료에 공공성이 있고 의사가 의료의 핵심적인 역할을 수행하고 있다면 과연 그 의사의 교육, 수련, 그리고 개업과 취업, 의료행위 중에 발생할 수 있는 사고의 위험과 법적책임에 대해서 국가는 어떠한 책임을 지고 의무를 이행하고 있냐"고 반문했다. 의협 "의사는 공공재"라는 정부, 지켜만 보시겠습니까?, 의협신문 2020년 8월 11일자 요약함

맞에 맞는 자료를 가공하여 국민들을 오도하고 하는 자들이 분명히 존재하지만, 어떤 문제든 누구 한쪽의 일방적인 잘못이나 몰이해 때문에 갑자기 생기지는 않는다.

대한민국에는 보건의료계에도 숱한 전문가들이 존재하는데, 이 중 많은 사람은 묵묵히 일하고 있다. 이번 코로나-19 사태에서 보았듯 몇몇 저명인사들이 문제점을 공개적으로(대개 감정적으로) 지적하면서도 그럴듯한 해결책을 제시하지 못했다(그래서 목소리 크고 활동만 잦은 사람들은 PR 셀럽이란 말까지 듣고, 잘못하면 막대한 국고를 낭비하는 잘못된 정책의 기안자 또는 정권의 나팔수로 레벨업이 되어 이름을 남긴다). 이러니, 나처럼 의견을 제시하는 사람이 또 하나쯤 더 있다고 무슨 차이가 있겠느냐는 말도 아마 있을 법하다.

하지만 가짜뉴스가 판치고, 편협한 시각 및 목적에 의한 지록위마(指鹿爲馬)를 강요당하고 이를 실시간으로 대처하는 것이 새로운 생존 기술이 되어가는 복잡다난한 이른바 4차 산업혁명 시대에서, 일상적으로 일어나지만 뚜렷한 해결책이 쉽게 보이지 않는 (그 이유마저도 맘 편하게 간단하지 않은, 시공을 초월한 여러 사건의 파생결과인) 여러 문제에 대한 공인 전문가라는 것이 과연 존재하는 것일까?

더하여, 진정한 현 위기는 해결책을 제시하는 전문가나 해결하고자 하는 국가 의지의 부재가 아니라, 정확히 문제가 되는 상황들 자체를 다수의 국민이 충분하게 의식하지 못하는 현실이라고 본다. 판단은 이 책을 읽어보는 분들이 결정할 일이라 본다. 다만, 나는 세상에 분명

진리는 존재한다고 생각하는 사람이다. 이를 발견하고 이해하는 과정에서 확인되는 진리의 수많은 그림자가 마치 진리 자체인 듯 착각하지도, 변명하지도 않으려는 자세로 이 담론을 썼다. 코끼리를 만난 장님들의 이야기는 전 세계적으로 발견되는 격언이지, 이솝의 이야기만이 아니었다.

이 책에서는 여러 기관의 보고서들 및 국내, 국외 서적들과 함께 현재 진행 중인 사안들에 대해서는 다수의 국내외 언론 보도를 최대한 교차 확인하여 인용하였다. 그럼에도 지적될 수 있는 오류는 필자인 나의 책임이며, 기회가 주어진다면 적극 수정할 것이다.

일반인들이 더 공감할 만한 주요 현황 중심의 주제는 1부에, 다소 전문적이고 의료인에게 더 다가올 미래 개혁에 대한 주제는 2부에 담도록 노력했다.

1부 '급변하는 의료환경과 환자의 권리'의 내용을 요약 설명한다.

1장 '질환과 우리의 삶'에서는 최근 확실하게 나타나는 바이러스 감염병의 대유행이 미치는 영향력, 과거에는 치명적이었는데, 지금은 치명적인 대신 장기간 우리를 괴롭히게 된 만성질환들의 출현, 질환 예방의 중요성 및 죽음과 동일시하게 여겨지던 암질환에 대한 인식의 변화, 노인성 만성질환 등을 통하여 주요 질환들이 지금 어떻게 변화하고 있는지를 살펴본다.

2장 '의료 혜택과 바람직한 보건의료의 방향성'은 지금 우리 보건

건강의 비용

의료 현황에 대한 간단한 분석이자 바람직한 방향의 설정이다. 여기서는 의료복지가 어떻게 시작되었고 이를 위한 그간의 처절한 노력들, 환자에게 도움이 되는 의료란 어떤 것인가, 우리나라에서 공공의료의 위치 및 문제점들을 통하여 의료복지의 범위에 대해서 살펴본다.

그리고 3장인 '미래의학'에서는 정밀의학의 개념, 원격진료의 가능성, 스마트 의료기기의 대중화, 친환경 병원의 필요성, 인공지능의 영향력, 건강한 삶과 수명 연장의 가능성을 통하여 곧 다가올 것으로 예견되는 의료환경의 주요 변화 등을 논한다.

마지막 4장 '환자의 권리'에서는 나와 같은 아픔을 공유할 뿐만 아니라, 치료 과정까지 관여할 수 있는 환우회의 미래 기능과 의료 서비스 전달 과정의 민주화, 죽을 수 있는 권리인 존엄사에 대해서, 그리고 내 몸과 정보의 주체는 누구인가 등을 통하여 '그동안 무시되었지만 이제야 조명받는 환자의 권리'에 대해서 논할 것이다. 환자의 권리에 대한 인식의 변화가 앞으로 예견되는 의료 개혁에서 어떻게 작용할지도 이야기된다.

2부 '의사 역할의 변화와 의료 개혁의 방향'에서는 의료전달체계를 이루는 의사, 의과대학, 병원 간의 역할과 의료 개혁의 방향성에 대해 논한다.

5장 '한국에서 현대의학의 시작과 발전에 대한 이야기'에서는 한국에서 현대의학이 도입된 과정, 현대의학이 제대로 도입되지 못한 개발도상국에서 의료 현장의 비극적 모습 및 이들 국가와 우리나라의 의과대학들의 운영 현황 등을 소개한다. 6장인 '임상의냐 과학자냐: 미래를 대비하는 새로운 의사의 역할'에서는 의사가 '진료'라는 고전적인 역할이 아니라 지적 경계를 확장하는 과학자로서의 역할에 대해서 논한다. 의사과학자의 역할, 이들이 앞으로 활약할 바이오 의료 클러스터의 개념 등이 소개된다.

7장 '의료 개혁의 필요성'에서는 현 의료전달체계의 문제점들인 저효율과 고비용 구조를 설명하면서, 왜 지금의 의료전달체계가 탈중심화되어야 하고 의사들의 전문직업성이 변화되어야 하는 이유들이 소개된다. 아울러 1부 4장에서 논했던 환자의 권리에 대한 새로운 정의와 합의가 앞으로 어떻게 의료 개혁을 일으킬 수 있는지에 대해서도 논의된다.

8장 '의료 개혁을 위한 착안점들'에서는 의료부권주의를 배제한 전문직업성의 중요성 및 파괴적 의료 혁신의 개념과 몇 가지 사례를 통하여 어떻게 지금의 의료전달체계를 탈중심화할 수 있는지를 설명한다.

보이지 않는 생명현상을 연구하는 필자가 질환 환경, 의료기술, 환자 역할 모두의 변화 및 국내외 의료 시스템의 과거, 현재, 미래에 대한 분석으로 이렇게 긴 책을 감히 그리고 고맙게도 출간하게 되었다. 이는 최근 연구년 중에 출간한 여러 논문 외에도 의사과학자라는 필자의 전문가 역할을 새롭게 확장해보고자 한 노력의 결실이라 생각한다. 이 책의 집필을 생각하고서 얼마 뒤인 2020년 9월부터 2021년 8월까지 1년간의 연구년 기간 중에 이를 위한 중요한 시간을 마련할 수 있었다.

건강의 비용

이 책을 위한 귀중한 소재 및 자료가 된 많은 분의 보건의료 시스템의 바른 운영을 위한 분투와 가족들의 인내에 진심으로 감사드린다. 그리고 혼자 겁 없이 무모하게 기획하고 써나가고 수없이 탈고한 이 원고의 출판을 흔쾌히 수락하고 많은 도움을 준 파지트 출판사에게도 감사드린다.

인천시 송도동에서
김재홍

차례

2부
의사 역할의 변화와 의료 개혁의 방향

5장 한국에서 현대의학의 시작과 발전에 대한 이야기

6장 임상의냐 과학자냐: 미래를 대비하는 새로운 의사의 역할

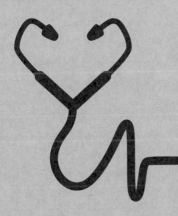

급변하는 의료환경과
환자의 권리

아픈 몸을 고치는 것이
자동차를 수리하는 것보다 힘든 이유

미국 유학 시절이던 2003년 나는 혼다 어코드 세단을 구매했다. 이 차는 내 가족들과 함께 나이가 들었고, 2011년 귀국할 때 우리와 함께 한국에 들어왔다. 낡아가는 차에 특별하게 큰 애착이 있는 것은 아니었다. 하지만 분명 한국에서도 불편함 없이 오래 더 쓸 수 있을 것이라는 확신이 있었고, 별다른 과시욕이 없기도 하고 부자도 아니라는 등 여러 이유로 내 차는 신차 냄새가 아직도 가시지 않은 많은 국산 차와 함께[1] 화물선의 선창에 실려서 거의 한 달간의 태평양 여행을 마친 후 한국에 들어오게 되었다. 분명 같은 화물선에 실린 차들 중 가장 낡은 차였을 것이다.

---

1 해외에 1년 이상 거주한 사람이 귀국 시 3개월 이상 사용한 국내에서 수출된 국산 자동차 1대에 대해서 면세를 받는다. 이와 같이 면세 혜택과 해외 수출 사양의 자동차를 사용할 수 있기 때문에 차량을 국내에 이사화물로 들여오게 된다.

건강의 비용

그리고 나는 2022년까지 11년을 더해서 무려 19년 동안 이 차를 타고 다녔다.[2] 한마디로 오래전에 이미 뽕을 뽑은 상태인데, 어느덧 쉽게 차를 바꾸지 못할 정도로 너무 익숙해져 버렸다. 그런데 2019년부터 경고등이 여러 차례 뜨기 시작했다. 처음에는 산소센서와 배기가스 정화촉매 등이 나갔는데 단골 정비업체에서 부품만 구해오면 교체해준다 해서 몇 군데를 알아보니, 아마존에서 다양한 차량들의 정품 및 애프터마켓 부품들을, 그것도 체계적으로 모델별·연식별로 소비자 리뷰까지 붙여서 판매한다는 것을 알게 되었다.

여기까지가 실력 있는 정비업체의 판단하에 차에 조금만 관심이 있는 운전자라면 쉽게 할 수 있는 단계라면, 2021년 초부터는 수리 난이도가 조금 더 올라가게 되었다. 그런데도 정말 예기치 않게도 정비업체가 모르는 고장까지 내가 짚어서 필요한 부품을 알아서 주문하게 되었다.

어떻게 그게 가능하냐고? 차마다 특별한 부품들이 많고 고장이라는 건 더러 생겼다 괜찮아졌다 하니 아무리 실력이 좋은 정비업체라 해도 모든 문제를 한 번에 파악할 수는 없고 잘못 고치는 경우도 있다. 그런데 나처럼 '차는 기름만 넣어주면 당연히 가야 할 때 가고 멈춰야 할 때 멈추는 거 아니냐' 하는 수준의 일반인은 전문지식은 없지만, 대신 관심만 있다면 차의 이상 증상을 충분히 오랫동안 경험할 수 있다.

어코드는 미국 시장에서도 상당히 많이 팔린 차이다. 당연하게도

---

2 어코드는 몇 년은 더 타려고 했지만, 최근 친척이 쓰던 차를 물려받아 중동으로 팔려갔다.

정비업소나 그 많은 소유자 중에서 직접 차를 고친 사람이 어떻게 차를 고쳤는지 증상별로 블로그나 유튜브에 공개한 경우가 많다. 여태까지는 차가 드르륵거리면 카센터로 몰고 가거나 견인차로 끌고 가던 사람들도 이제는 자기 경험을 바탕으로 키워드만 제대로 넣는다면, 구글에서 쉽게 해결책을 찾아서 단골 정비업체에서 이를 확인하고 수리 계획을 잡을 수 있다. 여기에 혼다 코리아에 맡기면 몇 달씩 걸리는 부품의 수급[3]은 아마존에서 고객 리뷰를 근거로 주문하면 한두 주 내로 저렴하게 해결되니, 나는 공임만 부담하면 되는 것이다.

그럼 이제 자동차 고장과 사람이 아픈 것과 무슨 관련이 있느냐는 것을 설명할 차례가 왔다. 쓰다가 쉽게 버리지 못하는 여러 타당한 이유 때문에 차(우리 몸)는 계속 정비와 수리를 해줘야 한다. 사람마다 불편함을 느끼는 정도도 다르고, 고장은 다양하게 발생하기 때문에 차의 이상을 느끼는 데는 시간이 걸릴 수 있다(내 몸이 정말 치료를 필요할 만큼 아픈 건지, 다시 회복될 수 있는 경우인 단순하게 피곤한 건지, 절제를 모르는 잠깐의 생활습관 탓인지 구분하는 데 시간이 걸린다).

운전자가 이상을 파악한 뒤에 업체인 정비소나 병원을 방문하는 데도 시간과 어느 곳을 가야 하는 선택의 결단이 필요하다(휴일은 쉬면서 가족들과 보내야 하고, 하고 싶은 일들도 많지만, 병원 방문이 우선 힘들다. 평일에는 직장에서 근무 스케줄을 살펴가면서 눈치껏 나오던지 반차를 내야 한다).

---

3 국내 혼다 지사인 혼다 코리아에서 구매한 것이 아니라, 필자처럼 해외에서 들여온 차량은 언제부터인가 이런 차별을 받고 있다.

건강의 비용

정비업체를 방문할 때 오랫동안 기다리거나 차를 맡겨야 할 때도 있고(외래 검사를 거듭하거나 입원해야 되고), 고장의 원인이 파악된다면(진단이 내려지면) 소모품이나 고장 난 부품을 교환해야(투약, 수술이나 재활 등 합당한 치료를 거쳐야) 한다. 여러분의 주머니 사정이나 앞으로 얼마나 더 차를 쓸 것인지, 또는 보증기간의 유무에 따라서 정품 중에서 신품이나 중고품 또는 애프터마켓 제품을 선택해야 한다(실손보험이 있느냐 없느냐에 따라 재정적 부담 및 건강보험공단이 도와주지 않는 비급여 항목의 선택이 제한된다).

정비업체의 실력과 양심에 따라서 필요 없는 부품까지 교환하거나 바가지를 쓸 가능성도 크다(의료기관마다 비급여 항목의 가격이 천차만별인 경우가 있어 잘 알아봐야 하는데 쉽지 않다). 새 부품으로 교환했다 해도 보증기간은 몇 개월에 불과하다(확실하게 과실이 드러나는 사망이나 합병증의 경우 외에 단순 불편을 느끼는 정도로 병원에서 무료 AS를 받는 것은 아직 힘들다).

이처럼 차가 고장이 날 때 겪는 이러한 일들은 여러분이 건강하지 못하고 고장 날 때(아플 때)도 똑같이 반복된다. 하지만 불행하게도 좀 더 알아보면, 여러분의 소중한 건강에 대한 선택권은 슬프지만, 고장 난 차보다 더더욱 제약된다. World Health Organization(WHO, 세계보건기구)가 내린 건강의 정의는 질환이 없는 것만이 아니라, 육체적·정신적·사회적으로도 완벽하게 안녕한 상태이지만 그 실현은 요원한 경우가 정말 많다.

누구도 사소한 불편만으로는 쉽게 의사를 만나러 가려고 하지는 않는다. 그런데 5분 진료로 대표되는 짧은 진료 과정에서 담당의는 절반 이상의 시간을 여러분을 바라보는 것이 아니라, EMR[4]이라고 하는 전자의무기록을 작성하기 위해 컴퓨터 모니터를 보는 데 소요한다. 이후에 일련의 검사 과정들이 따르게 되고, 필요 시 입원을 하게 된다. 그런데 정비업체와는 달리 얼마나 비용이 들지 정확한 예측이 되지 않는다. 차를 고칠 때는 고객의 의견을 중요시 여겨야 하는 정비사와 협의를 통해서 자동차 부품업체나 이베이, 아마존 등에서 파는 호환부품이나 중고부품 중에서 선택할 수 있고, 어느 정도를 고칠지도 선택할 수 있다. 하지만 검사 과정, 약제 투여 및 수술 모두에서 어떤 비품이나 기구를 쓸 것인지에 대한 여러분의 선택권은 주어지지 않고, 충분한 설명이 따르지도 않는다. 이른바 "여기서 이거 하시겠어요, 아니면 퇴원하시겠어요(다른 병원으로 가시겠나요)?"인 것이다.

불행하게도 특정 내과적·외과적 치료법이 개별 환자에서 효력이 있다는 명확한 근거가 없이 사용되는 경우가 지금도 많고, 확실한 의료사고가 아니라면 증상이 좋아지지 않는다고 해도 환자가 특별히 클레임을 걸 만한 방법이 없다. 급여와 비급여로 구분되는 의료비용은

---

4 EMR은 Electronic Medical Record의 약어로 전자의무기록이다. 환자 진료를 위한 기록 외에도 건강보험청구를 위한 여러 항목을 입력하게 되는데, 그 적용 및 사용에 상당한 시간이 소요된다. 더더욱 문제는 마이크로소프트의 워드나 엑셀처럼 널리 쓰이는 표준화된 EMR이 아직 존재하지 않기 때문에, 환자의 정보가 병원 간 이동하기도, 다기관이 참여하는 임상의학 연구에도 쉽게 쓰이지 못한다는 점이다. EMR보다 더 확장되고 진보적인 것이 Electronic Health Record(EHR), 즉 전자건강기록이다. 아직까지 EHR이 제대로 구현되지 않았기에, 이 책에서는 전자의무기록인 EMR이란 용어를 주로 사용한다.

왠지 턱없이 비싸 보이는 경우가 많다. 하지만 병원 간에 진료비의 차이를 비교하기도 힘들고, 왠지 비싼 진료비를 내면 더 나은 진료를 받는 것 같은데 내 몸의 이상이 정말 제대로 관리되고 있는지는 객관적으로 확인하기도 힘들다.

이런 상황에 익숙해질 대로 익숙해지다 보니, 우아하고 비싸 보이는 병원의 인테리어나 가구들을 보면서 과연 내 병이 낫는 것과 이런 인테리어 비용 간에 어떤 연관이 있는 건가 하는 의심은 이제는 들지도 않고, 몇몇 용감한 사람이 정비업소에서 하듯이 분노의 소리를 지르거나 자기 차를 불사르는 일도 병원에서는 힘들다.

정비업체에서 겪은 불만을 소셜 네트워크 서비스(SNS)에 올리면 호응하는 사람들도 많고 나름 쉽게 언론에서 인터뷰 요청이 올 수도 있고, 담당자가 무마하려고 전화라도 할 것이다. 하지만 병원의 경우에는 규모가 클수록 시비를 따지는 방법과 절차는 이해하기 힘들고, 법무팀이라는 곳에서 불평과 보상은 그냥 법대로 하자는 말을 듣는 경우도 많다. 여기에 다른 병원으로 가려 할 때는 초고속 인터넷망이 깔린 나라에서 진료기록을 복사하거나 DVD 롬으로 카피해서 들고 가야 한다.[5] 별도의 수수료까지 내야 한다.

잘 알려지지 않는 사실이지만, 의사들조차 진단 검사 및 치료 기술의 비용을 정확히 모르는 경우가 많고, 여러분이 지불하는 의료비용으

---

5 2017년부터 시작한 진료 정보교류사업을 통하여 네트워크 참여 의료기관 사이에 전자발송을 할 수는 있는데, 이는 시범사업이며 따로 신청해야 한다. [건강한 가족] 병원 옮길 때 의뢰서·MRI CD 챙기는 불편 사라진다, 중앙일보, 2020년 11월 9일자

로 만들어지는 진료 데이터는 나중에 임상의학을 위한 연구 자료로 쓰이게 된다. 결정적으로 차는 고치지 못하면 다른 차로 바꾸거나 대중교통을 이용하면 되지만, 우리의 몸은 우리 자신이다. 교환하지도 못하고, 적어도 가까운 미래에는 클라우드에 올려놓지도 못하고 끝까지 써야만 한다.

그런데 우리는 이런 불편함이나 소비자 권리의 침해를 마다하고 현 의료 서비스를 당연하게 받아들여야 하는 것인가? 의료 서비스가 이렇게 된 중요한 이유 중 하나는 우리가 의료진에게 모든 조치를 위임했기 때문이다. 훈련되지 않은 우리는 최신 고급 승용차, 아니 항공기나 우주선과도 비교하지 못할 정도로 매우 복잡 다양하고 아직도 밝혀지지 않은 부분이 많은 인체의 생리, 병리 현상을 충분히 이해하지 못하기 때문이다.

정보의 비대칭성 때문에 환자들은 의료 서비스의 세부적 내용을 이해하고 관리할 수 없고, 의사들은 그동안 다분히 일방적인 권위주의로 환자를 대해온 것이 사실이다.

이러한 권위주의를 정당화하는 논리 중에 부권주의(Paternalism)라는 단어가 있다. 이 말은 정부가 마치 아버지가 자식을 대하듯 국민을 가부장적으로 보호하고 간섭한다는 뜻인데, 의료부권주의(Medical Paternalism)라 하면 의사의 판단은 전적으로 환자에게 도움을 주기 때문에 환자는 의사의 결정을 믿고 따라야 한다는 뜻이 된다. 이 말은 어느 정도 국민적인 공감대를 얻으면서 그동안 의사 권위의 근거가 되었다.

하지만 우리는 권력의 '지배'를 국민의 이익을 보호하는 최상 수단

건강의 비용

이라고 주장하면서, 사회적·경제적·정치적 불평등을 합법화하면서 권리를 억압하는 것을 역사에서 수많이 보아왔다. 이윤추구가 목적인 병원에서 환자의 권리가 자연스럽게 항상 소비자 기준으로 적절하게 보장되지는 않는다는 것과 국민을 보호해야 할 국가가 병원, 제약회사, 의료기기회사 등으로 이루어진 보건산업의 성장을 통한 경제발전과 국민 건강권의 확보, 국가 재정 지출 사이에서 균형을 잡는 줄타기를 하고 있는 것은 21세기도 시작된 지 20년이 지난 지금 명확한 사실이다.

또한, 의사들의 의식에 뿌리 깊게 자리한 의료부권주의는 환자와 의사 간 관계의 변혁에서 장애물일 뿐만 아니라 의료 개혁을 저지하는 각종 규제들의 근거가 되고 있다. 환자가 의사의 판단에 모든 것을 위임한다는 것은 기존 의사의 업무 범위를 지켜야 한다는 주장의 강력한 근거가 되고 있으며, 건강관리 서비스를 통하여 충분히 환자들이 자기 힘으로 또는 간호사의 도움으로 스스로를 돌볼 수 있는 경우마저도 저지하고 있다. 이는 앞으로 기술 발전에 의한 원격진료와 정밀의학이 충분하게 구현될 때에도 불필요한 의사의 개입을 정당화하는 근거가 될 수 있다.

앞으로는 의료 서비스 및 환자 자신의 진료 정보에 대한 접근성 또한 더 개선되어야 한다. 유사한 질환 증상을 호소하는 환자들의 경험을 참조하여 환자의 권리를 보호할 수 있는 정보를 얻을 수 있는 환우회는 이미 오래 전에 오프라인을 벗어나 온라인상에서 활성하면서, 이제는 국경을 초월한 영향력을 미치고 있다. 그리고 환자로부터 유래된 진료 정보의 소유권과 활용에 대한 인식 자체가 바뀌어야 한다. 환자가 비용을 지불한 의료 서비스의 결과인 진료 정보는 지금 환자가 아니라, 개별 의료기관이 소유하고 있으며 기관별 공유조차 원활하지 않는 상황이다. 환자의 진료 정보는 양적으로 폭발적으로 증가하는데, 그 소유권과 활용 주체는 앞으로 의료기관이 아니라 환자에게 주어져야 한다. 이는 지금 보이지 않는 견고한 정보장벽을 치고 있는 대형 종합병원으로부터 환자의 권리와 이익을 되찾음으로써 미래의 의료체계 변혁을 위한 중요하고 핵심적인 원동력이 될 수 있다. 제때에 병원을 찾아가지 못하는 환자들을 돌보기 위한 원격진료의 필요성과 급감하는 병원 수익 모두가 의료체계의 변혁에 중요한 동력이 되고 있다.

이제는 거리가 아니라, 국가 간의 정치적·경제적·문화적 영향력에 따라서 상호 영향의 속도와 위력이 결정되고 있다. 코로나 바이러스 감염증(코로나-19)이 삽시간에 모든 국가의 인간과 여러 동물을 감염시켰듯, 한 곳에서 생겨난 뛰어난 의료기술과 의료체계의 변혁은 해당 국가를 넘어서 전 세계로 삽시간에 퍼져나간다.

이러한 모든 변화를 그동안 당연시되어온 환자와 의사 관계에서의 불평등 및 의료 비효율성을 극복하여 소비자의 권리를 찾고자 하는 의료 민주화 과정이라고 부르고자 한다.

그런데 먼저 짚고 넘어가야만 할 점들이 있다. 불평등과 비효율성은 시대를 못 따라가는 낡은 의료 시스템의 폐해에서 비롯된 것이지, 시스템 내에서는 단순 종사자인 의사들 개개인이 전적으로 책임져야

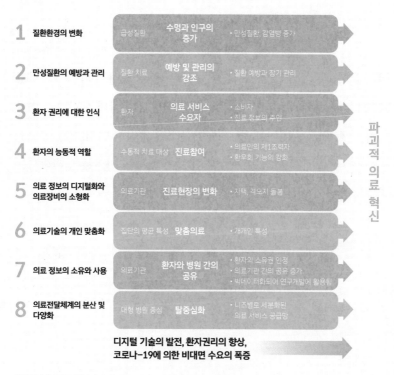

1	질환환경의 변화	급성질환	수명과 인구의 증가	• 만성질환, 감염병 증가
2	만성질환의 예방과 관리	질환 치료	예방 및 관리의 강조	• 질환 예방과 장기 관리
3	환자 권리에 대한 인식	환자	의료 서비스 수요자	• 소비자 • 진료 정보의 주인
4	환자의 능동적 역할	수동적 치료 대상 진료참여		• 의료인의 제1조력자 • 환우회 기능의 강화
5	의료 정보의 디지털화와 의료장비의 소형화	의료기관	진료현장의 변화	• 자택, 격오지 돌봄
6	의료기술의 개인 맞춤화	집단의 평균 특성 맞춤의료		• 개개인 특성
7	의료 정보의 소유와 사용	의료기관	환자와 병원 간의 공유	• 환자의 소유권 인정 • 의료기관 간의 공유 증가 • 빅데이터화되어 연구개발에 활용됨
8	의료전달체계의 분산 및 다양화	대형 병원 중심	탈중심화	• 니즈별로 세분화된 의료 서비스 공급망

파괴적 의료 혁신

**디지털 기술의 발전, 환자권리의 향상,
코로나-19에 의한 비대면 수요의 폭증**

| 그림 1 | 의료 혁신의 과정

할 문제들은 아니다. 더욱 복잡해지고 정교해지는 의료체계에서는 의사들마저도 의료자원의 가격이나 분배 과정 및 의료정책 모두에 큰 영향을 미치지 못하고 있다. 이러한 불평등과 비효율성을 고치기 위해서는 국가적인 차원에서 인식과 제도의 개선 및 많은 준비가 필요하다.

〈그림 1〉에 이 책에서 논의되는 의료환경 전반에서 지금 일어나는 주요 변화에 대한 정리가 소개되어 있다. 이러한 변화들은 지금 코로나-19 대유행으로 야기된 보건의료 서비스의 디지털화에 의해 더욱 가속화되고 있으며, 7장과 8장에서 논하는 '파괴적 의료 혁신'을 포함

하는 의료 개혁까지 연결될 가능성이 분명 있다.

　필자는 치중되지 않은 자칭 경계인으로서 건국 후 국내 의료계의 여러 현황과 발전사를 소개하면서, 현 문제들에 대한 분석을 제시하고자 했다. 이 책에서는 의료 개혁을 위한 국민적 공감대의 형성에 조금이라도 제대로 된 기여를 할 수 있기를 희망하면서 여러 기관의 보고서들 및 국내, 국외 서적들과 함께 현재 진행 중인 사안들에 대해서는 다수의 국내외 언론 보도들을 최대한 교차 확인하여 인용하였다.

1장

질환과
우리의 삶

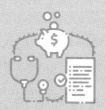

과거의 주요 사망질환이었던 감염병의 귀환

만성화된 과거의 위험 질환들

질환 예방의 중요성과 건강검진의 한계

암질환에 대한 인식의 변화

노인과 만성질환들

과거의 주요 사망질환이었던
감염병들의 귀환

김훈의 소설 《칼의 노래》에서는 임진년(1592년)에 농사를 짓듯이, 고기를 잡듯이 적을 죽여야만 했던, 그러면서도 무능한 임금의 칼에 죽기 싫고, 적의 적으로서 군인답게 죽기만을 바랐던 충무공 이순신의 처절한 삶이 장엄하게 소개된다. 《칼의 노래》에는 사체를 처리하고, 환자를 격리하면서 '역병(전염성 감염병)은 운 좋게 비켜갈 수 있다지만, 다가오는 끼니를 피할 수는 없었다'면서 충무공이 묵묵히 식사를 하는 담담한 서술이 있다.[1]

이때 충무공의 적은 일본군이나 그의 무능한 임금만이 아니라, 전화

---

1 1594년에 전염성 감염병이 돌 때는 이순신 장군도 한 달 동안 이질로 보이는 역병을 앓았고 조선 수군 1만 8,500명의 거의 3분의 1인 5,664명이 감염되면서 1,904명이 사망했다고 한다.
이순신 포럼(2018). http://www.yisunshinforum.or.kr/dcfault.php
'천하무석 이순신 장군도 떨게 한 적군은 누구일까', 세종대왕신문(2021년 9월 16일자)

속의 열악한 상황에서 창궐하여 이미 굶주리다가, 싸우다가, 도망 다니다가, 강간당하여 복을 매는 등 이런저런 사연으로 죽어가던 수많은 이름 없는 조선인들을 일본군보다 더 많이 쓰러뜨린 역병이기도 했다.

조선시대에 성행했던 대표적인 역병은 콜레라, 장티푸스 같은 병원균이나 홍역, 천연두 등의 바이러스성 감염질환들이었는데, 역병이 유독 잦았던 조선 후기에도 역병에 대한 대처는 매우 무력했다. 위생 개념이 미약했던 당시, 인구의 밀집과 지역 간 증가된 교류 및 흉년이나 전쟁에 의한 미약했던 보건의료체계의 붕괴는 전염병의 유행을 가속화했다. 병원균과 바이러스에 대한 개념이 없던 당시에 감염병에 대한 대처 방법은 귀신을 막는다는 주술과 경험적인 한약제에 의한 치료가 한계였는데, 다만 격리 개념인 '환자와 거리두기'는 '가혹하고 몰인정하게도' 확실하게 있었다(그림 2).[2]

1886년 제중원(濟衆院) 의학교의 설립을 우리나라에서 현대적인 양의학을 체계적으로 교육하기 시작한 기원으로 꼽는다. 하지만 이미

---

2 '조선인들은 질병 특히 전염병에 대해서는 대단한 혐오감을 가지고 있다. 전염병에 걸린 환자는 당장 읍이나 마을 밖 들판의 작은 초막으로 데려가 거기서 살게 한다. 간호하는 사람 외에는 아무도 그 환자에게 접근하지 않으며, 말도 하지 않는다. 그 근방을 지나가는 사람은 그 환자의 앞쪽에 있는 땅에 침을 뱉는다. 간호해줄 친구가 없는 환자는 아무도 돌보지 않아 그대로 내버려진 채 죽게 된다.' 1668년《하멜표류기》(《난선제주도난파기》라고도 한다. 1653년 조선에 표류하여 1666년까지 억류된 핸드릭 하멜(1630~1692)이 썼다.) 중에서
   '전염병은 콧구멍으로 그 병의 기운을 들이마셨기 때문에 생긴다. 전염병을 피하려면 마땅히 병의 기운을 들이마시지 않도록 환자와 일정한 거리를 지켜야 한다. 환자를 문병할 때는 바람을 등지고서야 한다.' 1818년《목민심서》제4부〈애민〉6조 중 제5조 '관질'편에서

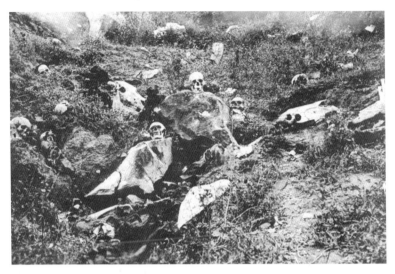

| 그림 2 | 장례가 치러지지 않고 마을 외곽에 버려진 전염병 사망자 및 환자들의 사체들로 추정되는 사진이다. 자료: '평안남도 안주 외곽지역' 국립민속박물관 소장

망국의 카운트다운에 접어든 구한말 때, 현대의학에 의한 혜택의 보급은 더딜 수밖에 없었다.

　박경리의 소설 《토지》 도입부(1부 4편: 역병과 흉년)의 시대 배경은 1905년 일본에 의해 대한제국의 외교권이 박탈되어 보호국으로 전락하게 된 을사늑약(乙巳勒約)이 체결되기 직전이다. 콜레라에 의해 마을 유지인 최참판댁 식구와 마을 사람들이 속수무책으로 죽어 나가는 부분에서 당시 열악한 보건의료 현황이 무섭게도 잘 기술되어 있다. 반면 악당 조준구는 그동안 한양(서울)을 드나들면서 콜레라가 세균을 통해 전염된다는 것을 알게 되었고, 자발적 격리와 음식물을 끓여 먹는 간단하지만 효과적인 자구책으로 살아남아 최참판댁의 모든 재산을 차지하게 된다.

의학기술의 발진과 장수로 인해 주요 질환의 형태가 만성질환, 유전질환과 정신질환이나 아직 연구가 덜 된 신종 바이러스 질환 등으로 나타나는 지금과는 다르게, 구한말과 일제강점기(1910~1945)만 해도 주요 사망 질환은 세균성 감염병이었다.

감염병이 생기는 이유를 몰랐을 때는 나쁜 정기의 침습이나 환자의 죄를 심판하는 신의 의지로 알았다. 18세기 중반 산후병원이 유럽에 생기면서 산욕열(Puerperal fever)이 알려졌다. 위생 관념도, 병원균에 대한 개념도 아직 없었을 때, 산모들로 붐비는 병원에서 침구와 수술 도구, 붕대들이 모두 오염되어 산모들이 병원균에 감염되었기 때문이다. 당시 산모가 산욕열을 보이면 패혈증으로 사망률이 10~35% 정도로 높았는데, 산후병원이 아닌 곳에서 출산했을 때 산욕열은 압도적으로 적게 발생했다. 오스트리아 빈 종합병원의 산부인과 의사였던 이그나츠 제멜바이스(1818~1865)에 의해서 1847년 간단한 역학조사가 이루어지고, 염화석회액으로 손 소독을 한 다음부터 산모의 사망률이 2% 아래로 낮아졌다. 하지만 이 발견을 둘러싼 병원과의 갈등으로 오히려 실직하게 된 그가 감염병의 후유증인 패혈증으로 40대 후반에 사망한 것은 역설이다.

이후 세균 이론이 나오면서 미생물이 감염병의 원인이라는 것이 밝혀졌다. 우리 몸은 박테리아와 바이러스 및 곰팡이 진균 등 미생물의 침입에 항상 위험에 처해 있다는 세균 이론은 19세기 후반부터 지금까지 의학적 사고의 중심으로 제약산업과 백신산업의 기반이 된다.

이처럼 감염병에 대한 관리와 예방이 가능해진 것은 병원균이 동정되고, 이에 대한 백신과 치료약이 등장하면서부터다.

그런데 같은 종류의 미생물에도 사람마다 감염 여부 및 예후에 대한 감수성의 차이는 분명히 존재한다. 우리 몸에는 세포 수보다 더 많은 약 38조 개의 세균들이 존재하며, 이들의 무게는 0.2kg까지 차지하는 것으로 최근 추정되었다.[3] 이만큼 많은 세균이 존재함에도 인간이 항상 아픈 것은 아니다. 위험성이 낮은 세균들이 많기 때문이 아니라, 이에 대한 몸 안의 다양한 면역체계가 제대로 유지되고 있기 때문에 세균들의 영향을 조절하고 있는 것이다.

이렇게 질병은 미생물보다는 몸과 마음 같은 생물지형에서 생기며, 신체 면역을 강화하는 데 집중해야 한다는 것이 '지형 이론'이다. 파스퇴르와 격렬한 논쟁을 했던 최대 라이벌 앙투안 베샹(Antoine Bechamp)이 주장했다. 그런데 현대의학은 파스퇴르 이후 숙주의 상태를 관리하는 것보다는 질환의 원인 미생물을 무조건 사멸하는 쪽으로 방향이 정해졌다. 이는 암질환의 경우에서도 마찬가지다.

항생제를 중심으로 한 의학기술의 발달로 세균성 감염병이 쉽게 관리되고, 기존에 인류를 지속적으로 괴롭혀왔던 소아마비와 천연두 같은 바이러스 질환들은 백신이 개발되면서 20세기에 박멸되었다. 하지만 그동안의 사회 발전이 정치적·경제적 효율성으로 도시를 중심으

---

3   Revised Estimates for the Number of Human and Bacteria Cells in the Body, PLoS Biol 14(8): e1002533(2016). 이전까지는 우리 몸무게에서 100조 개 세균의 무게가 2kg까지로 알려졌다.

로 밀집된 생활을 하는 인구를 급증시켜왔기 때문에, 현재 인류는 감염병에 더더욱 취약하게 되었다.

현재 신종 감염병의 원인이 되는 바이러스라는 존재들은 수천~수만 년간 인간의 영역과 다른 고유의 영역인 야생에 존재했다. 그런데 인간에 의한 급속한 산업화와 도시화 및 이에 의한 기후변화는 야생 생태계를 교란하였고, 이제 이들 바이러스는 기존의 숙주인 야생동물에서 새로운 숙주인 인간으로 갈아타고 있는 것이다. 이처럼 야생동물에서 인간으로 옮겨질 수 있는 감염질환을 인수공통감염이라 한다.

우리를 계속 위협하는 바이러스 감염병들

수많은 인수공통감염 바이러스들이 아직 전혀 파악이 되지 않은 채로 야생 생태계에 득실거리는데, 인구 증가와 산업화에 따라 인간은 이런 위험성에 무지한 채로 밀림으로 산속으로 야생으로 진출해 박쥐, 원숭이, 다른 설치류 같은 야생동물들과 접촉하면서 바이러스는 숙주를 인간으로 갈아타게 되었다. 여기에 기존의 바이러스 또한 유전자에 생기는 돌연변이에 의해서 그 감염력과 독성이 모두 증가할 수 있는데, 인간에게 감염되지 않던 바이러스도 이러한 돌연변이에 의해 감염될 수 있다.

그런데 코로나-19가 인류가 겪은 가장 큰 바이러스 호흡기질환의 대유행이 아니며, 훨씬 더 많은 사망자를 낸 감염병의 대유행은 인류 역사에서 계속 있어 왔다. 역사가 기록되기 시작된 후 인구가 더 적고,

덜 몰려 살았던 옛날에도 무려 수백만 명 이상이 수십 년에 걸쳐서 쓰러진 적이 여러 번이다(표 1, 2).

순위	병명	사망자 숫자 (백만 명)	당시 전 세계 인구대비 사망자 비율	당시 지역 인구대비 사망자 비율	유행 시기	유행 지역
1	선 페스트 (Bubonic plague)	75~200	17~54%	유럽인구 30~60%	1346~1353	유럽, 아시아, 북아프리카
2	인플루엔자 (Influenza A/H1N1)	17~100	1~5.4%	-	1918~1920	전 세계
3	선 페스트 (Bubonic plague)	15~100	7~56%	유럽인구 25~60%	541~549	북아프리카, 유럽, 서아시아
4	HIV/AIDS (후천성 면역결핍증후군)	40.1 (2021 기준)		-	1981~ 현재 계속	전 세계
5	코로나-19 (COVID-19)	7~25 (2022. 08 기준)	0.1~0.3%	-	2019~ 현재 계속	전 세계
6	선 페스트 (Bubonic plague)	12~15	-	-	1855~1960	전 세계
7	코코리츨리 (Cocoliztli)	5~15	1~3%	27~80%	1545~1548	멕시코
8	천연두 또는 홍역 (Smallpox or measles)	5~10	3~6%	로마제국 인구의 25~33%	165~180	로마제국
9	천연두 (Smallpox)	5~8	1~2%	23~37%	1519~1520	멕시코
10	티푸스 (Typhus)	2~3	0.1~0.16%	1~1.6%	1918~1922	러시아
11	인플루엔자 (Influenza A/H2N2)	1~4	0.03~0.1%	-	1957~1958	전 세계
12	인플루엔자 (Influenza A/H3N2)	1~4	0.03~0.1%	-	1968~1969	전 세계
13	코코리츨리 (Cocoliztli)	2~2.5	0.4~0.5%	50%	1576~1580	멕시코
14	천연두 (Smallpox)	2	1%	33%	735~737	일본
15	선 페스트 (Bubonic plague)	2	0.2~0.3%		1772~1773	페르시아

16	선 페스트 (Bubonic plague)	1.25	0.2%		1656~1658	이탈리아 남부
17	콜레라 (Cholera)	1+	0.08%	–	1846~1860	전 세계
18	선페스트 (Bubonic plague)	1	0.2%		1629~1631	이탈리아

| 표 1 | **인류사에서 100만 명 이상의 사망자를 낸 역대 감염병의 유행을 사망자 순으로 정리한 표**
코콜리츌리(Cocoliztli) 대유행은 16세기 멕시코 지역에서 유행했던 살모넬라 감염증인데, 이때 살모넬라 외에도 파악되지 못한 다른 감염이 같이 유행했을 것으로 추정되고 있다.
출처: List of epidemics, https://en.wikipedia.org/wiki/List_of_epidemics

순위	병명	사망자 숫자 (백만 명)	당시 전 세계 인구대비 사망자 비율	당시 지역 인구대비 사망자 비율	유행 시기	유행 지역
8	천연두 또는 홍역 (Smallpox or measles)	5~10	3~6%	로마제국 인구 25~33%	165~180	로마제국
3	선 페스트 (Bubonic plague)	15~100	7~56%	유럽인구 25~60%	541~549	북아프리카, 유럽, 서아시아
14	천연두 (Smallpox)	2	1%	33%	735~737	일본
1	선 페스트 (Bubonic plague)	75~200	17~54%	유럽인구 30~60%	1346~1353	유럽, 아시아, 북아프리카
9	천연두 (Smallpox)	5~8	1~2%	23~37%	1519~1520	멕시코
7	코코리츌리 (Cocoliztli)	5~15	1~3%	27~80%	1545~1548	멕시코
13	코코리츌리 (Cocoliztli)	2~2.5	0.4~0.5%	50%	1576~1580	멕시코
18	선 페스트 (Bubonic plague)	1	0.2%		1629~1631	이탈리아
16	선 페스트 (Bubonic plague)	1.25	0.2%		1656~1658	남부 이탈리아
15	선 페스트 (Bubonic plague)	2	0.2~0.3%		1772~1773	페르시아
17	콜레라 (Cholera)	1+	0.08	–	1846~1860	전 세계
6	선 페스트 (Bubonic plague)	12~15	–	–	1855~1960	전 세계

건강의 비용

2	인플루엔자 (Influenza A/H1N1)	17~100	1~5.4%	–	1918~1920	전 세계
10	티푸스 (Typhus)	2~3	0.1~0.16%	1~1.6%	1918~1922	러시아
11	인플루엔자 (Influenza A/H2N2)	1~4	0.03~0.1%	–	1957~1958	전 세계
12	인플루엔자 (Influenza A/H3N2)	1~4	0.03~0.1%	–	1968~1969	전 세계
4	HIV/AIDS (후천성 면역결핍증후군)	40.1 (2021 기준)		–	1981~ 현재 계속	전 세계
5	코로나-19 (COVID-19)	7~25 (2022. 08 기준)	0.1~0.3%	–	2019~ 현재 계속	전 세계

| 표 2 | **인류사에서 100만 명 이상 사망자를 낸 역대 감염병 유행을 시간대 순으로 정리한 표**
출처: List of epidemics. https://en.wikipedia.org/wiki/List_of_epidemics

인류사에는 코로나 바이러스 말고도 호흡기 감염을 일으키는 많은 바이러스가 기록되어왔다. 그동안 수많은 인플루엔자 대유행(pandemic, 팬데믹)이 발생한 것으로 생각되는데, 인플루엔자 A형 바이러스의 변형인 H1N1 바이러스는 20세기 초반과 2009년에 각각 일어난 스페인 독감과 신종플루(Swine flu) 대유행의 원인이었다.

제1차 세계대전이 막바지에 달했던 1918년 1월부터 '스페인 독감'이라고도 불리던 악성변종독감인 H1N1 인플루엔자에 걸려 병사들이 하루에도 수천 명씩 죽어나가기 시작했다. 독일제국과 대치하는 유럽전선의 연합군을 먹여 살리기 위해서 거의 전 세계의 절반이 물자를 보내왔고, 이들은 유럽전선으로부터 스페인 독감을 얻었다.

이 악성 변종독감은 사실 유럽전선보다 먼저 미국에서 처음 보고되었는데, 그 후 불과 2년 동안 네 차례의 대유행을 거치면서 세계 인구의 3분의 1에 해당하는 약 5억 명이 이 독감에 걸렸고, 최대 5,000만 명이 사망한 것으로 추정되고 있다.

1918년 대유행이 시작한 H1N1 인플루엔자는 당시 마땅한 바이러스 동정기술이 없었기 때문에 원인 규명도 백신 개발도 못 했다. 그리고 당시 항공기 기술이 발달하지 않아 지금처럼 실시간으로 세계가 연결되지 않았음에도 2년간 약 5,000만 명을 죽이는 동안(아무도 정확히 몇 명이 죽었는지 모르기 때문에 추산이다) 인류는 속수무책이었다.

이때 이 변종독감이 얼마나 지독했던지 미국의 경우에는 55세였던 평균수명이 40세로 추락할 정도였다.[4] 이때는 바이러스도 동정하지 못했고, 사체를 냉동 보관하는 기술도 제대로 없었기 때문에 원인 바이러스를 분석하려는 그동안의 연구들은 성공적이지 못했다.

2005년이 돼서야 당시 죽은 에스키모의 무덤을 파헤쳐 얻은 샘플에서 비로소 온전한 바이러스 유전자 분석에 성공한다. 46년에 걸친 요한 훌틴(Johan Hultin)의 온전한 인플루엔자 바이러스의 검출을 위한 집념 덕분이었다.[5] 그는 1951년부터 여러 차례 미국 알래스카주 브레이그 미션(Brevig Mission)의 동토에서 당시 떼죽음을 당한 에스키모 주

---

4 2021년 9월 기준, 미국 내 코로나-19 사망자는 67만 5,000명이 넘었고 1918년 독감 때 사망자 수를 넘어섰다. 1918년에 150명당 1명이 사망했다면, 그동안의 인구 증가로 지금은 500명당 1명이 사망한 셈이다. COVID has killed about as many Americans as the 1918-19 flu. AP News, 2021년 9월 21일자. https://apnews.com/article/science-health-pandemics-united-states-coronavirus-pandemic-c15d5c6dd7ece88d0832993f11279fbb

5 How an Alaska village grave led to a Spanish flu breakthrough. Anchorage Daily News, 2020년 3월 22일자. The Deadliest Flu: The Complete Story of the Discovery and Reconstruction of the 1918 Pandemic Virus. https://www.cdc.gov/flu/pandemic-resources/reconstruction-1918-virus.html

민들의 묘지에서 바이러스 샘플을 검출하기 위해 여행을 했다. 그리고 72세가 되던 해인 1997년 마지막 여행에서 온전한 바이러스의 검출에 성공한다. 그리고 2005년 동행했던 연구진들에 의해서 바이러스의 온전한 전체 유전자 서열분석이 완성되었다. 이를 바탕으로 감염력이 있는 원 바이러스의 재건에도 성공하면서 비로소 백신이 만들어진다. 향후 혹시라도 다시 창궐할 경우를 대비하여.

2002년에 코로나 바이러스인 SARS-CoV-1의 유행(바이러스에 의한 급성호흡부전증이 사망의 주원인이어서 이 바이러스감염에 의한 질환을 Severe acute respiratory syndrome: SARS라고 불렀다) 때만 해도 세계는 지금처럼 교통으로 밀접하게 연결되지 않았기 때문에, 1년이 못 되는 기간에 774명의 희생자를 내고 근절되었다.

2009년 대유행한 신종플루는 바이러스의 감염력이 SARS-CoV-2와는 비교가 되지 않게 약했고, 마침 타미플루라는 약이 있었다. 인플루엔자 바이러스였기 때문에 신규 백신의 개발은 기존 백신 제조 과정에 신규 항원을 추가하면 되었다. 그럼에도 신종플루의 종식까지는 거의 1년이 넘는 시간이 걸렸다.

하지만 2019년 우한에서 처음 발견된 다른 코로나 바이러스인 SARS-CoV-2 바이러스에 의한 코로나-19는 이전에 보고된 어느 독감 감염보다 거의 3배의 치사율을 보이고,[6] 전염력마저 더 강하다.[7] 게다가 2002년의 SARS 이후 거의 20년 사이 세계는 놀라울 만큼 더욱 밀접하게 연결됨으로써 바이러스 질환들은 너무나 쉽게 하루 안에 가장 먼 나라의 국경까지도 자유롭게 넘나들 수 있게 되었다. 특히 밀집된 주거환경이 가능한 대도시에서 발생하는 이러한 감염병은 감염 규모와 속도 때문에 국가적 의료체계의 기능을 충분히 마비시킬 수 있음을 이번 사태에서도 여실히 보여주었다.

2019년 말부터 2022년 4월 중순인 지금까지도 전 세계적으로 5억 600만 명이 코로나 바이러스인 SARS-CoV-2 감염증인 코로나-19[8]를 앓게 되었는데, 약 620만 명이 사망한 것으로 알려져 있다.[9] 우리나라에서도 지금까지 2만 명 넘게 사망한 코로나-19는 많은 증상을 보이지만 기본적으로 폐렴이다. 주요 사망 원인은 중증폐렴에 의한 호흡곤란과 다른 병원체에 의한 2차 감염 때문이다. 여기에 건강했던 젊은 환자는 체내 면역반응이 이상 과작동하게 되는 '사이토카인 스톰'[10]의 발생으로 사망할 수도 있다.

코로나-19는 대부분의 경우 경미한 증상만을 보이면서 회복되지만, 심혈관질환, 당뇨병, 호흡기질환, 고혈압이나 암질환과 같은 기저질환들이 존재할 때 사망률은 6~11배까지 급격하게 증가한다. 고령이

---

6   Comparison of the characteristics, morbidity, and mortality of COVID-19 and seasonal influenza: a nationwide, population-based retrospective cohort study. Lancet Respir Med(2020). https://doi.org/10.1016/ S2213-2600(20)30527-0

7   전염병의 감염력을 보여주는 지수인 기초재생산지수(R0) 값은 인플루엔자의 경우 1~2 정도, 코로나-19의 경우엔 2~3 정도로 추산되고 있다. R0는 질환이 발생한 지역사회에서 이에 대한 면역이 없는 경우를 전제로 하는데, R0가 1~2라면, 한 명의 감염자가 보통 1명에서 2명에게 병을 옮기는 것을 뜻한다. 인도발 델타(δ)변이는 5 이상으로 추산되고 있다.

8   Covid-19는 Coronavirus infectious disease 2019의 약자다. SARS는 severe acute respiratory syndrome(중증호흡증후군)의 약자이며, CoV는 corona virus의 약자이다.

9   Coronavirus(COVID-19) statistics data(Google)

건강의 비용

특히 큰 위험인자로 생각되는데, 미국에서는 18~29세 연령군에 비해서 75~84세 또는 85세 이상 군은 각각 200배, 630배까지 높은 사망률을 보이는 것으로 알려졌다.[11] 이처럼 기저질환과 연령에 따라 분명히 감염질환에 대한 감수성의 차이는 명확하게 존재한다.

　　바이러스는 모든 동물 세포를 같은 효율로 감염하지 않는다. 보통 바이러스마다 잘 감염되는 숙주 동물, 조직, 세포의 종류가 정해져 있다. 이것을 Viral tropism(바이럴 트로피즘 또는 바이러스 친화성)이라고 부른다. 그런데 대유행을 일으키는 바이러스 질환의 발생이 예측되지 않는 것은 바이러스의 숙주가 되는 특정 동물에서 주로 감염되는 개별적인 바이러스들이 갑자기 재조합되면서 새로운 형질을 만들어 이전까지는 감염되지 않았던 인간까지 감염시키기 때문이다.

　　1918년부터 대유행한 H1N1 인플루엔자의 경우는 유전자 분석을 통하여, 조류독감이 돌연변이를 일으켜 인간을 감염한 것으로 추정되

10　사이토카인 스톰(Cytokine Storm)은 코로나-19 감염증뿐만 아니라, 1918년의 스페인 독감, 2002년 SARS, 2009년의 신종플루, 2015년 MERS 및 2003년부터 유행한 조류인플루엔자 등에서 주요 사망 원인 중 하나로 지목된다. 사이토카인 스톰은 인체에 바이러스가 침투 시 방어를 위해서 염증을 일으키는 면역물질인 사이토카인이 다량 과다 분비되어서 면역세포들이 정상 세포들을 공격하게 되는 현상이다. 활성화된 면역력이 바이러스만 잡는 게 아니라 정상적인 조직까지 공격하여 환자를 죽이는 것이다. 면역력이 왕성한 젊은 연령층에서 간혹 발생하는데 자가면역 항체의 발생과 더불어서 젊은 층에서는 드물게 나타나지만 코로나-19 감염 시 심각한 증상의 원인이 된다. 최근의 연구들로 코로나-19 환자에서 사이토카인 스톰이 잘 일어나는 유전적 형질이 밝혀지고 있다.

11　COVID-19 hospitalization and death by age. Centers for Disease Control and Prevention. Published February 11, 2020. Updated August 10, 2020. Accessed December 31, 2022

었다.[12] 그러나 SARS-CoV-2의 경우에는 여러 분석을 통하여 이런 재조합이 바이러스가 박쥐 → 사향고양이 → 인간 순으로 전파하게 된 원인이 아니라는 것이 밝혀졌다.[13]

코로나 바이러스의 감염은 바이러스의 스파이크(Spike) 단백질을 이용해 숙주 세포에 달라붙은 뒤 세포 내로 침입하게 되면서 일어난다. 지금은 이 스파이크 단백질에 생기는 돌연변이에 의한 세포 내 침입능의 증가가 이러한 종을 초월한 감염의 원인으로 생각되고 있다.[14]

이번 코로나-19 대유행의 원인인 SARS-CoV-2 바이러스는 증식하는 동안에 자연적인 돌연변이의 발생이 잦다. 모든 생명체의 유전체는 복제 과정을 거쳐야 개체가 증식할 수 있는데, DNA가 아닌 RNA에 유전 정보를 가지고 있는 코로나 바이러스인 SARS-CoV-2는 DNA로 역전사가 일어나야 복제가 가능해진다. 이 과정에서 바이러스가 가지고 있는 효소들은 역전사와 복제 과정에서 돌연변이를 상당히 잘 일으킨다. 이 말은 개발된 치료제에 대한 내성이 잘 생길 수 있다는 뜻이다.

위험한 감염병의 전 세계적인 출현과 유행은 코로나-19만으로는 절대 끝나지 않고 앞으로도 계속될 것이 확실시되고 있다.[15] 21세기만 해도 우리는 바이러스 감염병의 전 세계적인 확산 조짐을 여러 차

---

12 The Origin and Virulence of the 1918 'Spanish' Influenza Virus. Proc Am Philos Soc. 2006 Mar; 150(1): 86–112

13 Full-genome evolutionary analysis of the novel corona virus(2019-nCoV) rejects the hypothesis of emergence as a result of a recent recombination event. Infect Genet Evol. 2020;79:104212

14 Adaptive evolution of MERS-CoV to species variation in DPP4. Cell Rep. 2018;24:1730–1737

건강의 비용

레 겪었다. 2002년에서 2003년까지는 SARS, 2005년에는 조류독감, 2009년에서 2010년까지는 신종플루, 2014년에는 에볼라 등을 겪었는데, 이때만 해도 비교적 적은 희생자로 대유행을 피했다.

일례로 뎅기열, 치쿤구니야열 등 열성 질환을 유발하는 이집트숲모기(Aegis aegypti)에 의해서 감염되는 지카바이러스 감염증이 있다. 지카바이러스 감염증은 감염된 사람을 문 모기에 물리거나, 출산 시 모자감염이나 성관계를 통해서 감염되는데, 감염된 임산부에서 소두증과 두뇌 손상을 가진 아기가 태어날 수 있고, 자가면역질환성 뇌 신경 이상도 보고된 질환이다.

지카바이러스 감염증은 1940~1950년대에 아프리카와 남부 아시아의 좁은 벨트대에서 발견되었다가 2014년에 폴리네시아 군도로 전파가 확산되었음이 관측되었고, 2015년엔 남아메리카, 중앙아메리카, 카리브해 일대에서 발견된 질환이다. 거의 70년 동안 세계 일부에 지카바이러스 감염증이 번졌는데, 2015년에는 미국에서 수십 건이 보고되었다가 2016년에는 무려 5,000건 이상으로 증가하는 등 급속도로 퍼져나갔다. 코로나-19처럼 환자가 비말로 호흡기 감염 전파를 일으키지 않는데도 전 세계로 번져나간 것이다.

---

15 Jonathan D. Quick & Brownyn Fryer, *The end of epidemics*. 《이것이 우리의 마시막 팬데믹이 되려면》이라는 제목의 한글판이 동녘사이어스에서 2020년 출간되었다.

백신, 천연두를 박멸하다

천연두(Small pox)라는 질환은 천연두 바이러스인 바리올라 마요르(Variola major, 대두창)나 바리올라 미노르(Variola minor, 소두창)의 감염에 의해 발생하는 감염병이다. 원래 팍스(pox)라고만 불렸는데, 매독을 Great pox라 부르면서 이와 구분하기 위해서 Small pox라 부르게 되었다.[16] 천연두의 다른 이름이기도 한 두창은 발열, 수포, 농포성의 병적인 피부 변화를 특징으로 하는 급성 질환이다. 이처럼 천연두 바이러스에 감염되면 피부와 입, 목의 작은 혈관들에 집중적으로 염증이 생기면서 전신 피부발진이 발생하고 이 발진들은 수포가 된다.

대두창이라 불리던 바리올라 마요르(Variola major) 감염 시에는 사망률이 30~35%, 소두창(작은 마마)인 바리올라 미노르(Variola minor) 감염 시에는 사망률은 1% 정도이며 증상이 훨씬 경미하다. 천연두는 높은 사망 위험 외에도 생존자에게 곰보라는 영구적인 피부장애를 남긴다. 65~85%의 생존자는 곰보가 되며, 각막궤양, 관절염과 골수염 등도 2~5% 정도로 나타나는 합병증이다. 백신 접종 전에는 천연두 환자는 죽지 않기를 기다리는 것 외에는 마땅한 치료법이 없었고, 다른 사람들에게 번지지 않도록 격리하는 수밖에 없었다.

---

16 Barquet N, Domingo P(1997년 10월 15일). "Smallpox: the triumph over the most terrible of the ministers of death", *Annals of Internal Medicine*, 127 (8 Pt 1): 635–42. PMID 9341063. https://doi.org/10.7326/0003-4819-127-8_Part_1-199710150-00010

인류와 천연두의 만남은 정말 오랫동안 계속되어 왔는데, 이집트의 파라오인 람세스 5세(기원전 1141년, 30대 초반에 사망)의 미이라에서 발견된 농포성 발진이 천연두의 가장 오래된 증거[17]로 생각될 정도다. 천연두 감염으로 유럽지역에서만 18세기 이전까지 매년 40만 명이 사망한 것으로 보인다. 잉카제국 멸망의 중요한 원인이 되었으며, 백신 접종이 시작한 뒤 20세기에도 5억 명 가까이 사망했다.[18] 잉카제국에서는 스페인의 프란시스코 피사로가 1532년 200명도 되지 않는 스페인군을 이끌고 침공하기 직전에 천연두는 지금의 에콰도르 지역까지 창궐했고, 반란 진압을 위해 이 지역으로 출병한 잉카제국의 우아이나 카팍 황제도 천연두로 사망했다.

천연두를 예방하는 오래된 시도로 천연두 환자의 감염물질에 피부나 코점막에 접촉하는 인두법(Variolation) 등이 있었는데, 이는 10세기 후반 중국에서 그 사례를 찾아볼 수 있다. 환자의 피고름을 말린 가루를 피부를 째고 뿌리거나 긴 대롱으로 불어서 코점막에 노출하는 방법을 사용했다. 이러한 인두법의 치사율은 2%까지로 알려져 위험한 편이었다.

그래도 천연두에 걸렸을 때 35%에 가까운 치사율보다는 훨씬 낮기 때문에, 러시아에서는 마지막 여황제인 에카테리나 대제가 1768년

---

17 Hopkins, Donald R. (1980), Ramses V: earliest know victim?, World Health;1980 May p.22-26. https://apps.who.int/iris/handle/10665/202495
18 Smallpox: The Fight to Eradicate a Global Scourge, University of California Press, Mar 15, 2004

처음으로 인두법을 몸소 시행하면서 자국민들에게 그 효능과 안전성을 널리 알린 이야기는 유명하다.

이후 1796년 영국의 에드워드 제너가 Cow pox(우두) 발진에서 나온 농이 인두법보다 훨씬 안전하다는 것을 보고하게 된다. 이때 제너는 우두 발진에서 추출한 농을 백신(Vaccine)이라 불렀는데, 라틴어로 암소인 Vacca(바카)에서 기원한 말이다.

이렇게 백신을 접종하는 것을 우두법(Vaccination)이라 부른다. 처음에는 천연두 예방을 위한 우두 접종을 의미하던 우두법(Vaccination)이란 단어가 병원체에 대한 면역을 유도하기 위해 약독화된 병원균이나 정제된 항원을 접종하는 모든 경우에 일반적으로 쓰이게 된 것은 프랑스의 루이 파스퇴르(1822~1895) 때문이다. 닭 콜레라, 탄저병, 광견병에 대한 백신을 개발한 파스퇴르는 제너의 발견을 기리기 위하여 백신을 일반적인 용어로 정한 것이다. 우두바이러스는 이후 백신의 대량 생산을 위하여 바키니아바이러스로 대체되었다.

WHO는 천연두는 1950년대 초반 연간 5,000만 명을, 1967년 기준으로도 거의 1,000만~1,500만 명을 감염한 것으로 발표했는데, 1980년에야 박멸된 것으로 선언되었다.[19] 지금은 백신 접종을 통하여 이미 천연두가 박멸되었기 때문에 어떤 사후 치료약이 효과가 있을지 알 방법이 없다.

---

19 WHO 미디어 센터 자료, https://web.archive.org/web/20070921235036 | http://www.who.int/
    mediacentre/factsheets/smallpox/en/

건강의 비용

원숭이두창(Monkeypox)은 1958년 연구를 위해 사육 중이던 원숭이들에서 처음 발견될 때 붙여진 이름이다. 1970년에 처음 인간에서 감염이 보고되었는데, 2022년 7월 기준 5명의 사망자에 거의 1만 4,000명의 감염이 보고되었다. WHO에서는 치명률을 3~6%까지로 높게 보지만, 아프리카 지역 외에서는 아직 사망자가 발생하지 않았다.[20] 인간이 천연두를 앓지 않게 되면서 천연두에 대한 면역이 없어지고, 증세가 훨씬 경미하지만 천연두 바이러스와 유사한 원숭이두창 바이러스에 걸리게 된 걸로 추정되고 있다.[21]

코로나-19를 예로 든 백신의 작용 원리

항체는 우리 몸에서 항원인 병원균이나 이물질(Non-self foreign body)을 감지하여 일련의 면역반응을 일으키는 단백질이다. 항체를 형성하고 또 형성된 항체가 타깃팅하여 달라붙는 물질이 항원이다. 과학자들은 스파이크 단백질에 잘 달라붙을 수 있는 항체를 형성하는 항원이 될 수 있는 단백질 서열들을 이 스파이크 단백질로부터 찾아내어 백신을 만든다.

병원균이나 바이러스에 직접 감염되거나 접종된 백신은 우리 몸에서 항체를 형성하게 되고, 항체들은 바이러스에 달라붙어서 세포 내

---

20 원숭이두창 팬데믹 가능성 0%…병원 감염관리 위해선 1인실 진료 권고, 메디게이트, 2022년 7월 6일자
21 "원숭이두창, 천연두 백신 안 맞은 50대 이하 위험", 중앙일보, 2022년 5월 30일자

로 들어가지 못하도록 무력화한다. 이 과정을 중화(Neutralization)라고 한다. 이 중화 과정이 활발하면 몸 안에 침입한 바이러스 제거가 쉬워지고, 비말과 같은 분비물을 통하여 바이러스가 체외로 빠져나가 다른 사람을 감염시키는 것을 억제할 수 있다.

코로나-19에서 백신의 효능과 작용기전은 직접 감염되는 자연감염과 다른데, 바이러스가 직접 체내에 침투하는 자연감염의 경로는 점막이기 때문이다. 점막을 통해서 자연적으로 감염이 일어나면 체내에서 IgG라는 항체 외에도 점막에 특화된 항체인 IgA가 만들어지면서 점막을 통한 바이러스의 재침입을 막을 수 있다. 그런데 근육을 통한 백신 접종은 IgA를 형성하지 않고 IgG만이 체내에 대량 발생하게 된다.

결론적으로 백신 접종은 바이러스가 들어오는 것을 막지는 못하지만, 체내에 들어온 바이러스는 중화할 수 있다. 때문에 백신 접종은 바이러스가 점막을 침투하여 점막 환경을 파괴하거나, 점막을 뚫고 체내에 들어온 바이러스가 체내 항체에 의해 중화되기 전까지 환자가 짧은 기간 동안 감염력을 가지는 것은 해결할 수 없다.

코로나 바이러스의 잦은 돌연변이 중 이 스파이크 단백질에 일어나는 돌연변이가 바이러스의 감염력과 임상적 증상 및 예후, 그리고 백신이 형성하는 항체가 바이러스 표면의 스파이크 단백질을 인식하고 결합하여 바이러스를 중화시키는 정도까지 모두 결정하게 된다.

항체는 항원의 특정한 짧은 단백질 서열에 의해 이루어지는 하나의 작은 구조만을 감지한다. 코로나 바이러스 변이체들에서는 유전자 정보가 달라지면서 단백질 서열이 달라지고 결과적으로 항원의 구조

건강의 비용

까지 변한다. 백신마다 동일하지 않은 단백질 서열을 사용하여 항체를 만들기 때문에 개별 변이체에 대한 효능은 백신별로 다르게 되고, 돌연변이가 잦기 때문에 모든 변이체에 대한 충분한 효능이 있는 만능 백신을 만드는 것은 불가능한 것이다.

2022년 7월 현재,[22] 지금의 코로나 백신들은 처음 우한에서 발생한 SARS-CoV-2 바이러스의 스파이크 단백질을 항원으로 쓰고 있다. 그럼에도 오미크론 변종에도 백신 접종이 개인에게 증상 완화 등의 효능이 있는 것은 세포 매개 면역이라는 항체와는 다른 기전의 방어체계가 우리 몸에 존재하기 때문이다.

세포매개면역은 면역세포가 항원이라는 단백질을 훨씬 더 잘게 쪼개어 만드는 펩타이드라는 짧은 아미노산 서열을 인지하여 바이러스나 바이러스에 감염된 세포를 공격하여 제거하는 면역이다. 즉 항체는 타깃 단백질의 일부가 보이는 복잡한 구조를 감지하고, 세포매개면역은 더 간단한 아미노산 서열을 감지한다.

바이러스의 유전체 서열에서 오미크론처럼 복잡한 돌연변이를 가진 변종이 발생한다 해도 면역세포가 인지하는 여러 종류의 짧은 아미노산 서열들을 모두 바꿀 수 없기 때문에, 항체면역이 잘 작동하지 않아 중화 능력이 약해져도 세포매개면역은 유효하게 된다. 이 때문에 백신 접종자에게 코로나-19 증상이 더 약한 것이다.

---

22 2022년 가을부터 오미크론 변종에 유효한 신형백신의 접종이 계획되어 있다.

감염병 대유행 시 붕괴되는 의료전달체계

코로나-19 사태에서 여실하게 증명된 사실은 일단 의료체계는 붕괴되면 기존의 환자와 새로운 환자 모두가 위험해진다는 것이다. 의료물자의 공급만으로는 환자가 치료되지도, 방역 사업이 진행되지도 못한다. 내가 쓰러져도 돌봄을 받지 못한다면 걷잡을 수 없는 공포가 시민들과 의료진 사이에 확산되고 사회 질서가 붕괴된다. 이렇게 되면 환자 수는 더 이상 조절되지 않는 정도가 아니라 폭증하게 된다. 신뢰를 바탕으로 한 질서 있는 방역 및 치료가 불가능해지기 시작하면 의료 물자의 공급이 중단될 뿐만 아니라, 의료진의 대거 이탈까지 생기면서 사회안전망과 경제활동까지 위협받는 확산 연쇄반응은 여러 국가에서 확실하게 나타난 사실이다.[23]

그동안 임상 양상이 다른 여러 바이러스 변이체가 나왔지만, 처음으로 집단감염이 발생한 중국 우한에서의 코로나-19 치사율은 5.8% 정도로 중국 평균보다 22배 높았다. 이는 단기간에 환자가 대량 발생하여 의료 시스템과 사회질서가 붕괴된 상황에서는 희생자가 걷잡을 수 없이 폭증한다는 사실을 잘 보여준다.

아울러 서유럽의 여러 국가 중 이탈리아는 2020년 3월과 11월 대유행 때 심각한 국가 위기를 맞았다. 미국과 유럽의 요양원에서 사망

---

23 문 열자 '시신'들이…美·캐나다 '요양원' 비상, MBC 뉴스데스크, 2020년 4월 17일
코로나19: 스페인 요양원에 버려진 노인들… 침대 위 시신 발견되기도, BBC 뉴스 코리아, 2020년 3월 24일

건강의 비용

자가 대량으로 발생했을 때 직원들이 도망가면서 남겨진 노인들이 치료와 식사를 제공받지 못하여 추가로 사망한 것은 잘 알려진 사실이다. 이미 건강이 좋지 않았던 노인들이 갑작스런 집단감염으로 의료체계가 붕괴되면서 적절한 조치를 받지 못한 것이 이때 고령자들이 대량 사망한 이유로 분명히 작용했다.

코로나-19의 대유행에서 보았듯이 이제 감염병은 지역적으로 한 번 창궐하게 되면 삽시간에 전 세계적으로 쉽게 확산될 수 있다. 그만큼 우리 인간세계는 우리가 인식하는 이상으로 이미 물리적으로 긴밀하게 연결되어 있는 것이다.

신종 감염병은 그 예방이 매우 중요한데, 많은 학자는 대확산된 감염병의 수습에 소요되는 경비의 극히 일부분을 평시에 환경보존과 방역사업에 사용한다면 감염병의 창궐을 막을 수 있다고 주장한다. 이 말은 감염병이 사람을 찾아가는 것이 아니라, 사람이 감염병을 찾아서 퍼뜨리고 있다는 뜻이기도 하다.

일단 창궐하는 감염병의 성공적인 관리를 위해서는 신속한 진단과 효율적인 치료를 가능하게 하는 재원의 확보와 실행력 있는 리더십, 그리고 의과학 기술 모두가 중요하다. 그동안 학계가 축적한 바이러스의 탐지 및 분류 기술을 사용하면 초기 발발에서 대확산으로 가는 것을 조기에 차단할 수도 있다.

새로운 바이러스에 의한 코로나-19의 대유행은 그동안의 기술 연구를 통하여 초기에 검사법 개발을 완료하고 그나마 백신 개발이 빨리 이루어질 수 있었다. 만약 코로나-19가 계통도 파악되지 못한 새로운 바이러스였다면 훨씬 더 치명직이었을 것이다. 이렇듯 이 분야의 기술적 연구는 상당히 진척되어 있지만, 역시 국제적인 환경보존과 방역사업의 미비가 해결되지 못한 문제다.[24] 과학적인 한계 외에도 정치적·경제적 문제인 국가 간 이해관계들 때문에 앞으로도 신종 감염병이 발생하고 창궐하는 것을 인류는 아직 막을 수 없을 것이다.

---

24 Jonathan D. Quick & Brownyn Fryer, *The end of epidemics*, 《이것이 우리의 마지막 팬데믹이 되려면》이라는 제목의 한글판이 동녘사이어스에서 2020년 출간되었다.
　　"위험한 바이러스 50만 종… 밝혀낸 건 0.2%뿐", 조선일보, 2021년 3월 6일자

　　　　　　　　　　　　　　　　　　　　　　건강의 비용

만성화된 과거의
위험 질환들

질환은 외상이나 독극물, 외부 생물체의 침입 같은 외적인 요인과 장기의 퇴행이나 암세포의 발생, 유전적 결함 같은 내적인 요인에 의해 시작된다. 첨단기술로 개발된 항공기를 운항하기 위해서 기기 이상을 감지하는 수많은 센서가 작동하듯이 환자는 질환이 발생할 때 통증, 발열, 부종, 사고, 운동 및 감각과 정동의 장애 같은 불편한 자각 증상을 느끼게 된다. 그리고 체내에서는 이의 해결을 위해 아직도 완전히 규명되지 않은 많은 노력이 조용히 시작된다.

인간의 건강을 위협하는 질환이 모두 몇 가지인지는 정확히 모르고 있다. 그래도 최소한 4,000종 이상일 것으로 추정이 되는데, 국제적으로 통용되는 질환분류체계인 ICD-10[25]에는 1만 4,000개 이상의 세부질환코드가 존재한다. 이렇게 다양한 질환의 진단과 치료는 수많은 노력과 투자, 그리고 시행착오를 바탕으로 가능해지고 있는 것이다.

인간에게 현대의학의 중요성은 최근 인간의 기대수명을 대폭 증가시킨 점과 의료체계가 붕괴된 1980년대 말과 1990년대 초 중앙아시아 국가들에서 기대수명이 10년이나 단축된 점에서 여실히 확인된다.[26]

진단은 환자의 증상을 근거로 몸의 이상 원인을 찾아내는 작업이며, 치료는 체내의 기능들을 바탕으로 몸의 항상성을 최대한 회복시키는 작업이다. 때문에 '질병의 치유'는 우리 몸 자체의 '항상성의 회복'을 떠나서는 가능하지 않다. 그런데 믿기지 않게도 21세기인 지금도 대부분의 내과적 치료법들은 '질환 원인의 제거를 통한 완치'가 아니라 '증상의 호전'을 주된 목표로 하고 있다. 분류 기준에 따라 조금씩 다르지만 인간의 몸은 약 100개 정도의 장기와 200종으로 분류되는 세포로 이루어져 있는데, 개별 세포들은 기능과 구조가 서로 다른 대략 20개의 소기관으로 이루어진다.

여기에 지난 30년간의 다양한 유전체 연구는 인간의 DNA 서열들이 동일하지 않다는 유전적 다양성을 증명하고 있다. 이처럼 유전자의 기능이 동일하다고 해도, 해당 유전자를 이루는 DNA 서열이 개체별

---

25 International classification of diseases, 10th edition. 진료기록의 작성 외에도 비용청구와 같은 의료행정과 연구를 위하여 질환명과 진료 및 치료에 관한 시술에 대한 모든 종목이 코드화되어 있다. 여기서는 질환명만을 분류한 코드들의 수가 1만 4,000개라는 것이다.

26 소련에서 독립 직전부터 시작된 경제난에 의한 의료체계 붕괴는 영·유아부터 성인까지 전 연령대의 사망률에 큰 영향을 미쳤다. 그중 가족의 생계를 책임져야 할, 음주와 흡연에 가장 많이 노출된 40~50대 남성이 가장 치명적인 타격을 받는다. 필자가 참여한 한국-중앙아시아 보건의료 협력 전략방안 수립 연구(2018)에서 인용했다. '우즈베키스탄에서 한국 의사면허 인정, 한-중앙아시아 협력 시작되나', 메디게이트뉴스, 2018년 12월 20일자

건강의 비용

로 미묘하게 다르고, 이 유전자의 기능 조절을 하는 여러 DNA 서열도 동일하지 않다. 이 말은 특정 약제들의 효능이 인간 개체마다 일정하지 않으며, 심한 경우에는 전혀 효력이 없을 수 있다는 뜻이다. 의료 행위에서 특정 치료 기술의 효능을 예측할 수 없는 것은 시간과 돈의 심각한 소모 외에도 환자의 안녕에 큰 악영향을 미친다. 이렇게 복잡다양한 소기관, 세포, 장기 및 유전자 간의 상호작용으로 체내 항상성이 유지되는데, 아직까지도 체내 항상성을 교란하는 원인의 파악과 교란된 항상성을 정밀하게 조절하여 회복할 수 있는 기술이 부족하기 때문에 현대의학 수준은 '증상의 호전'에 머무는 것이다.

어떻게든 병의 원인이 사라지지 않는 한 '증상의 호전'에 머무는 지금의 의학 수준에서 질환은 만성질환이 될 가능성이 크다. 만성질환이라는 말은 완치가 되지 않고 오랫동안 환자가 앓게 되는 병이라는 뜻이다. 과거에 생명을 위협하던 여러 중증 급성질환에 의한 사망률이 의료기술이 발달하면서 지금은 확연하게 줄었다. 하지만 이 말은 완치되거나 가벼운 경증 질환이 된 것이 아니라 의료기술의 발달로 환자가 여생동안 계속 관리해야만 하는 만성질환이 되었다는 뜻이다. 또한, 당장 생명에 지장이 없는 질환들도 완치가 되지 않으면 인간의 평균수명이 늘면서 관리에 드는 비용과 수고가 걷잡을 수 없이 증가하고 있다. 몇가지 질환을 예로 소개하려고 한다.

심장질환

1950년대 이후 심근경색 등 심장질환에 의한 사망률은 약물치료와 환자교육 등으로 꾸준하게 계속 감소되어 왔다(그림 3). 하지만 여전히 심근경색은 일단 발생하면 병원 도착 전 40% 정도가 사망하는 위험 질환이다. 과거에는 대개 급사하던 심근경색을 포함한 심장질환은 위기를 넘긴다면 체중과 식이조절 및 적절한 약제의 복용을 통해서 평생 동안 계속 관리해야 하며 완치가 되는 병은 아니다. 즉 지금은 만성질환이 되어 지속적 관리를 위한 의료지출을 감당해야 한다.

그런데 고혈압, 당뇨, 고지혈증 3가지 모두를 앓으면 심뇌혈관질환의 위험성이 커진다. 심근경색 외에도 뇌졸중의 위험까지 모두 높아진다.[27] 이 3가지 질환은 모두 '생활습관'이 원인인 경우가 많기 때문에 수명연장에 따라 동시다발적으로 발생하는 경우가 많다.

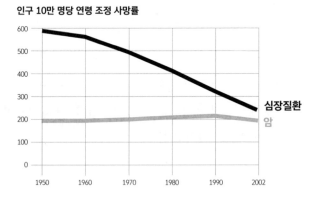

| 그림 3 | '암은 공공의 적 1호'라는 제목이다. Why we're losing the war on cancer(and how to win it).
출처: Fortune 149:76-82, 84-6, 88 passim(2004)

건강의 비용

고혈압

우리 몸의 순환계는 폐순환계와 체순환계로 나뉜다. 혈압계로 혈압을 재어 진단되는 체순환계의 고혈압이 우리가 보통 말하는 고혈압이다. 고혈압은 평생을 꾸준하게 관리해야 하는 흔한 만성질환임은 많은 사람이 잘 알고 있을 것이다. 고혈압은 그 원인이 잘 알려지지 않은 경우가 많고, 혈압의 조절이나 장기간 이환 시에 생기는 합병증의 예방과 완화가 치료의 한계이자 목적이다. 현재 우리나라 고혈압 환자는 대략 1,200만 명 이상으로 추정된다. 2019~2020년 기준 우리나라 고혈압 환자의 66%가 자신의 고혈압 증세를 인지하고 있으며, 대부분이 치료를 받고 있다. 그럼에도 전체 환자 중 45%만이 고혈압을 제대로 조절하고 있는 상황이다. 이처럼 장기적인 치료를 요하는 만성질환은 지속적인 관리가 힘들다.

반면, 폐순환계에 생기는 폐동맥 고혈압이라는 질환에서는 심장에서 충분한 피가 폐로 이동하여 산소가 혈액에 공급되는 것을 저해한다. 이에, 일반적인 체순환계 고혈압과는 달리 폐동맥 고혈압은 아직은 급사의 원인이 된다. 우리나라에서는 약 1,500명 정도의 환자가 있는 것으로 추정되는데, 폐동맥 고혈압은 치료를 받지 않으면 평균 생존율이 2~3년 정도밖에 되지 않으며 그 원인이 명확하지 않은 경우가 많다.[28]

27 고혈압·고지혈증·고혈당 '혈관 3高' 뭉치면 위험하다, 헬스조선, 2021년 8월 30일자
28 숨겨진 폐동맥 고혈압 한지 4,500~6,000밍 추성⋯자가면역질환자라면 정확한 진단 필요, 메디게이트뉴스, 2021년 4월 11일자

고지혈증

고지혈증은 지방 대사 조절 이상으로 좋은 콜레스테롤인 HDL이 줄고 나쁜 콜레스테롤이 LDL이 증가하면서 생기는 질환이다. 특별한 증상이 없기 때문에 건강검진 때 쉽게 발견되는 편이지만, 만약 발견되지 않으면 늦게까지 관리되지 않게 된다.

고지혈증이 무서운 점은 고혈압, 당뇨와 함께 발병하는 경우가 많으며 온몸의 혈관이 망가지는 죽상동맥경화증을 일으키기 때문이다. 오래된 수도관에 녹이 슬고 이물질이 쌓여 좁아지면서 결국 터지는 것과 같이 혈관이 막히거나 터지는 것이다. 죽상동맥경화증은 치료를 받아도 재발하기 때문에 초기부터 체중조절과 운동으로 고혈압, 고지혈증, 당뇨를 예방하거나 관리해야 한다.

당뇨병

당뇨병은 평생을 꾸준하게 관리해야 하는 만성질환임을 많은 사람이 잘 알고 있다. 당뇨병은 세포에서 당을 흡수하여 대사하는 과정에 문제가 생기면, 혈액 내 당의 농도가 높아지면서 여러 장기의 기능에 문제가 생기는 질환이다. 인슐린 치료가 가능해지기 전에는 진단 후한 달 만에 사망하는 경우도 많던 질환이었다. 1978년에 인간 인슐린의 합성과 대량 생산이 가능해지면서 여러 부작용이 해결되었다.

당뇨병은 보통 세포가 당을 흡수하게 하는 인슐린의 분비가 췌장에서 줄어든 1형과 인슐린에 대한 세포의 반응성이 줄어서 생긴 2형으로 분류되어 왔다. 당뇨병 역시 그 원인이 잘 알려지지 않은 경우가 많고, 혈당의 조절 및 장기간 이환 시에 생기는 합병증의 예방 및 완화가 치료의 한계이자 목적이다. 우리나라 당뇨병의 대부분을 차지하는 것은 2형이다.

2017년 미국에서 당뇨 질환으로 인한 의료비용은 2,370억 달러이며, 이로 인한 생산성 저하 또는 실업으로 인한 기회비용은 900억 달러가 소요된 것으로 추산된다.[29] 2002~2011년 사이에 미국 국립보건원(National institute of health)에서 지원한 당뇨병 관련 연구비만 해도 7조 원이 넘는다(71억 6,136만 3,871달러).[30]

하지만 2005년과 2016년 사이에 미국 내 당뇨병 환자 관리실적을 연구한 최근 결과는 막대한 연구비의 투입에도 당뇨병 환자들의 건강 상태는 그동안 크게 변화되지 않았음을 보였다.[31] 우리나라만 해도 2019~2020년 기준 당뇨병 환자 중 자신의 당뇨병을 인지하는 경우 66%이며, 치료율은 전체 환자의 61.4% 정도다. 하지만 환자의 24.5%만이 실제 혈당 조절에 성공하고 있는 것으로 보인다. 장기적인 치료를 받아야 하는 만성질환인 당뇨병은 이처럼 고혈압보다 지속적인 관리가 힘든 것으로 보인다.

29 Economic Costs of Diabetes in the U.S. Diabetes Care 41(5): 917-928(2018)
30 Mind the Gap: Disparity Between Research Funding and Costs of Care for Diabetic Foot Ulcers Diabetes Care 36(7): 1815-1817(2013)
31 Evaluation of the cascade of diabetes care in the United States, 2005-2016. JAMA Internal Medicine 179(10):1376-85(2019)

그런데 최근에는 당뇨병 중 2형 당뇨가 3가지 이상의 세부 타입으로 나뉘는데, 각각 생물학적 특성과 질환 진행 양상이 다르다는 것이 밝혀졌다.[32] 그동안 동일한 질환으로 생각되어 동일한 치료를 해왔는데, 사실은 세부적으로 다른 당뇨병들을 각각 다르게 치료해야 하는 것이다. 이렇듯 질환은 단순하게 한 원인에 의해서만 생기지 않는다. 여러 가지 다른 원인으로 생기는 질환들은 개별적으로 분류되어야 하지만, 분자의학이 발전하기 전에는 발병기전이 확실하지 않은 상태에서 증상만으로 질환을 분류해왔기에 마치 동일한 질환처럼 보이는 것이다.

암질환

암질환은 어떨까? 수술적 근치가 불가능해지는 암 전이가 암 환자의 주요 사망 원인이기 때문에 현재 암질환의 치료법은 조기 발견에 의한 수술적 제거와 지속적인 경과 관찰이다. 완치에 실패할 경우, 재발 및 전이된 암에 대한 공격적인 고가의 치료법들인 항암, 방사선, 면역치료들은 모두 약제 내성과 다양한 부작용 등의 치명적 한계를 가지고 있다. 암질환이 어떻게 만성질환화가 되었는지는 '암질환에 대한 인식의 변화(83쪽)'에서 자세히 설명할 것이다.

---

32 Identification of type 2 diabetes subgroups through topological analysis of patient similarity, Sci Transl Med 2015;7:311ra174

치매의 가장 흔한 형태인 알츠하이머치매는 과거에는 베타-아밀로이드나 타우 같은 이상 단백질의 축적에 의한 뇌 손상으로 생긴다고 여겨져 왔는데, 최근의 연구는 아밀로이드와 무관함을 밝혔다.[33] 치매의 다양한 원인들은 계속 규명되고 있다.

유전질환들은 더 말할 것도 없다. 중요한 기능을 하는 인간의 유전자에 돌연변이가 생길 경우, 여기서 만들어지는 단백질이 제 기능을 못하게 되면서 여러 심각한 증상이 생길 수 있는데 소아 및 청소년 때 시작하는 여러 대사질환 등이 해당된다. 원인이 되는 유전자 기능의 이상은 고칠 수 없기 때문에[34] 아직까지는 근본적인 치료가 불가능하다.

또한 자가면역질환의 일종인 결체조직질환은 우리 몸의 면역기능이 잘 밝혀지지 않은 원인들 때문에 과작용하여 여러 장기의 손상을 계속 일으키는 질환으로, 완치되지 않는다.

정신분열증이라 불렸던 조현병은 어떤가. 현실과 비현실을 구분하는 능력이 약화되는 조현병은 10대 후반에서 20대에 시작되며 만성적 경과를 보인다.

정신병이나 치매의 원인을 밝혀 마치 내일이면 인류가 이들 질환을

---

33 치매치료 타겟으로 뜨는 '타우', 지는 '아밀로이드', 청년의사, 2020년 1월 4일자
34 살아 있는 세포 내에서 유전자 조작이 가능한 CRISPR-Cas9 같은 기술들이 개발되면서 개체별 유전질환의 원인인 유전자 돌연변이를 고칠 수 있다는 희망이 제시되고 있다. 다만, 현 기술로 이상세포들을 질환 치료에 충분히게 많이 고칠 수 있는가, 그리고 인제 안성성 여부 같은 중요한 연구가 계속 남아 있다.

정복할 것처럼 들리는 뉴스에도 불구하고 우리들의 삶이 크게 변하지 않는 이유는 너무 낡은 진단체계분류에 의해서 다양한 원인에 의한 수많은 신경질환이 너무나 간단하게도 몇몇 질환으로 억지 분류되기 때문이다. 예컨대, 조현병만 해도 환자들마다 그 원인이 매우 다양하다.

우리 뇌는 약 1,000억 개 정도의 신경세포들이 얼키설키 연결된 시냅스라는 구조 내에서 신경전달물질의 분비, 전달, 신경세포의 흥분과 억제를 통하여 의식과 무의식이 조절된다. 뇌는 시냅스 간의 연결 패턴이 계속 변화하고(시냅스 가소성), 특정 기능을 하는 전문영역들이 따로 존재하는 복잡한 장기이다. 〈뉴욕포스트〉의 수잔나 칼라한의 경우 희귀병인 항 NMDA 수용체 뇌염이라는 자가면역질환에 의한 뇌병변이 망상과 환청을 유발했지만, 조현병으로 오진된 사례이다.[35]

분자의학의 발전에도 불구하고 지금처럼 현상학적 표현형에 의존하는 진단체계로는 유사한 이상 증상을 일으키는 수많은 병리학적 기전에 대한 고려가 전혀 되지 않는다. 때문에 가장 복잡한 장기인 뇌에서 생기는 질환들의 명확한 원인이 알려져 있지 않고, 치료 기술에도 제대로 적용되지 못하는 것은 당연하다.

얼마 전까지도 뇌질환자들은 터부시되면서 기본적인 인권을 박탈

---

35 〈뉴욕포스트〉의 저널리스트였던 수잔나 칼라한의 실화를 바탕으로 한 영화 〈브레인 언 파이어 (Brain on fire)〉에서 반복되는 검사에도 원인을 찾지 못하면서 삶이 무너져가는 모습이 적나라하게 묘사된다. 다행히 원인이 규명된 후 그녀는 〈뉴욕포스트〉에 복귀하였다. NMDA 수용체 (NMDA receptor, NMDAR)는 글루탐산 수용체(Glutamate receptor)이면서 이온 통로 단백질 (Ion channel protein)이다. 이는 칼슘에 의한 세포신호 및 시냅스 가소성(Synaptic plasticity) 조절, 기억세포 활성화에 관여한다.

건강의 비용

당하고 사회생활에서 제외됨으로써 사고나 다른 병으로 죽거나 살해당하기도 하여 수명이 짧았다. 지금은 인권이 향상되고 발달한 약제로 증상 조절이 가능해지고, 여기에 수명이 늘면서 뇌질환자가 고통받는 기간도 길어져 만성화가 되었다.

이렇듯 많은 질환이 단순히 한두 가지 원인 때문에 생기지 않고 불안정하고도 복잡한 체내 항상성의 교란까지 일으키기 때문에 지금은 그 원인의 규명뿐만 아니라 진단기준과 방법 및 치료기술의 개발이 모두 명확하게 이루어지지 못하고 있다. 이런 이유로 현재 내과적 치료는 '증상의 완화'를 주로 목적으로 하고 있는 단계이며, 외상이나 감염과 같이 명확하고 지속적인 외적 요인을 제외하면 질병은 제대로 진단된다 하더라도 여전히 '질환의 원인' 자체를 제거하는 치료는 아직 힘들다.

질환 예방의 중요성과
건강검진의 한계

여러분의 건강 상태는 의료진에 의한 건강의 돌봄(Health care)[36]만이 아니라 유전 요인, 생활습관, 사회적·환경적 요인들에 의해서 더 좌우되기도 한다. 지금은 사람을 건강하게 유지하고 아프지 않게 미리 대비하는 것이 아니라, 일단 질환이 발생한 후에야 진단과 치료가 적극적으로 이루어지기 때문이다. 이처럼 현대의학은 질환의 예방이 아니라, 사후적 대응에 집중되어 있다.

현대의학의 급격한 발전은 평균수명의 대대적인 연장을 분명 가져왔지만, 건강 상태를 얼마나 호전시켰는지는 명확하지 않다. 예컨대

---

[36] 이 책은 의료 부분에 집중하지만, 돌봄이란 의료뿐만이 아니라, 지역사회에서 구성원의 몸과 마음을 건강하게 만드는 가족과 친구를 비롯한 공동체와의 '연결'까지 포함되는 넓은 개념이다. 돌봄에서 지금처럼 의료가 분리되면서 어느덧 치료가 첨단의학기술에 의해서만 가능한 것처럼 인식이 변화되었다. 이렇게 공동체와 연결이라는 돌봄의 가치가 심각하게 경시되는 것을 지적한 책이 있다. 《돌봄이 돌보는 세계》, 동아시아 출판사(2022)

건강의 비용

수명은 비약적으로 늘고 있지만, 아프지 않고 건강한 삶을 누리는 기간인 건강수명은 그만큼 늘지 못하고 있다. 이에 인구집단의 건강 상태에 대한 사회적·경제적·환경적·지리적 영향력이 다시 강조되고 있다.[37]

사실 질환의 근원 원인을 모르면 당연히 예방도 할 수 없는데, 현대 의학기술로는 확률적으로 어떤 질환이 발생하는 것을 어느 정도 막을 수 있느냐 없느냐 정도에 머문다. 이는 병원성 미생물과 이를 옮기는 모기나 쥐 같은 벡터를 정확히 파악할 수 있는 감염병의 경우와 금연에 의한 폐암 억제[38]를 제외하고는 질환의 발생을 예방하는 데 그리 성공적이지 못했던 이유다.

분명 우리는 흔한 특정 질환에서는 주요 원인 및 발생기전을 계속 밝혀내면서, 진단과 치료법을 개선해나가고 있다. 그럼에도 여러분의 자택에 체내 이상을 감지해내는 스캐너 같은 미래의 의료기기가 있지 않는 이상, 자각 증상이 생기기 전에는 몸의 이상을 알 수 없다. 그래서

---

37 The role of social determinants in promoting health and health equity. The Henry J. Kaiser Family Foundation website. Published November 4, 2015. Accessed May 14, 2019. https://www.kff.org/racial-equity-and-health-policy/issue-brief/beyond-health-care-the-role-of-social-determinants-in-promoting-health-and-health-equity/
The case for more active policy attention to health promotion. Health Aff(Millwood). 2002;21: 78–93

38 흡연이 폐암 발생의 원인이라는 것이 처음 밝혀진 것은 영국의 리처드 돌(Richard Doll)과 브래드포드 힐(Bradford Hill)에 의한 1951년 역학조사였다. 런던의 20개 병원에 있는 환자 700명을 인터뷰한 결과, 흡연 시 폐암 발생률이 50배 높다는 것을 알게 되었고, 이는 후속 대규모 연구에서도 확인되었다. 이후 1954년 영국에서는 보건장관에 의해 흡연과 폐암과의 인과관계가 공식 발표되었다. 이때 보건장관은 담배를 태우며 흡연과 폐암과의 인과관계를 발표했다.

여러분은 자각 증상이 생기기 전에, 어느덧 적당히 낡아가는 몸에 이상이 있는지를 먼저 확인하는 건강검진을 받게 된다.

건강검진에서는 기본적으로 측정하는 검사들 외에도 내시경이나 CT, MRI, PET 등 추가 검사가 여러분의 연령에 따라 행해지거나 옵션으로 선택될 수 있다. 검진결과를 받을 때, 모든 검사 수치는 정상범위 내에 없으면 붉은색으로 표시되어 나온다. 그런데 붉은색으로 표시되었다고 여러분의 건강에 꼭 이상이 있는 것은 아니고, 건강검진에서 이상이 없었다 하더라도 질환은 검진 과정에서 놓치거나 갑자기 발병할 수 있다.

의료행위에 명백하게 오진과 의료 사고의 위험이 있는 것처럼 검진 과정에서도 이처럼 장비의 성능, 의사의 자질과 평균적인 인구를 대상으로 설정된 검사들의 한계성 같은 여러 이유에서 오진이 일어날 수 있다. 문제가 될 가능성이 큰 이상을 놓치는 것도 문제지만, 별일이 아닌 경우로 후속 검사에 들어가는 경우도 고스란히 사용자 부담이 된다.[39] 현 검진의 기술적인 한계 때문에 문제가 될 가능성이 큰 이상들을 놓칠 수도, 별일이 아닌 경우에도 후속 정밀검사로 몸도 지갑도 같이 고생할 수 있다.

국민건강검진에는 포함되지 않는 암 검사로 PSA(Prostate Specific

---

39 이 경우 추가 비용은 고스란히 환자 부담인데, 암 발생률 2위이며 사망률이 4위인 대장암의 경우에는 대변 내 출혈 여부를 판정하는 분변잠혈검사가 양성이면 대장내시경 검사가 무료다. 분변잠혈검사의 비용은 5,000원인데 이때 양성이라면 대장암일 경우는 3% 정도로 알려져 있다. 물론, 가성비는 뛰어나지만 조기에 대장암을 발견할 수 있는 검사는 아니다.

건강의 비용

Antigen, 전립선특이항원) 측정이 있다. 우리나라에서 전립선암은 암질환 중 남자에서 3위의 유병률과 4위의 상대 생존율을 보이는 암이다.[40] PSA는 전립선암의 조기진단이나 경과 관찰에 1980년대부터 사용되어 온 바이오마커다. 성인 남성의 혈액 내 수치가 4ng/ml 이하가 정상으로 여겨지는데(전립선암 호발연령이 아닌 40~50대에서는 2.5ng/ml이 넘는 경우 이상이라 보는 경우도 있다), 단순하게 전립선이 크거나 염증이 생겨도 PSA가 높아질 수 있다. 때문에 전립선암의 위험도와는 정확히 큰 연관이 있다고 할 수 없는데도 간편하다는 이유로 계속 사용되어왔다.

문제는 10ng/ml 이하의 PSA 수치에서도 전립선암 여부를 판정하기 위해서 직장의 벽을 뚫고 조직을 채취하는 생검과 MRI 검사 등이 더러 동원되면서 피험자에게는 큰 부담이 된다. 이처럼 4~10ng/ml의 PSA 값을 보이는 사람이 제일 애매한 경우에 해당한다. 전립선암은 보통 50대 이상의 남자에게 주로 생기며 연령이 높을수록 발생빈도가 높아지고, 확진된 환자에서 혈중 PSA 값은 10ng/ml보다 훨씬 높은 경우가 대부분이다. PSA 값이 4ng/ml 이상인 경우에 확률적으로 20%의 남성에서 전립선암이 발병되는 것으로 알려졌는데, 그나마 젊은 40대에서는 1% 정도만이 해당된다.[41] 그러므로 50대 이하에서 PSA 값이 조금 높다는 이유로 고통스럽고 비싼 조직 생검과 MRI 검사까지 바로 동원하는 것은 과잉 진료의 위험이 있는 것이다. 게다가 전립선암은

---

40 2018년, 국가암등록통계자료.

41 Age-related reference levels of serum prostate-specific antigen among Taiwanese men without clinical evidence of prostate cancer. Chang Gung medical journal 33(2):182-7(2010)

인종별로 양태가 다양한데, 우리나라에서는 마땅히 참조할 만한 한국인에 대한 연구가 부족해서 서양 남성 기준의 데이터를 참조한다.

물론 의사가 임의로 추가 검사 여부를 결정하는 것이 아니다. 엄연히 소속 병원과 학회에서 권장하는 진료 가이드라인에 맞춰서 결정한다. 여기에는 병원이 추가 검사들을 통하여 진료 수익을 올리려는 의도나 또는 학회가 특정 검사나 약제를 선호하는 여지가 분명 개입할수 있다. 또한, 학회와 의사협회는 예전의 길드 역할을 하면서 회원인 의사들의 이익을 보호하고 있다. 당연히 의사는 예전보다 많은 지식과 정보를 갖추었지만, 의학의 한계는 분명히 존재한다.

정밀의학이 아닌 지금의 진료 가이드라인은 개개인이 아니라 집단을 대상으로 그 효능이 예측되며 인정된 표준화 치료를 하는 효율성을 목적으로 한다. 그런데 의사는 가이드라인을 따름으로써 의료 사고 시 책임을 회피할 수가 있고, 이 가이드라인의 설정에는 환자가 아닌 의사들이 참여한다. 예를 들어 스타틴(Statin)은 혈중 지질농도를 낮춰주는 약물인데, 동맥경화에 의한 심혈관질환의 예방약으로 오랫동안 신뢰 있는 근거도 없이 광범위하게 사용되었다.[42]

심장질환이 있는 환자에게는 재발을 막는 효과가 있었지만, 심장질환의 이전에 앓지 않은 경우에는 예방 효과가 없거나 극히 미약함에도 스타틴이 사용된 것이다. 그 원인은 스타틴을 사용하는 적응증을 설정

---

42 에릭 토폴, *The patient will see you now*(2014), 국내에서는 《청진기가 사라진 이후》로 출간됨

건강의 비용

한 가이드라인이었는데, 이를 만드는 과정에서 대중에 대한 의견 조회도 없었고 참조한 근거에 대한 명확한 리뷰도 없었다. 이를 두고 에릭 토폴(Eric Topol)은 그의 책《청진기가 사라진 이후(The Patient will See You Now)》에서 현대의학은 근거중심의학(Evidence based medicine)이 아니라 권위중심의학(Eminence based medicine)이라고 꼬집었다.

전립선암을 먼저 한 예로 들었는데, 우리나라에서는 수술적 근치가 선호되지만 서구 유럽에서는 엄연히 적극적인 경과 관찰이 우선시된다. 가족력과 연령을 모두 잘 따져보면서 암이라 해도 수술 적응증이 아니라면 면밀하게 관찰하고, 확실하지 않을 때는 계속적인 변화를 지켜보는 것이다.

PSA만 해도 실제 환자 사망률을 줄이지 못한다는 것이 알려지면서 미국에서는 조기검진용으로의 사용을 포기했고, 55~69세 개인의 선택에 맡기는 상황인데,[43] 우리나라에서는 아예 보편화를 위해서 급여 항목에 넣는 것을 고려하고 있다. 대한비뇨의학재단과 대한비뇨기종양학회가 전립선암 환자 212명에 대한 설문조사를 통하여 응답자의 99.1%가 PSA 검사가 국가암검진에 포함되기를 희망한다고 발표했다.[44] 전립선암으로 근치수술을 받은 환자들이야 좀 더 일찍 암이 발견되었다면 하는 희망을 가질 것이니, 설문조사에서 이렇게 높은 비율로

43 Screening for prostate cancer. https://www.uptodate.com/contents/screening-for-prostate-cancer
    Should I get screened for prostate cancer? https://www.cdc.gov/cancer/prostate/basic_info/get-screened.htm
44 국내 남성 암 4위 전립샘암, 조기진단 중요한 이유, 중앙일보, 2022년 1월 5일자

PSA 선호도가 나오는 것은 당연한 것으로 큰 의미가 없는 말이다.

당연히 예방을 위한 검진은 분명 비용이 발생한다. 2021년 국가 검진사업 예산은 국비, 지방비, 건강보험재정 모두를 합쳐 1조 9,953억 원이었다.[45] 국가 건강검진사업은 필요한 검사들만 있는데, 직장검진의 경우에도 의료기관과 회사와의 계약에서 생략되는 검사들이, 자주 할 수 없는 검사들이 분명히 있다. 이런 검사들은 개별 회사의 복지 수준에 좌우되는 것이다.[46]

국가건강검진이 아닌, 회사나 개인이 지불한 종합검진 비용은 2019년 8,266억 원으로 2000년 대비 8배 증가했다.[47] 이 때문에 소비자 입장에서 내게 정말 필요한 검사가 무엇인지를 파악해야 한다.

어떻게 제대로 검진을 하느냐는 팁도 있다.[48] 필자도 이에 공감한다. 익숙하지는 않겠지만 일단 내과나 영상의학과 개인의원의 전문의에게 상담을 받아보자. 그리고 자신의 연령과 과거력에 맞는 검진 항목을 권유받아 불필요하거나 빠진 항목이 없이 검진을 받아본다. 그리고 3년간의 검진 기록지는 항상 보관한다. 또한 국가 암검진은 무료이며, 필요한 검사만 있기 때문에 꼭 받는다.

그런데 무려 2조 원을 쓰는 국가건강검진에서 다소 당뇨병, 혈압,

---

45 국가건강검진사업 평가, 국회예산정책처 나보브리핑 제114호, 2021년 10월 6일자
46 4만 원 공단파 vs 60만 원 병원파 직장인 건강검진 극과 극, 한국일보, 2017년 11월 7일자
47 국가건강검진사업 평가, 국회예산정책처 나보브리핑 제114호, 2021년 10월 6일자
48 의사가 말해주지 않는 건강검진의 진실, 중앙일보, 2013년 3월 17일자

건강의 비용

이상지질혈증 등 만성질환에 관한 혈액검사 수치에서 이상함을 발견했다 해도, 검진지만 건네주는 것으로는 아무 예방 효과가 없다.[49] 적극적인 사후 관리가 수반되어야 지출에 대한 결과를 얻을 수 있는데, 현재 우리나라의 국가건강검진에서는 검진과 후속 관리가 분절화되어 있다.

2009~2010년 국가건강검진을 받은 한국 성인 35만 명을 4년간 추적 조사한 결과가 있다.[50] 당뇨병·고지혈증·비만 등 세 가지 질환 검사에서 정상군, 중증도 위험군, 고위험군 진단을 받은 사람들의 변화를 관찰했는데, 기준값에 조금이라도 모자라면 후속 관리를 받지 못하고, 전체적으로 검진 통보가 건강에 영향을 주지 않는다는 것으로 밝혀졌다. 그나마 당뇨 확진자의 경우 합병증의 위험에 대한 교육이 있으면 식이조절을 통한 합병증 예방 효과를 보이지만, 교육이 제대로 이뤄지지 않으면 3~4년 이후 체중 감소 효과는 사라지며 합병증 예방 효과를 얻지 못했다.

때문에 우리는 정기적으로 검진만 받는 게 아니라, 확실하게 후속 조치를 실행해야 한다. 필자는 주치의 제도의 효능성에 대해 개인적으로 적극 찬성하는 편이다. 적절한 지역의사 풀에서 내게 맞는 주치의를 선정하고, 의료와 상담 서비스들을 지속적으로 받을 때 의료비용의 관리 및 서비스의 가치는 보존될 것이다. 지금처럼 분절된 의료전달체

49 "결과 통보하고 땡…1.5조 쓴 국민건강검진 효과 없다", 중앙일보, 2019년 5월 1일자
50 Knowing is not half the battle: Impacts of information from the National Health Screening Program in Korea. Journal of Health Economics, 65:1-14(2019)

계에서 환자가 알아서 전문 진료과별로 의사를 찾아다니다 보니 흔히 일어나는 일들은 치료의 중단과 과다복합처방이다. 복합만성질환을 앓는 고령자의 증상 하나하나에 대해 (또한 과거력에 대해서는 환자의 기억에 의존하는 경우가 많으며) 전문의별로 개별 처방을 내리다 보니, 의도치 않은 부작용이 속출하게 된다.[51] 과다 처방의 위험은 자신이 어떤 처방을 받고 있는지 쉽게 파악되도록, 환자가 자신의 진료 정보 중 적어도 처방전을 모아서 의사에게 보여주든지 전담 주치의를 통해서 덜어내도록 해야 한다.

---

51 부작용 막는 약까지 한 움큼… 중복-과다복용 피할 '정책처방' 절실[서영아의 100세 카페], 동아일보, 2022년 6월 11일자

암질환에 대한
인식의 변화

필자는 암에 대한 연구를 주로 하는 사람이다. 때문에 국내 및 국외의 소모품이나 사치품들의 최신 트렌드가 아니라 최신 암 트렌드에 민감할 수밖에 없다. 여기서 필자의 의견을 먼저 말하자면, 암의 치료에서 환자를 위해서는 조기진단이 제일 중요하다. 하지만 수술로 빠른 제거를 하고 항암제 샤워를 하는 것이 최고의 치료법은 절대 아니다. 환자의 남은 기대수명, 암 종류와 진단될 때 어디까지 암세포가 퍼졌는지를 바탕으로 최적의 해결책을 찾아야 한다. 조기진단은 이러한 현명한 결정을 할 수 있는 시간을 벌기 위해서 중요한 것이다.

의료진들은 대개 의료행위가 '비용 대비 효능'의 문제가 아니라, 순수한 의학적 판단에 근거해서 환자의 생명과 안위만을 위해 존재해야 한다고 생각한다. 하지만 그 의료진들의 판단은 자기가 속해 있는 의료기관의 정책과 이익 추구 및 아직 확실치 않은 진료 가이드라인 등

구분(%)	위	대장		간	폐	유방	자궁경부
		결장	직장				
한국	**68.9**	**71.8**	**71.1**	**27.2**	**25.1**	**86.6**	**77.3**
미국	33.1	64.9	64.1	17.4	21.2	90.2	62.6
영국	20.7	60.0	62.5	13.0	13.3	85.6	63.8
일본	60.3	67.8	64.8	30.1	32.9	89.4	71.4

| 표 3 | **주요 암 환자의 5년 순생존율의 국제 비교(2010~2014년)**
보건복지부 2021년 12월 30일 조간 보도자료에서 발췌했다. 표에 사용된 해외 자료는 'Global surveillance of trends in cancer survival 2000-14(CONCORD-3): analysis of individual records for 37,513,025 patients diagnosed with one of 18 cancers from 322 population-based registries in 71 countries, Lancet 391(10125):1023-1075 (2018)'에서 인용했다.

여러 제약에 묶여 있다. 모든 암의 치료법들은 정해진 합병증을 필연적으로 가지고 있고, 환자 삶의 질은 중요한 문제이다. 당장은 힘들어도 일단 암에 걸리면 바로 죽거나, 빠른 해결을 봐야 한다는 인식에서 벗어나 좀 더 느긋해져야 한다. 그만큼 암질환은 다양한 양태로 대개는 소리 없이 우리를 찾아온다. 암은 100종이 넘는 것으로 추산되며,[52] 그 발생 및 진행이 극히 복잡한 분자기전들에 의해 조절되며 예후도 암종별, 환자별로 다양하다.

2019년 국가암등록통계자료[53]에 따르면 국내에서 2015년부터

---

[52] Understanding Cancer. NIH Curriculum Supplement Series. https://www.ncbi.nlm.nih.gov/books/NBK20362/

[53] 암 생존율 70.7%로 증가, 유방암·전립선암 발생은 증가 추세, 2021년 12월 30일, 국가암등록통계는 매년 2년 전 암 발생률, 생존율, 유병률을 산출한다.

건강의 비용

2019년까지 5년간 진단받은 암 환자의 5년 상대생존율[54]은 70.7%로, 암 환자 10명 중 7명은 5년 이상 생존하는 것으로 볼 수 있다. 그만큼 암질환은 예전과는 달리 관리가 가능해지고 있다. 이 말은 암을 조기에 발견하는 데 성공하면서 이제 암은 만성질환처럼 오랫동안 우리 몸과 더불어 살면서, 지속적인 의료비용의 지출을 강요한다는 뜻이기도 하다.

2019년 국내 암 유병자 수는 약 215만 명으로 2018년 대비 14만 명이나 증가했다. 지금은 5,133만 7,432명인 국민 중 25명당 1명(이는 전체인구 대비 4.2% 수준이다)이 암유병자[55]이며, 이 수는 계속 늘어나고 있다. 실제 〈표 3〉을 보면 주요 암 환자의 5년 순생존율[56]을 다른 국가와 비교하면 우리가 상당히 양호한 편임을 알 수 있다. 이는 우리의 건강보험제도에서 암 환자에 대한 과감한 진료비 혜택을 주는 영향이 크다. 현재 전체 의료비용의 5%만을 환자가 부담한다.[57]

기대수명인 83세까지 생존할 경우 우리 국민이 암에 걸릴 확률

---

54 암에 걸리지 않은 일반인도 사망한다. 이 때문에 정확한 비교를 위해서는 암으로만 사망하는 확률을 계산해야 한다. 5년 상대생존율은 암 환자의 5년 생존율과 일반인의 5년 기대생존율의 비인데, 일반인과 비교하여 암 환자가 5년간 생존할 확률을 의미한다.

55 2019년 국가암등록통계, 2019년 기준의 암 유병자(1999년 이후 확진을 받아 2020년 1월 1일 기준, 치료 중이거나 완치된 사람)의 수이다.

56 5년 순생존율은 암이 유일한 사망 원인인 경우로 할 때 암 환자가 진단 후 5년간 생존할 확률이다. 연령 구조가 다른 지역에서 기간별로 다른 생존율의 비교를 위해서 세계표준인구를 기준인구로 연령을 표준화한 수치이다. 암 생존율의 국제 비교 시에 활용한다.

57 New NHI Reimbursement Coverage Paradigm Called 'Selective Reimbursement Scheme' on the Four Major Diseases in Korea. Value Health. 2015;18:A366-A

은 37.9%이며, 남자(80세)는 5명 중 2명(39.9%), 여자(87세)는 3명 중 1명(35.8%)에서 암이 발생할 것으로 추정되고 있다. 암 발생은 노년에서 증가하기 때문에 고령 인구 증가는 암 발생률로 연결된다. 실제로 연령군별 조발생률인 10만 명당 몇 명의 환자가 생기는지를 보면 0~14세(14.2), 15~34세(74.8), 35~64세(502.2), 65세 이상(1,576.6)의 발생률을 보인다. 요컨대 암도 최신 유행(트렌드)이 있다. 경제적·사회적·환경적 요인 및 의료기술의 발전에 따라 암 종류별로 발생하는 유병률과 생존율은 변화하게 되어 있다. 2019년 가장 많이 발생한 암은 갑상선암이었으며, 이어서 폐암, 위암, 대장암, 유방암, 전립선암, 간암 순이었다. 지금 유방암, 폐암, 전립선암과 갑상선암이 증가하고 간암, 위암, 대장암, 자궁경부암은 줄어들고 있다. 특이한 점은 2012년부터 2015년까지 신규 암 환자 발생률은 오히려 줄어들다가 이후 정체되어 있는 상황이다.[58] 그나마 발생률이 유지되는 요인으로는 암 발생이 높은 고령 인구의 증가와 전립선암, 갑상선암[59]의 증가, 여성의 폐암과 유방암의 발생률 증가 등이 꼽히고 있다.

물론 모든 암이 똑같이 위험한 것은 절대 아니다. 갑상선암(100%), 전립선암(94.4%), 유방암(93.6%)이 높은 생존율을 보였고, 간암(37.7%), 폐암(34.7%), 담낭 및 기타 담도암(28.5%), 췌장암(13.9%)은 상대적으로 낮은 생존율을 보였다. 약 10년 전인 2006년부터 2010년의 기간 대비

---

58 암 생존율 70.7%로 증가, 유방암·전립선암 발생은 증가 추세, 2021년 12월 30일, 12페이지 '모든 암 연도별 연령표준화발생률 추이'
59 한국에서 갑상선암 발생은 전 세계 평균의 10배 이상이다.

건강의 비용

생존율이 10%가량 상승한 암종은 폐암(14.4% 증가), 간암(9.4% 증가), 위암(9.1% 증가)이었다.

갑상선암에서 생존율이 높은 것은 암 자체가 악성이 드문 이유도 크지만, 초음파 등을 이용한 조기진단으로 잘 발견되기도 하고 화끈한 우리 국민들과 의료진들이 수술적 근치를 선호한다는 이유도 있다. 다행히 갑상선암이 증가함에도 수술을 받는 환자 수는 줄고 있다.

미국을 중심으로 갑상선암이 급증한 원인이 과잉진단 탓이라는 주장이 나왔고, 우리나라에서도 의료기관들이 수익을 늘리기 위해 무리하게 로봇수술과 갑상선클리닉 확장을 강요하고 있다는 지적이 나오면서 2014년 사회적으로 큰 파장을 일으켰다.[60]

이후 양성이 대부분인 갑상선암 환자들 스스로가 수술 대신 일정 기간을 지켜보는 팔로업을 선호하면서 수술을 받는 환자의 수는 줄고 있다.[61] 이를 암에 대한 '적극감시 또는 능동감시(Active surveillance)'라고 한다.

전립선암이라 해도 바로 수술을 해야만 하는 것은 아니다. 서구 의료 선진국가들에서는 일단 진단되었을 때 암이 전립선 조직 안에 국한된 상태이며, 환자의 기대수명이 충분히 남아 있다면 전립선암을 제거하지 않고 정기적인 검진으로 지켜보는 경우가 많다. 전립선암을 제거

60 갑상선암 생존율 논란, 지표 변화 '뚜렷', 메디칼업저버, 2016년 5월 30일자
61 갑상선암 과잉진단 논란 이후 진료인원↑ 수술인원↓, 메디칼업저버, 2019년 6월 17일자

하지 않을 경우에는 화학적 거세처럼 남성호르몬의 기능을 억제하여 전립선암을 제거하는 항호르몬 치료나 방사선 치료를 하게 된다. 수술로 제거했든 내과적 치료를 했든 지속적인 정기 검진을 통하여 암의 진행과 재발 여부를 판단하게 된다.

암을 추적 관리하는 능동감시가 우리나라에서 전반적으로 힘든 이유는 환자가 불안감에 수술, 방사선 치료 등을 요청하는 경우도 많고, 능동감시 중 환자가 누락되었다가 암이 퍼질 대로 퍼진 후 찾아오면 자명한 책임소재에 대한 의료진의 염려 및 방어 진료의 선호, 그리고 암 환자 등록 후부터 5년간만 건강보험제도에서 진료비 혜택을 제공하기 때문이다.

간단히 말하면, 지금으로서는 화끈하게 환자를 심리적으로 만족시키며 행정적·경제적·법률적으로 총체적 리스크가 적기 때문에 암을 제거하는 것이 선호된다.[62] 10년 이상 능동감시를 진행하는 비용이 수술 비용보다 크다는 의견은 현재 우리나라에서는 타 질환에 비해 암 환자에 대한, 특히 수술을 받는 암 환자에 대한 혜택이 더 크다는 뜻이다.[63] 그나마 다행인 것은 갑상선암과 전립선암 중에서 저위험도 환자들을 중심으로 이런 적극감시가 논의되고 활용되기 시작하는 점이다. 분명 암질환마다 능동감시의 기준과 기한은 달라져야 하고 공식적으로 인정되어야 한다.

---

62 갑상선암 '적극 감시'로 과잉진료 막는다?…"제도 뒷받침 필요", 청년의사, 2021년 10월 30일자
63 암 환자 중심의 높은 혜택이 엉뚱하게 병원에서 임종을 맞이하는 경우가 늘어난 원인이 되기도 한다. 이는 4장의 '죽음과 존엄사 간의 경계'에서 소개된다.

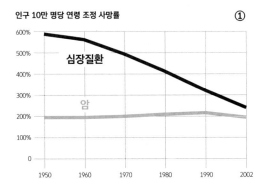

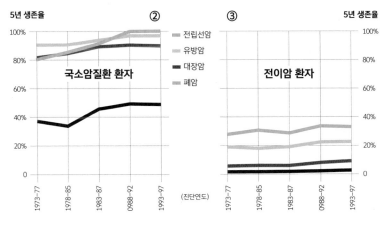

| 그림 4 | **우리는 왜 암과의 전쟁에서 지고 있는가(그리고 어떻게 이길 수 있는가)?**
Why we're losing the war on cancer(and how to win it)?, Fortune 149:76–82, 84–6, 88 passim(2004)에서 인용

 1971년 12월 23일, 당시 미국 대통령인 리처드 닉슨은 국가 암 퇴치법(National Cancer Act)을 제정하면서 '암과의 전쟁'을 선포했다. 이때부터 막대한 자금과 뛰어난 인재들이 투입되어 본격적으로 국가 차원에서 암 연구가 시작되었고 혁신적인 기술 발전과 축적이 이루어졌다.

 암질환에 의한 사망은 지금은 주로 전이암에 의해서 일어난다.

2004년 〈포춘〉지에 실린 기사에서 인용한 〈그림 4〉의 ①을 보면 1950년부터 2002년까지 미국에서 심장질환에 의한 사망자는 극적으로 감소했는데, 암질환(전립선암, 폐암, 유방암, 대장암)에 의한 사망자 수는 크게 감소하지 않음을 알 수 있다. 1997년까지 생존율을 추적해본 결과, 〈그림 4〉의 ②와 ③을 보면 국소암환자(Patients with Localized disease)보다 전이암환자(Patients with Distant metastasis)의 생존율은 여전히 낮음을 볼 수 있다. 바로 전이암환자가 사망률 지속의 원인이었다.

지금도 암은 일단 전이가 되면 암으로 사망하는 원인의 무려 90% 정도를 차지하는데,[64] 현재로서는 마땅한 대처기술이 없다. 전이가 일어나면 우리 몸의 한 군데에서만 암이 존재하는 것이 아니기 때문에 찾기도 힘들고, 이 정도까지 오는 동안 산전수전 다 겪고 살아난 암세포들은 치료 과정에서 획득한 치료에 대한 내성까지 가지기 때문에 치료가 힘들다.

최근의 연구[65]성과들은 다양한 세포들 간의 상호작용에 의한 종양미세환경 내 항상성(Homeostasis)의 유지기전 및 이에 의한 암전이 억제기술의 부재가 가장 큰 항암치료 전략의 걸림돌로 작용함을 밝혔다. 이는 인류가 '종양과의 전쟁에서 이기지 못하는 원인'으로도 파악되고 있다. 이 때문에 암질환은 이전에는 암세포만을 타깃팅하는 치료법 위주였는데, 지금은 암세포만이 아니라 종양미세환경을 같이 타깃팅하는 연구와 치료법들이 개발되고 있다.

---

64 Metastasis: recent discoveries and novel treatment strategies. Lancet 369:1742(2007)

건강의 비용

우리 몸 안의 세포들은 세포들이 안착하고 자라날 수 있는 미세환경이라는 주거지가 필요한데, 암세포는 종양미세환경이라는 주거지가 있어야 생존할 수 있다. 종양미세환경은 암세포, 섬유세포 및 대식세포가 주종을 차지하는 각종 면역세포들과 개별 세포들의 공간적 위치와 기능을 조절하는 세포외기질 등으로 이루어져 있다.

종양미세환경은 원발암과 전이암의 형성에서 암세포의 성장과 생존에 지극히 중요한 항상성을 유지하는 역할을 한다. 그리고 암이 전이하려면 암세포가 원래 있던 종양미세환경을 빠져나와 혈관이나 림프관을 통해서 이동해야 한다.

예전에는 전이 과정에서 암세포만이 이동한다고 알려졌지만, 이제는 암세포가 원래 있던 종양미세환경으로부터 다른 일련의 섬유세포 및 면역세포들을 같이 데리고 나와서 더 조그마한 종양미세환경을 자체적으로 형성하면서 이동한다는 것이 밝혀졌다. 패거리로 돌아다니는 이들을 순환종양세포집단(CTC: Circulating tumor cell cluster)이라고 부른다(그림 5).[66] 마치, 어드벤처 영화에서 주인공을 도와주며 악당을 함

---

65 첨단의학기술이 집적된 암치료분야에서 고가의 치료기술 및 예후가 좋지 않은 전이 암환자들의 고통이 경시되는 경향을 비판한 책이 있다.
'우리는 가장 정교한 기술적 진보의 시대를 살고 있지만, 암의 치료는 아직 석기시대이다.' Azra Raza, *The First Cell: And the Human Costs of Pursuing Cancer to the Last*
저자인 라자 박사는 특정 암환자 중 30%가 고작 6~8주 동안 더 오래 살게 된 상황이 치료에 성공한 것처럼 부풀리는 것은 난센스이며, 암을 뒤늦게 치료하는 항암치료를 강도 있게 비판한다. 조기 암진단의 중요성을 강조하면서 환자의 고통에 좀 더 의료진들이 공감해야 한다고 주장한다. 다음은 라자 박사를 인터뷰한 국내언론 기사이다. [김지수의 인디스텔라] "항암치료, 환자가 죽어간다…암세포, 머리 찾아야" 종양 권위자의 양심 선언, 조선일보, 2020년 11월 28일자

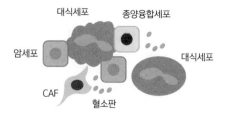

| 그림 5 | **순환종양세포집단** 암세포 및 종양융합세포 모두 간질세포와 함께 순환종양세포집단을 구성할 수 있다.

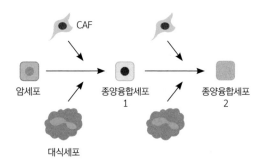

| 그림 6 | **종양융합세포 생성** 암세포는 다른 암세포 또는 간질세포나 대식세포와 같은)와 융합할 수 있다. CAF(Cancer associated fibroblast)는 섬유아세포의 일종이다.

께 무찌르는 친구들과 같은 존재이다.

심지어 암세포가 이들 다른 세포들과 융합해서 새로운 세포를 만들어서 돌아다니기도 한다. 이를 종양융합세포(Tumor hybrid cell)라고 부

66 Novel approaches in cancer management with circulating tumor cell clusters. Journal of Science: Advanced Materials and Devices 4(2019) 1-18

Malignant cells facilitate lung metastasis by bringing their own soil. 107 (50) 21677-21682(2010)

른다(그림 6).[67] 종양융합세포는 원발성 종양부터 전이성 종양 및 전이 단계 모두에서 형성되는 것으로 생각되고 있다. 문제는 이들이 암세포 단독일 때보다 전이 능력, 생존 능력 그리고 약제 내성까지 모두 월등하다는 점이다.[68]

결론적으로 원발암을 수술로 제거하고 일련의 항암치료를 추가하는 기존의 치료 방법들은 암세포가 내성을 가지고 재발하는 것을 완벽하게 막지 못한다. 항암치료의 원칙은 우리 몸 안에 있는 모든 세포를 다 함께 때려잡는 와중에 암세포가 좀 더 많이 죽을 수 있다는 것이다. 때문에 각종 부작용이 속출할 수밖에 없고, 암세포만을 타깃팅하려는 더 새로운 시도들은 암세포를 도와주는 조력자들로 인해 효율이 문제가 된다. 그리고 달라진 체내 항상성과 살아남은 암세포에 의한 약제 내성이 항암치료 과정에 필연적으로 발생하기 때문에 이제는 그 한계가 명확해졌다.

이에 필자가 준비하고 있는 종양융합세포와 순환종양세포집단의 기능과 형성을 탐색하고 이를 조절하려는 연구를 조금만 소개하고자 한다. 이 연구의 목적은 암세포의 사멸이 아니라, 종양미세환경 내 구성 세포들 모두를 타깃팅하면서 암 전이를 억제하는 기술을 개발하는 것이다.

---

67 The Dark Side of Cell Fusion. Int. J. Mol. Sci. 2016, 17, 638; doi:10.3390/ijms17050638

68 Cell Fusion in Malignancy: A Cause or Consequence? A Provocateur or Cure? Cells 2019, 8, 587; doi:10.3390/cells8060587

Cell fusion potentiates tumor heterogeneity and reveals circulating hybrid cells that correlate with stage and survival. Sci. Adv. 2018; 4 : eaat7828

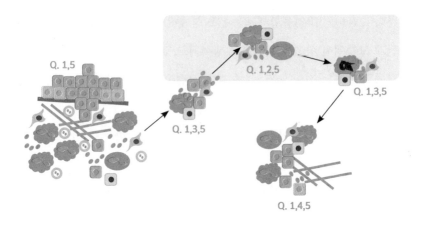

| 그림 7 | 암전이 조절 가능성에 대한 질문들이 암전이 과정 단계별로 소개되었다. 오른쪽 위에 그려진 혈관 내에도 순환종양세포집단이 존재하는 것이 묘사되어 있다.

　　필자가 고안한 개념은 '암세포의 사멸' 대신 '암전이의 억제'라는 치료 전략으로 암의 확산을 봉쇄하며, 암종의 크기가 적당히 커지면 효과적인 수술적 근치까지 가능하게 한다는 '종양봉쇄 전략'이다. 암세포를 사멸하지 않기 때문에, 자극이 적어서 약제 내성의 획득을 피할 것으로 기대된다. 이를 위해서는 다음 5가지 질문에 대한 해답을 찾아야 한다.

　　연구개념도(그림 7)에서 맨 왼쪽이 국소암을 이루는 첫 번째 종양미세환경이고, 화살표로 연결된 다음이 혈관을 침습하는 종양세포와 그 친구세포들, 그다음은 혈관 안으로 들어온 상태, 다음 과정이 혈관 밖으로 나가는 상황이다. 그리고 마지막은 새로운 조직에 이 세포들이 안착하여 새로운 종양미세환경을 이룬 상태이다. 이 상태가 전이암의 초기 단계이다.

　　　　　　　　　　　　　　　　　　　건강의 비용

이 연구개념도에 표시된 'Q. 번호'는 다음의 질문들이 어느 암전이 과정 단계에 해당하는지를 표시하고 있다. 암전이를 막기 위해서, 필자가 밝히려고 하는 질문 중 일부이다.

Q1. 종양융합세포가 어떻게 형성되는지, 이를 억제할 수 있는지를 밝힌다.

Q2. 순환종양세포집단이 얼마나 어떻게 형성되는지, 그리고 억제 가능성을 알아본다.

Q3. 종양융합세포 및 순환종양세포집단이 전이 과정에서 혈관계를 얼마나 더 잘 침습하는지, 또 이를 조절할 수 있는지를 확인한다.

Q4. 종양융합세포를 이루는 세포 파트너에 따라서 전이가 조절되는지, 그리고 전이가 잘 일어나는 장기를 확인한다.

Q5. 형성된 종양융합세포가 각종 암치료 내성의 원인이 되는지를 분석한다.

필자의 실험실에서 얼마나 더 많은 연구를 할 수 있을지는 아직 확실하지 않지만, 이 '종양봉쇄'라는 혁신 콘셉트를 구현하기 위해서 정년까지 남은 13년을 대학의 선생으로서 최대한 활용해보려 한다. 무조건 앞으로 파이팅이다!

노인과
만성질환들

65세 이상의 인구가 전체 인구 중 7% 이상, 14% 이상, 20% 이상일 때,
각각 고령화사회, 고령사회, 초고령사회라고 한다. 한국은 2000년에
고령화사회로, 2017년에 고령사회가 되었고, 불과 8년 뒤인 2025년경
에 초고령사회가 될 것으로 예상된다.

막 정년을 한 젊은 노인이 아니라 80대 고령자의 몸이 얼마나 일상
생활에 불편한지를 실험한 예[69]가 있다. 그 신체적 변화를 체험하기 위
해서는 여러분이 백내장이나 주변 시야장애의 불편을 겪기 위해 고글
을, 청각장애를 체험하기 위해 귀마개를, 손과 손가락의 촉각 저하는

---

69 고령친화산업지원센터 자료(http://gstc.or.kr)
"'노인체험 직접 해보니' 온몸 굳어지고 시야 흐려지고… 문 열기도 쉽지 않더라", 부산일보,
2015년 4월 9일자
"노인체험 5분 만에…왜 나이 들면 땅만 보고 걷는지 알게 됐다", 동아일보, 2018년 9월 2일자

건강의 비용

장갑을, 등이 굽은 자세나 관절의 굴곡 곤란, 근력 저하를 위해서 각각 등과 관절을 구속하는 조끼나 보호대 및 모래주머니를 차고 지팡이까지 사용해보라. 고령자들의 거동이 얼마나 위험하고 고달픈지, 그나마 거리에서 보는 그들이 땅만 보고 다니는지 쉽게 체험할 수 있다.

만성질환은 개념 자체가 잘 낫지도 않고 지속되는 질환으로, 보통 중장년부터 관찰된다. 중장년부터 시작되어 계속되어온 노인성 만성질환은 고령자 의료비 증가의 주요 원인이다. 65세 이상의 노인층을 주로 대상으로 하는 미국의 공공보험제도인 메디케어(Medicare)는 2017년에 7,059억 달러로 전체 의료비의 20.2%에 달했으며, 2027년에는 1조 4,368억 달러로 전체 의료비의 24.1%를 차지할 것으로 예상되었다.[70]

이미 미국에서는 65세 이상의 미국인 중 절반 이상이 5가지 이상의 만성질환을 앓고 있다. 2005년 3개 이상의 노인 만성질환을 가진 환자들에 대한 진료비의 지출 규모가 메디케어 지출 전체의 약 75%를 차지하는 것[71]으로 보고된 것은 여러 만성질환을 앓는 노인들이 그만큼 많은 것이다. 게다가 생애주기 중 가장 의료 니즈가 높을 때가 사망하기 1년 반 전부터인데, 최근 메디케어 전체 예산의 28%인 1조 7,000억 원 이상이 마지막 6개월 동안에 소요되는 것으로 알려졌다.[72] 문제는

---

70 "디지털 헬스, 美 사회에 해법을 제시하다 – ② 인구 고령화", 산업통상자원부 자료, 2019년 3월 25일자

71 "Prevalence of Multiple Chronic Conditions in the United States Medicare Population", Health and Life Quality Outcomes 7(2009): 82. doi: 10.1186/1477-7525-7-82

임종 전에 집중적으로 수행되는 이런 치료들은 그 비용에도 불구하고 수명 연장에도, 삶의 질 향상에도 거의 도움이 되지 않는다는 것이다.

완치가 어려운 만성질환은 다른 질병과 복합 이환할 때에는 고위험군으로 분류되기 때문에 개별 만성질환의 관리는 노인 의료비 지출의 절감을 의미한다. 실제로, 노인에서 만성질환의 수가 10% 감소할수록 약 6,000억 원에서 1조 원의 국내 의료비가 절감될 것으로 예상되고 있다.[73] 국내에서는 만성질환을 보유한 노인 중 70.9%가 3개 이상의 복합만성질환을 가지고 있는데, 만성질환을 갖고 있는 65세 이상 노인인구 전체의 평균 만성질환 보유 개수는 4.1개로 조사되었다.[74] 이 중 요통을 제외하면 심뇌혈관 질환, 골다공증 골절, 호흡기질환 등의 3가지 중증 만성질환이 노인성 만성질환의 대부분을 차지하고 있다. 여기에 울혈성 심부전, 만성 폐쇄성 폐질환, 신부전, 간경화, 치매나 다른 주요 장기의 기능 부전은 그나마 관리도 되지 않는다.

이렇게 노년층은 지속적으로 의료 접근성이 필요하지만, 급성질환의 치료에 집중되어 있고 대개 개별적인 질환의 증상을 완화하는 현대

---

72 "End- Of-Life Care: A Challenge in Terms Of Costs and Quality", Kaiser Health News, June 4, 2013. http://www.kaiserhealthnews.org /Daily-Reports/2013/June/04/end-of-life-care.aspx
"The Cost of End-of-Life Care: A New Efficiency Measure Falls Short of AHA/ ACC Standards", Circulation: Cardiovascular Quality and Outcomes 2(2009): 127–133
73 노인성 만성질환 연구의 새로운 패러다임 및 정책제언, 김대진, KHIDI 전문가 리포트 2017-1
74 효과적인 만성질환 관리방안 연구(연구보고서 2013-31-19), 한국보건사회연구원, 2011년 건강보험심사평가원에서 제공하는 환자표본조사 자료 참조

건강의 비용

의학으로서는 근원적인 원인을 해결하지 못하기 때문에 지속적이고 반복되는 의료자원의 소모와 비용 지출을 피할 수 없게 된다.

실제로 국내 65세 이상 노인층에 대한 진료비 총액은 계속 증가해 왔고 앞으로도 계속 증가할 전망이다. 2010년 10.8%였던 노인인구 비율은 2020년에 15.7%로 늘었는데, GDP 대비 경상의료비[75]는 같은 기간 5.9%에서 8.4%로 증가했다.[76] 노인 의료비용이 여기서 얼마나 큰 비중을 차지하는가 하면, 2019년 기준으로 65세 이상 고령층의 의료비는 35조 8,247억 원으로 전체 진료비 규모인 86조 4,775억 원의 무려 41.4%를 차지했다.[77]

노인 의료비는 2009년 전체 진료비의 31.6%인 12조 4,236억 원에서 10년 뒤인 2019년에는 35조 8,247억 원으로 무려 23조 4,000억 원이나 증가했는데,[78] 앞으로도 2035년에 123조 288억원, 2060년에는 337조 1,131억 원까지 급증할 것으로 추산되고 있다.[79]

현재 건강보험이 적용되는 전체 인구 중 65세 이상의 노인인구의 비중은 대략 15%보다 높다. 2018년 건강보험공단 자료 기준으로 65세 이상 고령자 1인당 연 진료비는 448만 7,000원이었다. 건강보험

---

[75] 경상의료비는 한 국가의 국민들이 한 해 동안 보건의료 재화(의약품과 의료기기 등)와 서비스를 구매하는 데 지출한 최종 소비금액을 뜻한다. 개인을 대상으로 하는 개인 의료비와 질환예방사업과 같은 공중보건사업 및 보건행정에 대한 지출인 집합보건 의료비가 있다.

[76] "한국의료 오디세이아-한국의료, 대멸종 피하려면", 의협신문, 2022년 6월 11일자

[77] 국민건강보험공단 보도자료, 2020년 5월 19일

[78] 2019년 건강보험 주요통계, 국민건강보험공단

[79] "초고령사회 예상 2025년 노인진료비 58조 원⋯ 8년 새 83%↑", 연합뉴스, 2019년 10월 6일자, '노인 진료비 중장기 추계' 자료(건강보험공단)에서 인용함.

이 부담하는 국민 1인당 월평균 진료비는 14만 원인데 노인의 경우는 월 41만 원으로 거의 3배가 지출된 것이다. 건강보험이 부담하지 않은 연간 고령자 1인당 본인 부담 의료비까지 생각하면 고령자는 104만 6,000원을 추가로 지출했다.

중장년층에서든 노년층에서든 급성질환과 크게 비교되는 만성질환의 특징들은 그 예후가 의료기술만이 아니라, 환자의 생활습관 교정에 좌우되는 것이다. 이 때문에 생활습관의 교정이 필요한 질환에서는 환자의 강한 의지와 주변의 도움이 없으면 당연히 치료에 대한 순응도가 떨어지게 된다. 그리고 무엇보다도 자신의 상태에 대한 정확하고 충분한 정보를 지속적으로 주어야만 적극적인 참여를 유도하여 높은 순응도를 유지할 수 있다.

2020년에 작고한 하버드 경영대학원의 클레이튼 크리스텐슨(Clayton Christensen) 교수는 만성질환들을 이러한 환자의 노력 및 의료기술에 의한 효과에 따라 세부 분류하였다.[80] 예를 들어 안경을 쓰는 것으로 바로 교정되는 근시 같은 시력 저하는 생활습관의 교정 필요 없이 현 의료기술로 쉽게 증상이 호전되는 질환이다. 만성요통은 자세 교정과 근력 강화 등 환자의 노력과 적절한 치료로 쉽게 증상이 완화되는 질환이다. 반면 만성요통의 원인 중 하나이기도 한 골다공증은 환자의 노력으로는 증상이 크게 변화되지 않고 확실한 치료기술도 지

---

80 *The Innovator's Prescription: A Disruptive Solution for Health Care*(2nd ed. 2016). 초판은 2009년 미국에서 출간되었는데, 한글판의 제목은 《파괴적 의료 혁신》으로 2010년 청년의사에서 간행되었다.

금은 없다.

당뇨병도 같은 증상을 보이지만 원인에 따라 크게 1형과 2형으로 구분되어왔다. 1형 당뇨인 경우 식생활과 체중조절 등 환자의 지속적인 노력이 요구되지만 인슐린 피하주사만으로도 증상이 급격이 좋아지는 등 의료기술에 의한 치료 효과가 크다. 반면 2형 당뇨의 경우 생활습관과 교정이 요구되면서 치료가 잘 되지 않는 별개의 질환이다.

이렇듯 치료와 생활습관 교정에 모두 잘 반응하지 않는 비만, 흡연, 알코올 중독, 2형 당뇨, 천식, 치매 및 심부전 등은 의료비용이 가장 많이 소요되는 만성질환들이다. 그런데 노인들은 이런 만성질환들을 하나만 앓는 것이 아니라, 평균적으로 4.1개를 앓는다고 했다.

대개 중장년부터 오랜 세월 동안 만성질환들을 앓아오면서, 환자는 나이가 들고, 또한 많은 약제를 복용하는 가운데 몸의 항상성은 크게 변하게 되어 있다. 때문에 일반적인 중장년의 인구집단을 대상으로 어느 정도의 효력이 알려진 치료법이라도 복합 만성질환자에서는, 그것도 노인에게는 잘 들지 않게 되는 것이다. 국내 65세 이상 고령자 중 5가지 이상 약물을 복용하는 사람은 약 260만 명, 무려 10가지 이상을 복용하는 고령자는 81.5만 명이나 된다고 한다.[81] 복합투약을 하다 보니, 약제 부작용이 속출해서 환자 건강을 크게 해치는 경우가 흔하다.[82] 이런 과다복합처방에 시달리느니 전혀 투약하지 않는 것이 더 나을 수

---

81 부작용 막는 약까지 한 움큼… 중복-과다복용 피할 '정책치빙' 질실 [서영아의 100세 카페], 동아일보, 2022년 6월 11일자

도 있는 것이다.

앞으로 의학의 역힐은 효율적인 치료 및 관리기술의 개발을 통하여 여러 만성질환을 생활습관의 교정이 보다 덜 요구되게 하여 환자의 순응도를 높이고 잘 치료되는 쪽으로 변환하는 데 있다. 최적의 의료기술 외에도 의료관리체계의 합리화 및 질환의 관리를 통하여 노인 환자의 안녕과 적절한 의료비 지출 모두를 만족시켜야 할 것이다.

---

82 "건강했던 노인, 쇠약해진 이유가 약?…'꼬인 줄 풀듯 정리, 일상 돌아갔죠'" [서영아의 100세 카페], 동아일보, 2022년 4월 17일자

건강의 비용

2장

의료 혜택과 바람직한 보건의료의 방향성

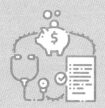

지금은 당연시 여기는 의료복지의 시작

의료복지체계의 유지를 위한 처절한 노력들

환자에게 도움이 되는 의료란?

대한민국에서 공공의료의 위치와 과도한 민간 영역에 대한 의존

지금은 당연시 여기는
의료복지의 시작

19세기에 이미 산업혁명을 겪거나 근대화에 성공한 국가들은 자본과 노동이 모두 집약된 산업 위주로 편성된 자국 경제 및 식민지 확보와 관리를 위해 심신이 건강한 노동자와 군대가 대규모로 필요했다. 이를 위해서는 착취의 대상으로써 건강한 다수의 국민이 절대적으로 필요했다. 때문에 일부 왕족이나 귀족, 자본가와 같은 특정 계층에 모든 권리가 집중되는 것이 당연시되던 당시 상황에서도 19세기 말과 20세기 초반까지는 일반 국민들의 적정한 건강 상태에 관심을 가지게 될 수밖에 없었다.

19세기 후반 급속한 산업화에 따라 농경사회의 주요 노동력을 흡수하여 대거 확장된 노동자 계층을 보호하기 위해 당시 독일의 재상이던 비스마르크는 1883년 질병보험을 제도화했다. 이때는 국가가 공공 이익을 위하여 비용을 분담하는 지금의 사회보장이 아니라, 조합별로 노동자가 납부한 기여금으로 운영되는 '공제조합'의 성격이었다. 기여금의 규모는 노동자의 임금 수준을 기준으로 정했다. 당시 질병보험의 목적은 사회적 안전이라기보다는 노동자 집단의 생활안전 보장을 통한 생산성의 증대였다. 독일에서는 1884년에 재해보험, 1887년에 폐질환 및 노령보험을 제도화했는데, 재해와 노령 등에 대해서만 국가가 보조금을 지불했다.

1914년 영국과 일본 등에서는 극빈자 대상의 백신사업, 공공병원의 건립 및 빈민가의 하수처리 시스템들을 국가 차원에서 관리했다. 근대화에 성공한 일본의 경우 지역공제조합 위주의 의료보험제가 먼저 도입되었는데, 제공되는 의료 서비스의 질과 보장 범위는 좋은 편이 절대 아니었다.[1]

전 국민을 대상으로 국가가 운영하고 보장하는 의료보험제도는 의료복지의 중요한 수단인데, 비용지출을 줄이기 위한 리스크 풀링(Risk pooling)으로 최대한 많은 건강한 가입자들을 필요로 한다(국민 모두가 가입될 때가 제일 좋다).

국가별로 의료보험의 형태는 제2차 세계대전 이후 1948년 영국을 시작으로, 1960년대에 일본과 덴마크, 1970년대에 한국과 이탈리아, 1980년대에 스페인과 호주, 1990년대에 이스라엘과 대만, 2000년에는 태국, 2009년에는 중국, 2012년 미국은 오바마 케어(Obama care)로,

---

1 '차별 없는 평등의료를 지향하며', 《전일본민주의료기관연합회 50년의 역사》, 전일본민주의료기관연합회 저(2011년), 건강미디어협동조합

건강의 비용

2014년에는 인도네시아에서 도입하기 시작한 것으로 보인다.

의료가 인간의 기본 권리라는 개념은 1930년대부터 등장한 사회보장(Social security)이라는 사회정책에서부터 시작하여, 1942년 발간된 베버리지 보고서와 1948년 세계인권선언을 통하여 국가정책으로 보장되기 시작했다.

베버리지 보고서에서 사회보장은 빈민집단의 절망적 빈곤 상태를 벗어날 수 있는 최저 생활수준을 보장함으로써 사회적 안전을 지키려는 공적 부조의 성격이 강하다. 제2차 세계대전이 한창이던 때 영국의 '사회보험 및 관련 서비스에 관한 정부 부처 간 조사위원회'의 위원장 이름을 따서 발행한 베버리지 보고서는 사회보험의 전제 조건으로 '아동수당제도, 무상의료 시스템, 완전고용을 위한 적극적 노동시장'의 3가지 정책을 주장했다.

전후 영국에서는 복지 혜택을 위한 광범위한 개혁이 시행되었는데, 이 중 아픈 사람은 신분의 귀천과 소득 여부를 떠나 필요한 만큼 자유롭게 질병을 치료받을 수 있어야 한다는 무상의료 시스템은 1948년 7월 출범한 국립보건서비스(National health services, NHS)로 실현된다. 비효율적인 공공 서비스를 담당하던 많은 국영기업을 민영화하고, 노조 활동을 과감하게 탄압했던 신자유주의의 화신인 마가렛 대처 수상도 NHS의 민영화는 엄두도 내지 못했다.

이처럼 20세기에 와서야 의료는 자유주의 및 공산주의 체제 모두에서 중요한 인간의 기본권으로 간주되었는데, 적어도 정책적인 면에서 무상의료는 공산주의 체제에서 더 보장되었다.

공산주의 체제에서 의료 서비스 자체가 무상으로 제공되었다면, 자유주의 체제에서는 국가가 의료 서비스 가격을 통제하거나, 의료보험을 통하여 의료비의 지불을 관리·보조하는 형태로 복지가 제공되었다. 우리나라에 의료보험이 첫 도입될 때만 해도, 북한에서 의료는 무상으로 제공되었다.

하지만 구소련과 북한의 경제적 위기로 인해 붕괴된 의료체계에서 볼 수 있듯이 실질적 운영에서 그 내실은 완전한 별개였다. 지금은 경제난 및 만성질환자가 많이 증가하면서 의료의 낮은 질과 자원 배분 과정의 통제가 어려워진 문제 등으로 이전의 공산주의 국가들 중 많은 나라가 강력한 중앙정부 통제와 재정으로 운영하던 방식에서 분권화되고 구매자와 공급자가 분리된 건강보험 의료체계로 전환하였다.[2]

---

2 〈남북한 보건복지제도 및 협력 방안〉 p.100, 한국보건사회연구원(2018년)

의료복지체계의 유지를 위한
처절한 노력들

유럽의 복지국가들을 제외하고 제2차 세계대전 후 거의 유일하게 우리나라는 '전 국민 의료보험'을 도입했다. 한국에서 의료보험은 지금처럼 전 국민을 대상으로 국가가 운영하는 국민건강보험이 아니라, 1977년 대기업 노동자들이 가입한 의료보험조합의 형태로 박정희 정권 때 처음 도입했다. 의료복지가 가장 필요한 농어민과 서민들을 대상으로 한 의료보장제도가 아니라 보험료를 지불할 능력이 있는 500인 이상의 큰 사업장 근로자와 공업단지의 근로자들을 위해 조합이라는 형태로 의료보험제도가 도입된 것이다.

이는 국가가 재정 부담을 최소화한 복지 혜택의 제공이라는 상징적 선전 효과를 톡톡히 누리려는 목적 외에도 중화학공업 위주의 성장 정책하에서 대기업 노동자의 건강 증진을 우선하면서 정부의 산업정책을 뒷받침하겠다는 목적이 있었다.[3] 이처럼 우리나라에서 의료보험이 도입된 계기는 전 국민을 대상으로 한 기본권의 보호가 아니라, 돌볼 필요가 있는 대기업 노동자들의 건강 유지를 위한 것이었다. 이후 여러 정권을 거치면서 전국의 직장별 공제조합들을 어렵게 통합, 비록 전체 의료비 중 높은 비율의 본인 부담을 져야 했지만,[4] 1989년에 전 국민을 의료보험제도에 포함하는 데 성공하게 된다.

빈약한 재정하에서 규모와 재정 상태가 상이한 전국의 수백 개 의료보험조합을 통합하는 과정 또한 쉽게 이루어진 것이 아니었다. 10년이 지난 이후 2000년에 직장가입자와 지역가입자가 단일 국가관리망에 모두 포함된 국민건강보험제도가 만들어졌고, 2003년에야 직장가입자와 지역가입자 간의 재정적인 통합까지 완성되었다. 그동안의 수많은 고민과 투쟁에 대한 기록이 이상이 교수의 《복지국가는 삶이다》라는 책에 잘 소개되어 있다.

이 이야기를 하는 이유는 그 어떤 국가도 처음부터 전 국민을 대상으로 한 의료복지 혜택을 제공하는 경우는 없었다는 것이다. 현 자유주의국가들도 처음에는 체제 유지에 필요한 경제력과 군사력의 확보

3 이상이, 《복지국가는 삶이다》, 도서출판 밈, 2013
4 이때는 본인 부담률이 무려 거의 60%로 의료보험이라 부르기엔 민망한 수준이었다. 지금 2019년 기준으로 국민건강보험 보장률은 64.2%이며 본인 부담률은 총 35.8%이다. 본인 부담률은 법정 본인 부담률과 비급여 본인 부담률이 각각 19.7%와 16.1%였다. 총 100만 원의 의료비가 발생했다면 환자가 부담한 35만 8,000원 중 19만 7,000원은 건강보험 제도상 본인 부담금이었고, 나머지 16만 1,000원은 환자 본인이 건강보험이 적용되지 않는 '비급여' 진료를 선택해 부담한 셈이다. 2019년도 건강보험환자 진료비 실태조사

를 위한 최소한의 공적 보조 차원에서 의료보험을 부분적으로 도입하기 시작했다. 그리고 이후에는 자국민들의 뼈를 깎는 노력을 바탕으로 경제적 이해관계 간의 충돌을 해결해가면서 전 국민을 대상으로 국가가 제공하는 복지 혜택으로써 의료보험제도를 완성시켜온 것이다.

이렇듯 민중들은 20세기의 다양한 시점에서 착취에 대하여 봉기를 일으켰고, 자신들의 경제적 역할을 정치적 역할로 확산하면서 많은 권리와 자유를 얻어냈다. 그런데 2010년 기준으로 영양실조와 굶주림으로 사망한 사람은 100만 명 정도인데, 비만에 의한 질환으로 죽은 이는 300만 명 정도라고 한다.[5] 어느덧 칼이나 총, 전염병, 굶주림보다 자동차, 마약과 술, 그리고 설탕 등이 인간을 더 많이 죽이는 시대가 되었다. 이는 서구 유럽 기준으로 봐도 삶의 질에 대한 기준이 평상시에도 다음 날 무엇을 먹을지 모르는 게 일상이었고 흉작이 들면 속수무책으로 인구의 3분의 1까지 기아로 죽어가던 근대 시대와는 엄청나게 달라진 것을 의미한다. 시대가 참 많이 바뀌었다.

그동안 어떤 발전을 어떤 대가를 치루면서 얻어왔든지, 국가가 대중에게 교육, 의료, 연금과 같은 복지 혜택을 제공하는 궁극적인 목적은 양질의 노동력과 군사력의 대량 확보를 통한 사회 안정을 위한 것이다. 그리고 국민들에게 복지 혜택이 필요한 이유는 사회 안정을 위한 자신의 노력에 대한 보상이자, 회복탄력성을 유지하기 위해서이다.

---

5   Global burden of diseases, injuries, and risk factors for young people's health during 1990–2013: a systematic analysis for the Global Burden of Disease Study 2013, The Lancet 387:2383-2401, 2016

여기서 회복탄력성이란 좌절과 실패를 딛고 스스로 일어날 수 있는 힘이다. 현재 많은 나라에서 건강권은 사회안전망을 이루는 국민의 기본권 중 하나로 정립되었으며, 이를 위한 의료 서비스는 최소한 준공공재로 간주되고 있다. 이는 국가가 개입하여 국민들에게 일정 수준 이상의 의료 서비스 제공을 보장한다는 말이다.

공공재(公共財)라는 것은 어떠한 경제 주체에 의해서든 생산이 이루어지면 구성원 모두가 소비 혜택을 누릴 수 있는 재화 또는 서비스를 말하는데,[6] 도로, 철도, 교량, 항만, 수도, 전기, 의료보험(의료 서비스가 아니다) 등이 모두 해당한다. 그런데 일정 수준 이상의 의료 서비스 제공을 보장한다는 말에서 '일정 수준 이상'은 무슨 뜻일까? 이는 바람직한 건강 수준에 대한 국민의 인식, 국가의 재정 상태, 의료 수준과 비용 모두를 바탕으로 사회적인 합의 또는 강제력에 의해서 결정될 수밖에 없다.

건강 수준에 대한 국민의 인식은 의료 수요의 양을 결정하고, 국내 의료 수준은 제공 가능한 의료 서비스의 질을 결정한다. 그런데 일반 대중을 대상으로 한 복지 혜택을 기준으로 의료 서비스와 의료보험체

6　이 공공재(公共財)의 정의는 미국의 신케인즈학파 경제학자인 사무엘슨(P. Samuelson)이 내렸다. 공공재의 개념은 어떠한 경제주체에 의해서 생산이 이루어지면 구성원 모두가 소비 혜택을 누릴 수 있는 재화 또는 서비스를 말한다. 이 때문에 한 사람이 상품을 소비함으로써 다른 사람의 소비분이 줄어들거나 사라지는 일이 없는 넉넉한 상품이라는 '비경합성'과 대가를 치르지 않은 사람을 소비 활동에서 배제하지 않는 '비배제성'을 특징으로 한다. 비경합성과 비배제성은 시간, 지역, 경제적 상황 및 정부 정책에 많은 영향을 받게 되며, 그 생산주체는 공공기관이나 공기업이 대부분이다.

계 등이 정비되는데, 의료비용이 적절하지 못하게 비싸거나 재정의 여유가 없다면 국가 의료 시스템은 제 기능을 못 하면서 붕괴될 뿐만 아니라, 대중이 아니라 부유층을 대상으로 고가의 의료 서비스 판매가 성행하게 된다.

자유주의 체제에서는 국가가 의료 서비스 가격을 통제하거나 의료보험을 통하여 의료비의 지불을 관리·보조하는 형태로 복지 제공이 이루어지게 되는데, 선거를 통해 정권이 교체되는 국가들에서 세수 증세는 정권 교체의 원인이 될 만큼 커다란 부담이다. 그렇다 보니 미국을 제외한 많은 국가(우리나라를 포함해서)는 재정 건전성을 위해 의료 서비스 비용 자체를 통제하여 예산을 덜 쓰는 방법을 선호하게 된다.

어려운 때에는 긴축재정으로 나라 살림을 근근이 돌릴 수 있지만, 경제발전을 유도하기 위해서는 과감하게 빚을 얻어다 경기부양책을 쓰기도 하듯이 국가 발전은 지속적인 경제 성장과 적절한 인구 증가를 전제로 하는데, 특히 건강한 인구가 많이 늘어나야 한다. 그동안 놀라울 정도로 지속된 경제 성장은 속절없이 여러 사회를 붕괴시키며 인류를 위협해온 전염병, 기아와 전쟁 같은 위험을 억제해왔다.

그런데 성장이 있어야만 복지가 가능한 게 아니라, 복지와 성장은 함께 움직이는 것이다. 하지만 국가는 인권의 할아버지가 와서 따진다 해도 표면적으로 생산과 연결되지 않아 보이는 복지에 대한 투자에는 대개 인색하다. 때문에 소비자인 국민들은 의료 수준, 비용 및 형평성이 모두 고려되는 의료 혜택의 수혜에, 생산자인 병원은 의료수가의 책정에, 국가는 의료비용의 지불에 민감하게 된다.

우리 국민들의 건강 수준에 대한 불안 정도는 The Organization for Economic Cooperation and Development(OECD) 국가 중 제일 높다(OECD Health Data 2015 및 OECD Health Statistics 2019). 그 이유는 우리나라는 나름 큰 경제 규모에도 정작 생산활동에 참여하는 인력들의 근무시간은 턱없이 길며, 생산활동에 참여하지 않는 부양 인구가 많은 편이기 때문이다.[7] 이건 그냥 간단히 봐도 시간 대비 저임금 구조라는 뜻이다. 이렇게 혼과 육신을 갈아 넣어 생산성을 겨우 유지하는 상황에서 국민들의 건강권에 대한 관심은 높아질 수밖에 없다. 가족 중 누구라도 특히 가장이 덜컥 아픈 순간부터 직장의 유지 및 의료비용 조달과 생계를 위한 투쟁이 시작되는 것이 우리의 현실이기 때문이다.

게다가 우리나라에서는 과연 아플 권리가 보장되는지 의문이다.[8] 아프다는 것이 알려지고 지속될수록 직장에서는 낮아진 생산성에 대해 관대하지 못한 눈총과 낙인이 시작되고 스스로 죄책감마저 가져야 한다. 때문에 한국 성인들은 건강지표가 양호함에도 국민 건강 상태에 대한 만족도가 OECD 국가 중에서 가장 하위에 속하고 있다.

그런데 우리나라에서 정치인들은 툭하면 국내 의사의 수가 OECD 가입국들의 평균보다 적으니, 의사 수를 늘리면 자체 경쟁에 의해서 의료 접근성과 건강보험재정의 건실성까지 함께 모두 개선되어 국민 건강이 증대될 것처럼 돌림노래를 부르지만, 놀랍게도 38개 OECD 가

---

[7] '2019년 경제전망', OECD Economic Outlook No. 106
[8] 우리는 '아플 권리'가 있다, 한겨레21, 2020년 8월 2일자

입국 중 한국은 GDP 대비 공공사회 복지 지출 규모가 파악된 29개 국가 중 당당하게도 29위로 꼴찌이며, 29개국 평균 수준인 20.1%의 절반 정도밖에 쓰지 않는다.[9]

그나마 건강보험의 보장성을 최근 강화하고 실업대책 및 코로나-19 대유행의 수습 때문에 그 지출이 대폭 증가해 2021년 보건복지부는 전체 정부 지출의 16.2%인 약 90조 1,000억 원을 편성받았는데,[10] 의료 수요가 너무 늘어서 이제는 건강보험기금이 고갈된다고 난리인 나라가 한국이다.[11]

그리고 민간병원은 기본적으로 영리를 추구할 수밖에 없는데도, 재정 문제를 해결하기 위해서 이를 사회주의 성격이 강한 건강보험으로 강하게 규제하면서 의료의 질과 형평성 모두를 오히려 위협하는 문제들이 발생하고 있다. 우리나라에서는 정해진 진료수익과 부대설비 수익 외에는 다른 수입원이 없는 대형 종합병원을 포함한 종합병원들이 수익을 내기 위해 분투하면서 오히려 과도한 사회적 비용을 지불하게 된 것으로 평가되고 있다.[12]

의사 수를 늘이면 자체 경쟁에 의해서 의료 접근성과 의료비용 모두에서 많은 문제가 해결될 것이라는 논리는 고소득으로 유명한 미국

9   한국, 작년 공공사회복지지출 GDP의 11%…OECD 최하위권, 연합뉴스, 2019년 9월 30일자 사회복지 지출 규모, 나라지표에서 https://www.index.go.kr/potal/main/EachDtlPageDetail. do?idx_cd=2759

10 2020년 9월 보건복지부 보도자료. http://www.mohw.go.kr/react/al/sal0301vw.jsp?PAR_MENU_ ID=04&MENU_ID=0403&CONT_SEQ-359670&page=1

11 정부 '땜질 처방' 안 통했다…"건강보험 3년 뒤 고갈될 것", 한국경제, 2021년 1월 7일자

의 의사들이 실제 그 수가 철저하게 관리됨으로써 전체 의료비용에서 차지하는 비중은 정작 낮다는 것[13]만 봐도 잘못된 것임을 알 수가 있다. 그리고 의사 수가 늘어날 때 경쟁으로 비용이 줄어드는 것이 아니라, 고비용 서비스를 더 권유하고 사용하게 되는 등 의료 수요가 더 늘어서 비용이 증가한다는 주장[14]에도 귀를 기울여야 한다.

건강보험의 보장성이 높아질수록 불필요한 의료 지출이 높아지기 때문에 보장률을 높이는 것은 탄탄한 경제적 뒷받침이 전제된다.[15] 비용 절감을 목적으로 어떠한 형태로든 과도한 경쟁을 억지로 유인할 때 병원에서는 과잉진료 및 이익이 되는 비급여 항목의 과도한 적용으로 반응할 수 있는 것도 주의해야 한다.

결론적으로 한국 보건의료의 근원적인 문제점들은 효율적이지 못한 국가 생산성을 보충하고 국가 재정을 보존하기 위한 우리 사회 전반의 절박한 분투에서 시작한 것이다. 지금 우리나라가 저비용의 운영으로 혜택이 작은 복지 구조를 유지하는 것이 근원적인 원인이다.

이러한 상황에서 가난한 국민, 부유한 국민, 병원과 국가는 의료 혜택의 보존, 의료수가의 책정, 의료비용의 관리를 통한 가계소득, 기업 이윤, 국가 재정의 건전성을 유지하려는 각자의 상이한 목적을 달성하

---

12 In search of the perfect health system, Mark Bitnell, Palgrave(2015)

13 Physician Pay Makes Up About 8% of Total Healthcare Costs, HCP Live, 2011년 6월 6일

14 건강보험공단 건강보험연구원이 공개한 '국민의료비 지출구조 및 결정요인에 대한 국제비교', 2008년 2월

15 'OECD 국가들의 민간보험 관리 동향', HIRA 정책동향

건강의 비용

기 위한 치열하고 팽팽한 투쟁을 전개하고 있다. 이처럼 사실상 전 국민이 참여하는 의료 서비스의 생산과 전달 과정은 보이지 않는 손들에 의해 때로는 섬세한, 때로는 과격한 조정을 받을 수밖에 없는데, 일반 국민들 입장에서는 의료 이용의 형평성 보장을 통해서 불확실한 미래를 해소하려 할 수밖에 없다.

의료 이용의 형평성 중에서 실현 가능한 목표는 주로 수평적 형평성의 달성 여부로 생각된다. 의료 필요가 더 큰 사람에게 더 강화된 서비스를 제공하는 것이 수직적 형평성인데, 소득 수준에 관계없이 동등한 의료 필요에 대해 동등한 의료 이용을 보장하는 것을 수평적 형평성이라 한다.[16] 만약 어느 나라의 환자들이 정해진 보험료와 자기 부담금을 내고서 소득, 교육 수준, 거주지역, 성별 등에 관계없이 차별 없는 동일한 의료 서비스를 받는다면 이는 완벽한 수평적 형평성이다.

현실적으로 가능한 수평적 형평성의 예를 하나 들어보자. 전립선암 수술을 할 때는 개복 후 전립선암을 절제하거나, 내시경이나 로봇을 이용하여 전립선암을 절제하는 3가지 선택이 있다. 이중 내시경 수술이나 로봇수술은 국민건강보험이 부담하는 급여 항목이 아니기 때문에, 병원에 따라서 각각 500만~600만 원이나 700만~1,500만 원의 의료비용을 환자가 직접 지불해야 한다. 하지만 급여 항목인 개복 후 전

---

[16] "Annotated bibliography on equity in health, 1980-2001", International Journal for Equity in Health 2002, 1:1

립선암 절제술의 경우는 암 보장 혜택과 함께 전체 비용 중 약 5% 정도를 환자가 지불할 뿐이다.

이렇듯 환자가 소득 수준에 상관없이 병원의 선택에 차별을 받지 않으며, 동등하게 다른 환자들처럼 진료 순서를 기다리며, 어떤 형태로든 치료가 가능하며, 특실이 아니라 다인실에 입원한다고 해도 치료를 받을 수 있게 되는 것이 현실적으로 가능한 수평적 형평성이다.

의료 혜택은 현 상태를 유지하는 정도가 아니라 계속 확장될 때 삶의 질을 향상할 수 있는데, 역사적으로 보았듯 사회적 불평등은 언제든 존재하고 관리되지 않으면 늘어나게 되며, 국가는 언제든 의료 혜택을 축소할 수 있다. 이러한 이유들 때문에 국가가 조금이라도 지금의 의료복지 서비스 영역에서 영리사업들을 허용하려는 것[17]에 대해 경계하는 사람들이 많다. 아직은 건강보험의 보장률도 낮은 편이고, 건강보험공단의 재정 상태도 확실하지 않은 상황에서는 의료 서비스의 소비자가 자비로 고액의 의료비를 충분히 부담할 수 있는 사람과 국민

---

17 예를 하나 들자면, 보건복지부가 발주한 연구용역과제 결과물로 삼성경제연구소가 2007년 제출한 '의료 서비스 산업 고도화와 과제'는 부가가치가 높고 고용 창출 효과가 큰 전략 서비스 산업으로 의료 서비스 산업을 발전, 전환해야 한다는 내용이다. 해당 보고서에 대한 반응으로는 경제, 재계는 신성장 동력원 확보, 의료계는 경영난 타개라는 점에서 지지했고, 시민단체는 건강보험 기능 약화 및 의료비 급증을 우려하여 반대했다. 관련 시민단체들은 '영리법인 허용과 민간의료보험의 도입을 통한 소비자의 다양한 의료 욕구 충족'이라는 의료민영화 내용이 의료 서비스를 이원화시킬 가능성이 크다고 보고 정부와 삼성이 새로운 방향의 의료 민영화 정책을 추진하는 것으로 비판하고 있다. 이것과 반대되는 입장에는 의료민영화 반대운동의 근거가 되기도 한 국민건강보험공단의 '의료의 산업화와 공공성에 관한 연구'가 있다.

건강의 비용

건강보험 외에는 약간의 손실보험도 버거운 사람으로 의료보험이 이원화가 되는 순간, 의료의 질과 가격 모두가 통제되지 못할 가능성을 불식하지 못하기 때문이다.

자유주의 체제에서는 자유만이 아니라 평등의 가치 또한 소중하다. 자유주의 체제에서 정치적 평등만이 아니라, 경제적 평등의 중요성이 계속 부각되고 있다. 이는 우리가 사회안전망도 없이 쥐꼬리만 하게 경제적 평등을 흉내 내는 정도로는 자유 자체가 의미가 없다는 것[18]을 알게 되었기 때문이다. 많은 사람에게 적어도 기회라도 최대한 공정하게 주기 위해서 정치적·경제적 평등이 중요한 것이다. 그리고 이 평등과 회복탄력성의 유지를 위하여 수평적 형평성이 확실한 의료복지 혜택 같은 사회안전망이 절대적으로 필요한 것이다.

권력을 가진 이들은 불평등한 구조를 개혁하는 것보다는 성공에 대한 희망을 주는 롤모델이 등장하는 성공 신화를 만들어 개인의 노력을 독려해왔다. 하지만 이제는 미국만 해도 전보다는 훨씬 많은 부자가 가난으로 절망하는 사람들이 많아질수록 국가에 대한 충성심은커녕 자신들 또한 안전하지 못할 것임을 깨닫고 기꺼이 세금을 더 내려 한다.[19] 생존의 벽에 부딪힌 가난한 사람들이 너무 많아지게 되면 부자와 귀족들이 마을 광장으로 끌려 나오고, 그들의 집이 불타오르는 일들은 유럽이나 중국의 역사에서도 흔하게 보아온 광경이다.

---

18 유발 하라리, 《21세기를 위한 21가지 제안》 p.122 참고
19 《총, 균, 쇠》 저자 "2050년, 우리 문명은 이제 30년 남았다", 한겨레, 2021년 7월 22일자

그래서 앞으로도 국가가 국민 건강권의 보존을 위해서 적정한 수준의 의료 서비스를 보장하려는 노력은 계속되겠지만, 그 적정 수준이라는 것은 언급한 대로 바람직한 건강 수준에 대한 국민의 인식, 국가의 재정 상태, 의료 수준과 비용 모두를 바탕으로 사회적인 합의 또는 강제력에 의해 변화할 수밖에 없다. 무상 진료가 기본이던 공산주의 체제 국가들이 경제난으로 의료 시스템이 붕괴되면서, 의료보험과 민간의료시설을 도입하고 무상의료 지원을 중단한 사실은 좋은 예이다.

현대 사회에서는 많은 사회 갈등이 끝없는 경제 성장이라는 마스터키에 의해서 마치 해결될 수 있는 것처럼 여겨지곤 한다. 하지만 잘 알려지지 않거나 애써 외면하는 현실은 경제는 그 성장이 멈추면 자동차나 배처럼 관성으로 천천히라도 한동안 움직이는 것이 아니라 망망대해에서 고장난 비행기처럼 곤두박질쳐서 산산조각 난다는 사실이다.

우리는 인류 역사상 비교 불가한 소비의 편리함이라는 대가를 얻었다. 하지만 쉼 없이 돌아가는 경제 성장의 엔진을 가동하기 위해서 우리 모두가 혼과 육신을 갈아 넣으면서 죽을 때까지 뛰어야만 하는 컨베이어 벨트는 여유 있게 운동할 수 있는 트레드밀 위의 트랙이 아니다. 컨베이어 벨트의 속도를 맞추지 못한 사람들은 잉여로 의미를 잃게 되면서 소외의 늪과 빈곤의 미끄럼틀로 밀려나게 된다.

21세기가 시작된 지 오래된 지금도 인간의 기본권이 인정되지 못한 사회에서는 그 사회가 필요한 노동력이나 가치가 없는 사람은 의료 혜택을 받지 못하는 정도가 아니라 생존권 자체가 위협받는 것은 당연시되고 있다. 그런데 유발 하라리(Yuval Harari)의 말을 인용하자면,[20] 현

건강의 비용

재 사회보장이 잘 정비되어 있는 선진국 국민들이라 해도 미래에 인공지능과 생명공학의 발전으로 인해 인간이 제공할 수 있는 노동력과 지적 능력 분야 모두에서 소용이 없어진 다수의 사람은 아예 착취당할 소용마저도 없어질 위험에 있다. 이런 사람들은 착취가 아니라 소용이 없어지는 것에 항거하며 투쟁하게 될 것이며, 이전 세대에 비해 더욱 이기기 힘든 싸움을 하는 이들의 사회적 권리는 소수 엘리트 계층과 그 파트너인 인공지능의 판단에 맡겨지게 될 수 있다.

아무쪼록 좋은 발전이 계속되고 기회의 균등이 유지되기를 모두가 희망하는 바이지만, 현대 사회에서는 지속적인 경제 성장, 적정수준의 인구 증가와 지속적인 국가적 관심이 모두 뒷받침되지 않는다면 그 희망이 온전하게 계속될 수는 없을 것이다. 우리나라에서 의료복지는 국민의 기본권이다. 여러 가지 어려움 속에서도 국민들에게 계속해서 의료 자원의 공정한 배분이 최대한 이루어지기 위해서는 이 과정은 앞으로도 끊임없이 모니터링되어야 하고 국가적인 관심사가 되어야 한다.

---

20 하라리는 그의 책 《호모데우스(Homo Deus)》와 《21세기를 위한 21가지 제언(21 lessons for the 21st century)》에서 기술혁신에 의해 가치를 잃어버린 인간들의 운명에 대해 경고했다. 여기서 인간의 가치는 인공지능이 대체하지 못하는 인간 능력을 발휘하여 생산성을 유지함으로써 자기 의지를 잃지 않고 살아갈 수 있는 삶이라고도 요약할 수 있다. 지금 우리 식으로 말하자면, 타의에 의해서 잉여 취급을 받지 않는 견고한 삶이다.

환자에게
도움이 되는 의료란?

인간 세상의 모든 일은 비용과 효능을 저울질해야 하는데, 환자를 위한 가치는 소비자인 환자 입장에서 생각하고 환자에게 이로운 방향으로 설정되어야 한다. 의료 서비스에서 가치란 투여된 비용 대비 획득한 건강의 정도를 의미하는데, 높은 가치는 적정한 비용을 지불하는 전제하에서 가능하다. 비용을 줄인다고 건강이 제대로 확보되는 것은 아니므로 가치가 높아질 수 없다. 또한, 기존의 틀 안에서 무조건 일찍 질환을 발견하고, 과감한 근치술을 시행하고, 병원에서 집중 모니터링하는 것이 꼭 가치를 지키지 않는다.

　오히려 과잉진료와 오진의 위험이 클 수 있다는 점을 고려해야만 한다. 의학의 한계는 분명히 심각하게 존재하며 의사는 소속 학회나 의료기관에서 권유하는 가이드라인에 따라서 진료하게 된다. 지금의 진료 가이드라인은 개개인이 아니라 집단을 대상으로 표준화된 치료를 하는 효율성을 목적으로 하기 때문에 환자별 만족도가 다를 수 있다.

당연한 것처럼 한때 통용되어온 수많은 진단과 치료법이 그동안 퇴출되어 왔는데, 과학기술의 발달로 더 나은 기술이 대치한 것이라면 괜찮겠지만, 제약회사의 로비나 의사들의 이기심, 공명심, 경제적 이익 같은 이유들로 사용하지 않아도 되는 사람들에게 '이익과 부작용 등 손해에 대한 적절한 통보도 없이' 또 '근거도 부족한 채로' 적용된 적이 수없이 많다.

이 말은 시장에서 사용되는 제품과 서비스는 이를 판매하는 회사의 이익에 부합하는 상업성이 충분할 때만 시판되며 이때야 소비자가 사용할 수 있다는 말이다. 의과학의 발달은 실제 환자에게 도움이 되는 가치 증진으로 연결되어야 한다. 그런데 그동안 과연 충분하게 환자를 위한 가치로 전환되었을까? 이에 대해서 다음 6가지로 살펴보자.

첫째, 첨단의료기술과 그 효능

출산 기능을 갖춘 여성과는 달리 남성은 호르몬 영향을 받는 장기가 많지 않다. 유방, 난소, 자궁은 여성호르몬인 에스트로겐에, 전립선은 남성호르몬인 테스토스테론과 같은 성호르몬에 의해 장기를 구성하는 세포들의 성장과 생존 등이 조절을 받는다. 성호르몬은 세포들을 조절함으로써 이들 장기 기능을 조절하고, 여기에 생기는 암들의 발생과 진행도 영향을 준다.

전립선의 기능은 정액의 성분을 어느 정도 조절하는 것 외에는 놀랍게도 아직 정확하게 알려져 있지 않다. 남자의 몸에서 전립선은 배뇨와 성기능에 관련한 신경조직과 매우 가까이 위치하고 있다. 전립선에서 생기는 전립선암은 과거 우리나라에서는 서구사회의 백인과 흑인들에게 국한된 악성암으로 간주되었고, 전립선비대증의 증상과 유사하여 뒤늦게 발견되곤 하였다. 하지만 서구식 식생활의 보편화와 기대수명의 증가에 의해 한국, 일본, 중국을 포함한 아시아 국가들에서도 50대 이상의 남성층에서 급속히 증가하고 있다.

전립선암을 수술로 제거하는 경우에는 수술에 동반하는 일반적인 후유증 외에도 배뇨장애와 발기부전이 남을 수 있다. 활발한 신체 능력을 가지고 직업생활을 해야 하는 50대 남성에게 이러한 수술 후 후유증들은 큰 부담이 될 수 있다. 특히, 우리나라에서는 전립선암에 대해서는 내과적 치료를 수반하는 능동감시보다는 공격적인 수술적 치료법이 선호되는 경향이 있다. 전립선암으로 몸을 열고 들어가는 개복수술인 근치적 치골 후 전립선절제술에서는 집도의의 시야에 수술기구들과 암 조직, 정상 조직들이 충분히 보여야 한다.

충분한 시야 확보를 위해서는 환부를 충분히 열고 들어가야 하고, 배뇨와 성기능을 조절하는 신경들을 손상하지 않으면서 암 조직을 제거해야만 한다. 이 때문에 집도의가 환부를 최소화하면서 정밀한 수술을 할 수 있는 의료기기의 개발은 전립선암 치료기술 시장에서 큰 필요성과 시장성을 모두 가지고 있다.

인튜이티브 서지컬 시스템(Intuitive Surgical System)에서 개발한 다빈치 로봇수술 시스템은 2000년에 미국 식품의약국(Food and Drug

Administration, FDA)의 사용허가를 받은 후 2001년에 전립선암 환자에 사용허가를, 이후 여러 암종에 대한 사용허가를 받으면서 전 세계적으로 폭발적인 판매를 기록하게 된다. 개복수술처럼 로봇수술은 전립선 암이 전립선 조직 안에 국한되어 있고, 기대수명이 10년 이상 있는 경우에 그 사용이 권장된다.

다빈치 시스템은 환자 복부를 크게 절개하는 것이 아니라, 복부에 뚫은 지름 1cm 미만의 작은 구멍들이나 지름 2.5cm의 구멍 하나에 집 어넣는 복강경을 이용한 수술 장비인데, 환자 체내에 수술기구와 카메라들이 들어감으로써 집도의는 모니터를 보면서 콘솔로 수술기구들을 조절하게 된다. 집도의의 손떨림 영향을 받지 않을 뿐만 아니라, 카메라로 수술 시야를 확실하게 확보하면서 정밀하게 조직 제거가 가능하다는 탁월한 장점이 있다. 문제는 이들 장비가 턱없이 고가이며 수술마다 소요되는 소모품의 가격 또한 높다는 것이다.[21]

다빈치 시스템은 우리나라만 해도 2017년에 40개 상급 종합병원에 77대가 도입되었고, 계속 그 수는 증가하여 2021년 9월 기준으로 117개가 국내에 도입되어 있다.[22] 대당 20억 원으로 따져도 거의 2,300억 원의 장비가 국내 도입된 것이다. 비싼 유지비용 외에도 다른 문제는 다빈치 시스템이 너무 광범위하게 사용되고 있다는 점이다.

병원 입장에서는 도입 후 1대당 연간 수술을 500~1,000건은 해야

---

21 장비 가격만 모델에 따라서 14억~30억 원이 소요되고, 소모품 비용은 평균 300만~400만 원 정도다. "30억 원짜리 수술 로봇 '다빈치 SP' 국내 시판", 뉴스1, 2018년 8월 30일자
22 [진화하는 수술로봇] 의사 손동작 그대로 재현…신경·혈관손상↓, 헬스경향, 2022년 1월 28일자

수지가 맞기 때문에, 국내에서는 집도의들에게 인센티브까지 주면서 적극적인 사용을 권유하고 있는 상황이다.[23] 여기에 전립선암 환자는 복강경이나 개복수술의 경우라면 건강보험의 적용을 받아 전체 수술 비용 중 본인 부담금인 5%만 부담하지만, 로봇수술은 급여 대상이 아니기 때문에 고스란히 환자 부담이다.

다빈치 시스템을 이용한 로봇수술은 그 비용 대비 효능 면에서 끊임없는 비난을 받고 있는데, 필자가 아는 한 아직까지 충분한 환자 수를 대상으로 한 대규모 연구를 통해서 그 효능이 신빙성 있게 증명된 것은 대장암 환자에서다.[24] 현재, 국내에서 로봇수술이 가장 많이 시행되는 질환은 전립선암과 갑상선암이다. 전립선암 환자에서 개복술과 복강경수술이 대략적으로 각각 250만 원, 450만 원 정도가 소요되는데 로봇수술은 병원에 따라서, 수술의 난이도에 따라서 두 배가량의 비용 차이를 보였다.[25] 최고가는 동아대병원에서 1,350만 원으로, 최저가는 충북대학교병원에서 700만 원이었다.

설사, 환자가 개복술이나 복강경수술을 선택하고서 본인 부담금 5%만 부담한다고 해도 나머지 비용은 건강보험공단에서 지불된다. 국가가 세수로 내주든, 환자 개인이 내든 로봇수술은 최대 3~4배 비싼 최종 비용을 누군가가 감당해야 하는 것이다. 개인이 내는 비용만 따

23 "로봇수술 권하는 병원, 이것만은 알고 받자", 동아일보, 2021년 10월 8일자

24 Rashidi L, Neighorn C, Bastawrous A. Outcome comparisons between high-volume robotic and laparoscopic surgeons in a large healthcare system, Am J Surg. 2017;213:901-5

25 "몇 안 남은 비급여 'MRI검사' '로봇수술' 비용 천차만별", 메디칼타임즈, 2019년 10월 10일자 ('의료기술의 평가와 급여 결정 방향', 보건복지포럼(2017년 6월) 자료를 인용함)

진다면 그 차이는 훨씬 더 커진다. 그런데 미국도 문제지만,[26] 로봇수술은 지금 한국에서도 폭발적으로 증가하고 있다. 아울러, 로봇수술이 증가하는 만큼 기존의 방법인 개복수술이나 복강경수술 건수는 줄고 있다. 환자의 선택권이 줄고 있는 것이다.

환자 부담도 큰데 왜 이런 비싼 의료기술을 사용할까? 그만큼 로봇수술은 환자에게 효능이 좋기 때문일까? 관심 있는 독자들은 논문이나 신문기사들을 잠깐 확인해본다면 전립선암 환자에서 로봇수술은 수술 후 생존율의 증가가 아니라, 합병증과 입원 기간의 감소 등 단기간의 효능을 확실하게 보인다는 것을 알 수 있다.

병원 간의 경쟁이 심화되어감에 따라, 병원들은 환자 및 잠재적 고객들에게 최신 의료기술을 보유했음을 선전하고 있다. 여기에 편리한 첨단기술을 선호하는 의사들의 선호도가 최신 의료기술의 도입을 가속화하고 있다. 이로 인해 고가의 의료장비를 도입하지 못한 종합병원은 점점 경쟁에서 뒤지게 되는 것이다.

병원 간 경쟁에서 뒤처지지 않으려고 경쟁적으로 도입된 로봇수술 시스템을 유지하면서 적자가 나지 않게 하려면 병원들은 이제는 환자의 경제적 부담을 감수하고 집도의들에게 인센티브를 주면서까지 로봇수술 시스템들을 최대한 기동하려 한다. 여기에 다빈치 시스템과 같

---

26 미국의 경우 전립선절제술의 거의 90%를 로봇수술이 차지하고 있다. Crew B., 'A closer look at a revered robot', Nature, 2020;580:s5-7

은 로봇수술은 집도의의 피로도가 낮고 사용이 편리해 타 수술법보다 많은 환자를 수술할 수 있다. 실제로 다빈치 시스템 도입 후 미국과 한국 모두에서 전립선암 수술 건수는 폭발적으로 증가하였다. 그런데 로봇수술의 장점으로 주장하고 확인되는 합병증과 입원 기간의 감소가 고가의 로봇수술을 받아들일 만한 가치가 있는 것일까? 아니, 로봇수술을 했을 때 환자의 생존율은 어떻게 되는 것일까? 로봇수술을 통해서 환자 생존율이 증가한다는 근거는 아직까지는 충분하지 않다.[27]

더 이상 첨단의료기술이라고 해서 자동적으로 좋은 것으로 간주되지는 않는다. 환자에게 중요한 의료기술의 가치는 비용 대비 회복된 건강의 정도로 정의될 수 있다. 병원 간에 무차별적으로 도입된 로봇수술 시스템이 다시 수술 건수를 폭발적으로 증가시키고 있다는 사실은 환자를 위한 가치가 제대로 지켜지지 못하고 있는 것과 치료 방법에 대한 환자의 선택권이 제한되어 왔을 가능성을 모두 시사한다.

문제는 로봇수술의 경우에서처럼 새로운 첨단의료기술이 도입되었을 때 환자를 위한 가치가 제대로 지켜지고 있는지는 시간이 지나야만 확인될 수 있는 것이고, 그동안 환자의 권리는 무시되면서 의료비용은 필요 이상으로 소요될 가능성이 계속된다는 것이다. 이처럼, 새로운 기술이 개발될 때 이의 사용을 장려하느냐, 환자의 가치를 보호하

---

27 There Are No Differences in Positive Surgical Margin Rates or Biochemical Failure–Free Survival among Patients Receiving Open, Laparoscopic, or Robotic Radical Prostatectomy: A Nationwide Cohort Study from the National Cancer Database. Cancers 2021, 13, 106. https://doi.org/10.3390/cancers13010106

건강의 비용

느냐는 절대 쉽게 빨리 결정될 수 있는 문제가 아니다. 기술 장려를 더 선호할 경우 잠재적인 위험성과 비용 낭비의 가능성이 항상 존재하고, 보수적으로 환자 보호를 선호한다면 기술개발자 입장에서는 규제가 되며, 환자는 잠재적인 치료 기회를 상실할 수 있다. 그렇기 때문에, 의료기술들은 지속적인 모니터링을 통해서 효용가치를 늦지 않게 파악해야 하며, 문제가 확실해지면 퇴출함에 주저하지 말아야 한다.

둘째, 흔하게 무시되는 정보 제공으로 제한되는 환자의 선택

병원에서 일상적으로 행하는 방사선 의료기기들은 사용할 때 고방사선이 인체에 미칠 수 있는 영향에 대한 제대로 된 설명도 없이 사용되곤 했다.[28] 우리나라에서 환자에게 피폭 위험성이 의무적으로 고지하는 법령이 발의된 것은 2013년인데, 환자의 공포심만 조장하며 아무런 이득이 없다는 반대에 부딪혔다.[29] 이후 위험성의 고지 대신 환자 방사선량을 기록 관리하는 피폭량 이력 관리 쪽으로 타협되었지만, 지금은 이마저 유명무실해졌다. 방사선 피폭이 문제되는 것은 암 발생의 가능성이 크기 때문이다.

체르노빌 핵발전소 붕괴 후 발전소 통제실에서 기록된 방사선 피폭량은 시간당 300,000mSV(300SV)이었다. 단기간에 4~5SV가 피폭

---

28 The Overuse of Diagnostic Imaging and the Choosing Wisely Initiative, Annals of Internal Medicine 157: 574–577, 2012

29 "환자 방사선 피폭량 고지 의무화…'공포심만 조장'", 중앙일보, 2014년 2월 14일자

되면 한 달 내 절반이 죽는데, 이 정도는 1분 만에 인간에게 치명타를 줄 수 있다.[30] 의료장비를 통한 저량 방사선 피폭량은 한 번씩의 복부 CT가 8mSV, 상부위장관 방사선 검사가 6mSV, 관상동맥혈관조영술이 16mSV, 흉부 X선 검사가 0.02mSV 정도이다.[31] 컬럼비아대학 메디컬센터에서 10년간 계속 방사능 영상을 찍은 심장질환자 1,100명을 조사해본 결과 30%가 100mSV의 누적된 피폭을 받은 것이 밝혀졌다. 5~20mSV 피폭을 받은 히로시마와 나가사키 원폭 생존자들에게서 암 사망률이 다소 증가한 것은 사실이다.[32]

　인간의 경우 연간 2mSV의 자연 피폭을 받는 것으로 생각되는데, 의료장비에 대한 피폭이 어쩔 수 없는 것이라 해도 의료인에게도 연간 20mSV의 방사선 피폭이 국내법상 허용 한계이다. 그런데 질병관리청이 발표한 우리나라 국민 1인당 의료기기 피폭량은 2.42mSV로 다른 선진국 대비 압도적으로 높고 매년 증가하고 있다.[33] 식품의약품안전처에서는 우리나라에서 자연 방사선량이 연간 3.08mSV로 본다. 합쳐서 5.5mSV의 방사선을 온 국민이 평균적으로 쬐고 있는 것이다. 평균적이라는 말은 어떤 사람에게는 생각 이상의 많은 방사선 피폭 위험

30　United States Nuclear Regulatory Commission 'Lethal Dose definition'

31　Answers to common questions about the use and safety of CT scans, Mayo Clin Proc, 2015;90(10):1380-92

32　"What are the Radiation Risks from CT?" 미국식약청 홈페이지, 2017년 5월 12일. https://www.fda.gov/radiation-emitting-products/medical-x-ray-imaging/what-are-radiation-risks-ct

33　"의료방사선 노출 세계 최다 수준…'건강 영향은 미미'", 한겨레, 2021년 3월 9일자
　　"환자 방사선 피폭량 관리 위해 법령 근거 마련해야", 메디칼업저버, 2020년 8월 12일자

건강의 비용

이 있다는 뜻이며, 이런 위험에 대해 연구할 자료조차 미약하다. 검사 건수의 3.2%에 불과한 CT검사는 전체 피폭량의 38.7%를 차지한다. 2013년 조사로는 대형 병원에서 고가 건강검진을 받을 때 CT와 PET-CT가 추가되면서 방사선 피폭이 32mSV를 넘는 경우도 있었다.[34]

의료기기 방사선 피폭과 암 발생과의 인과성에 대한 논란은 아직도 계속되고 있고,[35] 다른 대안이 사실상 별로 없다는 이유 때문에 미국에서는 적어도 환자에게 의료장비로부터 받는 피폭에 대해 통보를 하는 것이 강력하게 권유되고 있다.[36] 우리나라에서도 최근 방사선 피폭과 암과의 인과성이 인정되면서 산재 인정이 되고 있다.[37]

지금도 조금만 품을 팔면 의료장비 피폭에 대한 철저한 기록이나 고지의 의무화가 병원의 업무를 방해한다고 당당하게 인터뷰를 한 서울시 대형 종합병원 교수들의 기사를 너무나 쉽게 찾아볼 수 있다. 여기서 알 수 있듯이 환자에게 실익이 있느냐 없느냐는 환자가 결정할 문제이지, 의사가 판단할 문제가 아닌데도 우리는 과거에 지나친 병원

---

34 "대형 병원 고가 건강검진, 방사선 피폭 기준치 30배", 경향신문, 2013년 10월 13일자
35 의료기기 방사선 피폭으로 암이 생기는 인과성은 증명되었지만, 자연적으로 암이 발생할 확률보다는 낮다. 의료기기 피폭으로 악성 암이 생길 확률은 암이 자연적으로 발생할 확률의 400분의 1 정도로 추산된다. 문제는 집단검진 및 거듭된 검사 등 의료기기 사용이 급증할 때다. 그리고 지금 의료기기 방사선 피폭은 계속 증가하고 있다. 국내에서 병원을 옮겨 재진할 때 CT를 재촬영하는 경우가 거의 20% 정도로 추산된다.
"What are the Radiation Risks from CT?" 미국 FDA 홈페이지, 2017년 5월 12일. https://www.fda.gov/radiation-emitting-products/medical-x-ray-imaging/what-are-radiation-risks-ct
36 Helping Physicians and Patients Make Smart Decisions About Their Care, JAMA 307 (2012): 1801–1802.
37 "병원 검사실 밖 환자 대기공간 '방사선 피폭' 충격", 데일리메디, 2021년 12월 9일자

편의 위주로 간 것이다. 이러니 환자들은 정말 이 검사가 내게 필요한 것인가에 대해 계속 의식해야 한다. 그리고 앞으로는 환자가 의사에게 다가가는 것이 아니라, 기술 진보와 의료전달체계의 개혁을 바탕으로 의사가 환자에게 더 가깝게 접근하고 환자의 이익 편에서 행동해야 한다.

국민건강보험공단의 '2014년도 건강보험환자 진료비 실태조사'에 따르면 고액 진료의 대부분이 비급여 의료행위에 집중되어 있으며, 동일 진료 간에도 병원별 가격 차이가 평균 7.5배이고 최대 17.5 배에 이른다. 이는 비급여 의료기술의 비용 효과성 검증과 급여 여부 검토, 관련 정보 공개 등 비급여 의료기술에 대한 근본적 관리 기전이 없다는 점을 보여주는 증거로 판단되었다.[38]

비급여 의료비용은 당연히 공개되어야 한다. 그리고 정보는 공개하는 데서 끝나는 것이 아니다. 환자가 의료기관별로 쉽게 비용을 비교하면서 '어디서, 어떤 치료를 받을지' 판단을 내릴 수 있도록 해야 한다. 이를 위해서는 의학 전문용어들을 환자 눈높이에 맞춰 쉽게 찾을 수 있게 하면서, 전국 의료기관의 비용정보를 사용할 수 있어야 한다. 그런데 이를 위해서 컴퓨터나 스마트폰에서 사용되는 앱을 사용하려면 공개된 정보가 프로그램용 데이터인 Open API(Application Program

---

38 "몇 안 남은 비급여 'MRI검사' '로봇수술' 비용 천차만별", 메디칼타임즈, 2019년 10월 10일자 (의료기술의 평가와 급여 결정 방향, 보건복지포럼(2017년 6월) 자료를 인용함)

Interface) 방식이 되어야 바로 사용 가능하다. 하지만 지금은 병원급 의료기관에서만 비급여 항목에 대한 비용정보가 API 형식으로 공개되고 있다.[39]

그러나 6만 개가 넘는 의원이나 전문클리닉에서 행하는 비급여 항목에 대한 비용정보는 API 형식으로 공개되지 않기 때문에 일일이 수작업으로 확인되어야 하는 상황이다. 대학병원보다 의원급에서 비급여 진료비가 훨씬 비싼 항목들이 분명히 있다는 것은 그동안 많은 언론 고발을 통해서 알려진 사실이다. 비록 의료계는 계속 보건당국의 비급여 진료비 공개에 반대해왔지만, 이를 주관하는 건강보험심사평가원의 입장은 의원급에서 비급여 진료비 정보를 공개 시 광고에 악용될 수가 있다는 것이다. 과연 어느 것이 진실인지, 환자 이익에 더 맞는 것인지는 독자들이 판단하도록 남기려 한다.

셋째, 의료과실에 대한 투명성

의료과실이란 부정확하고 잘못된 진료와 처치로 환자에게 위해를 끼치거나, 사망이 발생한 것을 말한다. 여기에는 오진만이 아니라 진단 지연, 환자를 혼동하거나 잘못된 방법으로 처방되지 않는 의약품, 기존 복용약과 효과가 상충되는 약을 복용하거나 주사한 경우, 병원 내에

---

39 수백 배 격차 '고무줄' 비급여 진료비…'반쪽' 공개에 환자 불편(종합), 매일경제, 2022년 3월 13일자

있는 항생제 내성균에 감염되는 원내감염 및 수술도구나 거즈 등을 수술 후 제내로 제거하지 못한 경우를 모두 포함한다. 의료과실 원인으로 1) 미숙한 의사, 간호사 및 의료기사들의 실수, 2) 익숙하지 못한 새로운 치료 절차나 EMR의 도입, 3) 시간을 다투는데 복잡하기까지 한 응급치료 과정, 4) 외국인 환자와 불완전한 의사소통, 5) 알아보기 힘든 의사의 글씨로 쓰인 진단기록이나 처방 및 부정확하게 작성된 의료기록, 6) 부족한 의료진 수, 7) 동명이인 환자를 혼동하는 경우, 8) 환자의 불충분하고 잘못된 증상에 대한 설명, 9) 복용 의약품에 대한 환자의 잘못된 기억이나 거짓말 등 다양한 원인들이 있다.

이러한 의료과실은 사망이나 장애로 꼭 연결되는 것은 절대 아닌데, 의료과실에는 의약품을 잘못 처방 또는 복용하거나 부작용 발생과 같은 투약과실이 제일 많다. 여러 사람과 여러 부서가 동원되는 복잡한 병원 내 워크플로에서 의료과실은 필연적으로 발생할 수밖에 없지만, 그 워크플로를 개선해서 조금이라도 재발되지 않도록 하는 노력은 당연히 해야 한다.[40] 그런데 의료과실이 얼마나 발생하는지가 정확히 잘 알려지지 않으면, 의료과실이 어떤 단계에서 생기고 어떻게 개선해야 하는지도 알 수 없다. 아무도 관심이 없는 것이 아니라, 여러 가지 이유로 정확한 숫자를 산출하기 힘들기 때문에 많은 논란이 있는 것이다.

40 Facing up to medical Error, The Lancet, VOL 377(9764) P457-458, 2011. doi: https://doi.org/10.1016/S0140-6736(11)60147-5

건강의 비용

미국은 1991년에 미국의학연구소(Institute of Medicine, IOM)가 간행한 보고서인 〈To Err is Human: Building a Safer Health System(인간의 실수: 더 안전한 의료 시스템 구축)〉[41]에서는 무려 4만 4,000~9만 8,000명이 매년 의료과실로 사망한다고 보고되었고,[42] 이제는 무려 25만~44만 명까지 의료과실로 매년 사망한다는 주장까지 나왔다.[43] 이처럼 오진을 포함한 의료사고가 미국인의 세 번째 사망 원인이라는 보고들이 나온 지 오래되었고, 의료과실에 대한 공론이 구체적으로 활발하다. 여기에는 의료 시스템 운영 투명성의 확보 및 시스템 개선이라는 소명의식도 있지만, 의료사고에 필연적인 거액의 소송들의 해결과 보상 문제에 병원, 환자, 보험회사 간의 이해관계가 첨예하다는 중요한 이유가 있다.

또한, 매년 25만 명 이상이 의료과실로 사망한다는 보고에 만만찮게 반박하는 주장도 팽팽하다. 애초에 IOM에서 보고할 때 전체 의료기관을 조사한 것도 아니고, 잘못 디자인된 소규모 지역의 통계로 미국 전역에 확대 적용함으로써 사망자 수가 걷잡을 수 없이 커졌다는 의견과 말기신부전 같은 만성질환을 가진 고령환자의 사망과 의료과

---

41 To Err is Human: Building a Safer Health System, Institute of Medicine(US) Committee on Quality of Health Care in America Washington(DC): National Academies Press (US); 2000

42 Institute of Medicine Medical Error Figures Are Not Exaggerated, JAMA, 2000;284(1):95-97. doi:10.1001/jama.284.1.95
Deaths Due to Medical Errors Are Exaggerated in Institute of Medicine Report, JAMA, 2000; 284(1):93-95. doi:10.1001/jama.284.1.93

43 Medical error—the thrd leading cause of death in the US. BMJ(British Medical Journal) 2016; 353:i2139. doi: https://doi.org/10.1136/bmj.i2139 (Published 03 May 2016)
[Special Report] 美 의료계 "의료과실 줄여 10만 명 살리자", 매일경제, 2016년 8월 10일자

실 간의 관련성을 어떻게 판정하느냐는 의견까지 충분한 반박 논리들이 있다.[44] 문제는 의료과실이 많다고 주장할수록 대중적인 여파가 상상 이상으로 크다는 것이다. 우리나라 언론에서도 이런 주장들이 그동안 여과 없이 많이 인용되었고, 미국에서는 여러 이익단체에서 이용되기도 했다. 총기규제운동의 공격을 받고 있는 미국총기협회(National rifle association)에서는 매년 총기사고로 죽어가는 사람들의 수가 의료사고로 죽는 수에는 비할 바 없이 적다는 방어 논리에 이 내용들을 이용하였다.

그렇다면 정말 몇 명의 환자가 피할 수도 있었을 의료과실로 죽어가는 것일까? 의료과실에는 투약 과실이 가장 큰 비중을 차지한다고 했는데, 6,700만 명의 인구를 가진 영국에서는 매년 약물 처방과 복용에서 일어나는 실수가 2억 3,700만 건 이상이 발생하며 1,700명 이상이 사망하는 것으로 추정되고 있다.[45] 다른 논문에서는 영국에서는 매년 3.6%[46]가, 노르웨이에서는 매년 4.2%[47]가 의료과실로 사망하는 것

44 Estimating Hospital Deaths Due to Medical Errors. Preventability Is in the Eye of the Reviewer. JAMA. 2001;286(4):415-420. doi:10.1001/jama.286.4.415
Medical Error Is Not the Third Leading Cause of Death. Office for Science and Society. https://www.mcgill.ca/oss/article/critical-thinking-health/medical-error-not-third-leading-cause-death

45 Economic analysis of the prevalence and clinical and economic burden of medication error in England. BMJ Quality & Safety 2021;30:96-105. http://dx.doi.org/10.1136/bmjqs-2019-010206

46 Avoidability of hospital deaths and association with hospital-wide mortality ratios: retrospective case record review and regression analysis, BMJ 2015;351:h3239

47 Rate of avoidable deaths in a Norwegian hospital trust as judged by retrospective chart review, BMJ Quality & Safety 2018;28;49-55. Doi:10.1136/bmjqs-2018-008053

으로 보고되었다. 필자가 찾은 가장 최근의 논문에서는 33만 7,025명의 의무기록을 분석한 결과 6% 정도가 의료과실을 겪고, 이 중에서 12%가 사망한 것으로 발표되었다(6%의 12%로 6과 0.12를 곱하면 의료과실에 의한 사망률은 0.72%).[48] 실제로 매년 44만 명의 미국인들이 의료과실로 정말 죽는다면 미국 입원환자 사망 원인의 거의 62%(2013년 당시 매년 입원환자 중 71만 5,000명 정도가 사망했다)를 차지한다는 지적[49]을 보면 미국 내 의료과실이 얼마나 많이 발생하는지는 정확히는 모르지만, 이로 인한 사망자 수는 상당히 턱없이 과장되어 보인다.

그런데 우리는 비교적 최근까지도 공식 보고는 전무했었고 이를 파악해야 할 학계에서도 울산의대 예방의학교실의 이상일 교수가 추정한 1만 2,000~3만 6,000명이 매년 의료사고로 사망한다는 보고[50]가 전부인 듯하다. 물론 필자는 과연 어떤 숫자가 맞는 것인지 모른다. 이후 국내에서는 환자안전법이 2016년부터 시작했고, 환자안전실태에 대한 의무보고가 2022년 7월 1일부터 시행에 들어갔다.[51] 의료기관평가인증원이 발행한 '2020년 환자안전 통계연보'[52]에 따르면 2019년과

---

48 Prevalence, severity, and nature of preventable patient harm across medical care settings: systematic review and meta-analysis, BMJ 2019;366:l4185

49 Strengthening the Medical Error "Meme Pool", Journal of General Internal Medicine volume 34, pages 2264–2267(2019)

50 "환자안전관리 구멍…법적-제도적 장치 시급", 메디포뉴스, 2012년 12월 21일자
"의사들, 손 안 씻는다"…이상일 울산의대 교수 직격탄, 시사저널, 2018년 2월 8일자

51 200병상 이상의 의료기관 및 100병상 이상의 종합병원에서 환자안전사고에 대한 보고를 의무화하고 위반 시 과태료 300만 원을 부과하는 시행령이다. 이를 위한 '중대한 환자안전사고 의무보고 가이드라인'이 2022년 1월에 발행되었다.

2020년에는 각종 의료과실이 각각 1만 1,953건과 1만 3,919건이 보고 되었다. 이 보고서에 따르면, 2020년에 발생한 의료과실로 인한 장기적 손상(935건으로 6.7%), 영구적 손상이나 부작용(35건으로 0.3%) 및 사망(122건으로 0.9%)의 비중은 모두 합쳐서 7.9%(보고된 의료과실 중에서)를 차지했다. 국내 수치들은 의무보고가 완비되는 과정 중에 한동안은 계속 증가할 것으로 보인다. 과연 우리나라에서 입원환자 사망 중 의료과실에 의한 사망률이 영국이나 노르웨이처럼 3~4%대까지, 또는 다른 논문처럼 약 0.72% 정도로 보고될지, 아니면 이보다 훨씬 더 높을지는 지켜봐야 할 것이다.

병원별 원내감염률이나 사망률의 공개는 진즉에 시행했어야 했다. 이윤과 평판에 관계된 정보의 공개를 자율로 맡긴다면 우리만이 아니라 미국도 그랬지만, 보고를 축소하든지 위급한 환자를 거부하거나 전원하는 일들이 왕왕 생겨난다. 이런 점은 병원의 내외적인 시스템 에러이다. 그런데 적어도 의료진에 의해 확률적으로 생길 수밖에 없는 휴먼에러를 추궁만 하지는 말자. 잘못되거나 너무 복잡한 병원 내 워크플로를 파악하고 개선하는 노력, 지역별로 큰 사망률과 같은 의료격차[53]를 해소하는 실질적인 노력, 개별 병원의 표준화 사망비와 같은 환자 돌봄 실적의 공개[54]처럼 운영 투명성을 높이는 노력이 먼저다. 사고

52 《2020년 환자안전 통계연보》는 환자안전 보고학습시스템 포털(www.kops.or.kr)에서 다운로드 받을 수 있다. 공유하기 → 통계 → 통계연보 순의 메뉴로 들어가면 된다. 통계 메뉴에서 보고 현황으로 들어가면 월별 안전사고 보고 현황을 볼 수 있다.

가 생겼을 때 의료인의 무능이나 실수만을 지적하는 것은 근본적인 문제를 무시하고 무조건 덮고 지나가는 것이다.

빅데이터 분석과 약물 유효성의 재평가

잘 이해되지 않을 수 있지만, 의사의 경험적인 판단이나 입소문에 현혹된 환자들의 요구에 의해 허가받은 적응증 외에도 광범위하게 쓰이는 약들이 더러 있다. 치매는 수명 증가와 더불어 전 세계적으로 증가하고 있고, 2050년까지는 전 세계적으로 1억 3,100만 명의 환자가 발생할 것으로 예상된다.[55] 치매 환자에서 인지장애를 막기 위해서 뇌 내 콜린의 양을 증가시키는 약들이 쓰이고 있다. 여기에는 콜린을 분해하는 아세틸콜린에스테라아제(acetylcholinesterase)라는 효소를 억제하는 약이나 콜린의 전구체가 포함된다. 콜린은 붉은 고기 생선, 계란 같은 음식이나 영양제에 자연적으로 들어 있는 필수영양소이다. 콜린 알포세레이트(Choline alphoscerate)라는 약은 콜린의 전구체로써 알츠하이

---

53 정부 "영월 환자 사망률 서울 환자의 2배···지역별 의료격차 심각", 중앙일보, 2019년 11월 11일자
인구 데드크로스 '현실'···지방의료 위기 '가중', 데일리메디, 2021년 4월 20일자
서울과 지방, 의료격차 없이 건강한 나라를 원한다, 메디게이트 뉴스, 2021년 12월 3일자

54 표준화 사망비는 모든 병원에서 사망 원인의 상위 80%에 해당하는 주 진단군을 대상으로 실제 사망자 수와 환자 중증도를 고려한 기대 사망자 수의 비율이다. 이 지표는 낮을수록 좋다. '병원 표준화 사망비 결과 병원별 공개 이뤄질까', 의학신문, 2020년 11월 10일자

55 World Alzheimer report 2016: improving healthcare for people living with dementia: coverage, quality and costs now and in the future, September 21, 2016. Accessed October 21, 2021. https://www.alzint.org/u/WorldAlzheimerReport2016.pdf

머 질환에 의한 치매 외에는 그 효능이 입증되지 않았고, 처방약으로 인정되지 않는 나라들도 많다. 그 유효성과 안전성이 아직 확실하지 않은 것이다.

그런데 우리나라에서는 이 콜린 알포세레이트가 치매를 막는 뇌영양제라는 입소문으로 치매가 아닌 사람들에게 광범위하게 쓰였다. 국민건강보험이 적용되어서 해마다 약 4,257억 원어치가 여러 제약회사에 의해 판매되었다. 미국에서는 콜린 알포세레이트를 치매나 뇌질환 예방 효과가 있다고 선전할 수 없고, 많은 나라에서 건강기능식품 정도로 간주되고 있다. 하지만 우리나라에서는 의사 처방이 필요한 치매 예방 전문의약품처럼 쓰였던 것이다. 때문에 콜린 알포세레이트에 대한 논란은 계속되었고 치매 이외의 질환에 대한 급여 범위를 줄였는데, 제약사들이 집행정지처분을 제기하기까지 했다. 결국 2021년 보건당국은 치매, 인지장애 등에 대한 콜린 알포세레이트 처방을 제한하고 증상에 맞게 다른 약제인 도네페질, 옥시라세탐으로 대체할 것을 권고했다. 그리고 식품의약품안전처는 콜린 알포세레이트의 유효성 재평가를 승인하게 된다.[56] 국내에서 시판되는 콜린 알포세레이트 제제 중 57개 회사의 133개 품목에 대한 치매 환자, 혈관성 경도 인지장애 환자, 퇴행성 경도 인지장애 환자를 대상으로 한 총 3건의 4상 임상시험은 앞으로 3~4년간 시행되는 임상 재평가이다.[57] 재평가를 통과하지

---

56 식약처 '콜린 알포세레이트' 재평가 시작…효능 입증 실패 시 품목 취소·폐기, 메디게이트 뉴스, 2021년 6월 11일자

　　　　　　　　　　　　　　　　　　　　　　　건강의 비용

못하면, 이들 제약사는 임상시험 승인일부터 급여 삭제일까지의 건강보험 청구금액의 20%를 반환해야 한다.

이렇게 적응증을 벗어나 처방되는 약품들의 효능성과 안전성을 확인하는 것은 절대 쉽지 않다. 특별한 문제가 보고되지 않는 한, 식품의약품안전처에서 사용 정지령을 내릴 수도 없고, 제약회사는 알아서 잘 팔리고 있는 약이 허가된 적응증 외에 쓰이고 있다고 고가의 임상시험을 스스로 할 리도 없다. 여기에 의사는 심각한 부작용도 보고되지 않았고, 환자가 요구하므로 주관적인 경험적인 판단이라는 근거하에 처방하게 된다. 이러니 한번 시판되기 시작한 약은 처방약이라도 많이 남용될 가능성은 생각보다도 무궁무진한 것이다.

다행히도 오랜 시간을 소요하는 고비용의 임상시험을 거치지 않고도 임상적인 문제를 파악할 수 있는 방법들이 있다. 의료 정보를 이용하는 의학연구는 조사 방법에 따라서 전향적 연구(Prospective study)와 후향적 연구(Retrospective study)로 나눌 수 있다. 전향적 연구는 연구 시작 시점부터 일정 기간 동안 지속적인 관찰을 통해 수집한 자료를 바탕으로 하는 연구이며, 생체를 대상으로 약이나 의료기기의 안전성과 효능을 증명하는 임상시험이 그 대표적이다. 후향적 연구는 과거의 자료를 모아서 연구자료로 사용하는 경우이며 대규모의 의료 정보를 이용하는 빅데이터 연구가 대표적이다. 가용한 자료에 연구에 필요한 항목들

---

57 '뇌영양제'로 인기 있던 '콜린 알포세레이트' 임상 재평가…입증 효과 1개로 축소, 케미컬 뉴스, 2021년 6월 11일자
뇌기능 개선제 콜린 알포세레이트 임상 재평가 '급물살', 헬스코리아뉴스, 2021년 9월 16일자

이 충분하게 있어야 좋은 결과를 얻을 수 있다.

우리나라는 건강보험공단이 유일한 의료비용관리기관이기 때문에 급여 항목으로 잡힌 시술, 수술 및 약제를 사용한 의료기관은 반드시 건강보험공단에 청구해야만 진료비 보상을 받을 수 있다. 때문에 급여 항목에 대해서는 청구코드 및 진료코드로 표시될 수 있는 환자의 병력이 국민건강보험공단의 데이터베이스에 빅데이터(Big Data)로 모두 남게 되고, 이러한 빅데이터를 연구자가 분석하는 것으로 특정 조치에 의한 효능이나 부작용의 간접적인 산출이 가능해진다. 물론, 청구코드와 진료코드로 이루어진 빅데이터는 나중에 후향적으로 확인하는 것이기에 연구자가 연구 설계를 잘해야만 좋은 결과가 나온다. 콜린 알포세레이트가 심혈관 부작용을 일으키기 때문에 최근 국내 연구자들이 뇌졸중, 뇌경색, 뇌출혈 같은 뇌혈관에 생기는 부작용 여부를 확인했다. 50세 이상의 성인 1,200만 8,977명을 추려서 10년간의 병력을 관찰한 결과 콜린 알포세레이트를 복용한 경우 뇌졸중, 뇌경색, 뇌출혈의 위험이 각각 43%, 34%, 37%나 증가하는 것을 확인했다.[58] 정말 섣부르게 병을 막으려다가 남용해서 골병이 든 셈이다.

약물 유효성의 재평가는 정말 중요하다. 이처럼 방만하게 적응증이 확장될 수도 있고, 생각지도 못하던 부작용이 속출하는 경우를 잡아야 한다. 적응증을 확실히 하는 임상시험을 시작하는 데도 큰 노력이 들

58 Association of L-α Glycerylphosphorylcholine With Subsequent Stroke Risk After 10 Years. JAMA Netw Open. 2021;4(11):e2136008. doi:10.1001/jamanetworkopen.2021.36008
콜린알포세레이트 복용 시 뇌졸중 발생 위험 46%↑, 메디칼업저버, 2021년 12월 14일자

고, 결과는 4년 이후에나 나오게 된다. 그런데 잘 계획된 빅데이터의 후향적 연구는 모든 결과를 예견할 수는 없지만, 특정 결과에 대해서는 큰 비용과 시간이 들지 않고도 가능하다. 콜린 알포세레이트의 유효성 재평가 판정이 나온 직후인 2021년 12월에 이 결과가 보고되었기 때문에, 식약처와 제약회사들 간의 협상이 앞으로 어떻게 또 바뀔지는 아직은 모르지만, 적어도 콜린 알포세레이트를 장기 복용 시 위험이 따른다는 것은 확실하게 보여준 것이다. 이러한 연구들은 환자를 위해 중요한 역할을 할 수 있다. 환자 진료에 표준이 되는 진료 가이드라인의 결정이나 수정 과정에 피드백되어 보다 더 안전하고 좋은 효능의 치료가 가능해지기 때문이다.

코로나-19 사태로 본 제약회사의 폭리와 투명성에 대한 우려

빅파마(Big Pharma)는 단어 그대로 거대 제약회사라는 뜻이다. 전 세계 제약시장에서 막강한 영향력을 행사하는 이들은 꾸준하고 치열한 기업합병과 연구개발을 통하여 입지를 다졌다. 이에 빅파마는 주요 글로벌 제약기업이라고도 한다. 존슨앤드존슨, MSD, 화이자, 머크, 노바티스, GSK, 애브비, 암젠, 일라이 릴리, BMS, 바이오젠 등을 대표적으로 꼽을 수 있다. 반면, 빅파마는 시장을 독점하고, 부정의하고 불법적인 방식으로 돈을 끌어 모으는 악질기업이라는 부정적 의미도 가지고 있다.

코로나-19 사태가 이 글로벌 제약기업들의 판도에도 큰 영향을 미쳤다.[59] 2021년 3분기 실적 현황을 보면, 화이자가 전년보다 28조 5,500억 원(240억 9,400만 달러, 2021년 9월 30일 1,184.9원 환율 기준)로 134.4% 매출 성장을 기록하여 1위인 존슨앤드존슨을 제쳤다. 전년도 3분기 때 화이자의 매출은 존슨앤드존슨의 절반 규모에 불과했었다. 15조 3,764억 원(129억 7,700만 달러)이나 되는 코로나 백신인 코미나티 주(ComirnatyTM Injection) 판매 매출 덕이다. 화이자는 코로나 백신 매출 예상치를 2021년에는 42조 원(360억 달러), 2022년에는 34조 원(290억 달러)으로 전망하고 있다.

지금 코로나-19 백신 시장은 사실상 mRNA 백신 제조기술을 가진 화이자-바이오앤테크와 모더나가 양분하고 있다. 이 회사들은 백신 개발을 위하여 미국 정부에게서 큰 혜택을 받았는데, 하나는 개발 비용의 지원이고, 두 번째는 긴급사용승인이다. 모든 약제는 적절한 임상시험을 통하여 안전성과 효능에 대한 검사를 완료해야 한다. 에볼라 바이러스에 대한 백신이 승인되기까지 첫 제형이 나온 뒤로 15년이 걸렸고, SARS-CoV-1에 대한 백신은 6년이 걸렸다.[60] 그런데 코로나-19의 원인바이러스인 SARS-CoV-2에 대한 백신은 승인까지 불과 11개월이 걸렸다.[61] 코로나-19 사태의 긴급하고 심각한 상황은 모두가

59 빅파마, '뒤바뀐' 매출 순위…'코로나 비즈니스'에서 갈렸다, 메디코파마뉴스, 2021년 11월 19일자

60 A Snapshot of the Global Race for Vaccines Targeting SARS-CoV-2 and the COVID-19 Pandemic, Front, Pharmacol, 11:937. doi: 10.3389/fphar.2020.00937

61 백신이 처음 생산된 것으로 보고된 것이 2020년 2월 7일인데, 화이자가 2020년 12월 11일에, 모더나가 12월 18일에 긴급사용승인을 받는다.

익히 아는 바이지만, 임상시험과 승인 과정 모두를 합쳐서 11개월밖에 걸리지 않은 기간 동안 백신에 대한 안전성이 충분히 검증되지 않았을 가능성은 분명 인정해야 하는 사실이다. 신속승인 과정과 백신 안전성에 대해서 FDA가 공개하는 자료가 너무 적고 공개 속도도 느리다 보니 앞으로 76년은 지나야 결론이 난다는 보고[62]나 파이자의 임상시험에서 관련된 협력업체들의 운영 상태가 형편없어서 과연 데이터를 믿어야 하느냐는 이야기[63]들은 단순한 음모론이 아니라 '합리적인 의심'으로 보인다. 이들은 원래 독감 백신도 만들지 않던 회사들이다. 코로나-19 백신으로 큰 재미를 본 이들은 지금 독감과 코로나-19를 모두 대상으로 하는 결합백신도 제조하고 있다.[64] 오미크론 변종이 지금 코로나-19의 주원인이 되었지만, 백신의 수요는 여전하다. 그럼에도 이들 빅파마들이 새로운 변이 바이스러스에 대한 백신 생산을 최근에야 하는[65] 이유는 필자 의견으로는 코로나-19의 대유행도 치명률이 감소하면서 이전보다 진정되어가고, 새로운 mRNA 백신을 제작하면 다시 고비용의 임상시험을 마쳐야 하기 때문이다. 요컨대 지금은 시장성이

---

62 We'll all be dead before FDA releases full COVID vaccine record, plaintiffs say, Reuters, 2021-12-15. https://www.reuters.com/legal/government/well-all-be-dead-before-fda-releases-full-covid-vaccine-record-plaintiffs-say-2021-12-13/

63 Covid-19: Researcher blows the whistle on data integrity issues in Pfizer's vaccine trial. BMJ 2021;375:n2635 doi:10.1136/bmj.N2635

64 모더나, 코로나 이어 독감 백신까지 개발, 머니 S, 2022년 1월 21일자
화이자·모더나, 코로나에 통한 mRNA로 독감 백신 도전, 뉴시스, 2021년 11월 9일자

65 모더나, 화이자가 2022년 8월과 10월에 각각 신형 mRNA 백신의 출시를 앞두고 있다. '오미크론 대응' 모더나 백신 8월 출시…화이자·노바백스·SK비사는 언제?, 동아일보, 2022년 7월 22일자

2020년보다 훨씬 떨어진 것이다.

그리고 이 회사들은 80억 달러 이상의 공적보조를 받았다. 이들은 그동안 엄청난 이익을 올렸고 2022년에도 맞먹는 수익이 예상된다.[66] 의료체계가 잘 갖춰지지 못한 개발도상국에게 더 절실하게 필요한 백신의 생산을 늘릴 수 있는 방법은 좀 더 저렴하게 생산할 수 있도록 특허권을 풀고 해외 생산시설에서 대량 생산하는 것이다. 하지만 이 회사들은 미국 정부와 WHO의 권유에 전혀 따르고 있지 않다.[67] 치열한 경쟁과 생존에 몸부림치는 글로벌 기업들에게는 코로나-19 사태와 같은 범세계적인 위기 상황은 보기 드문 절호의 비즈니스 기회에 불과한 것처럼 보인다.

수술실의 CCTV가 가지는 의미들

의료사고 및 대리수술로 인해 2021년 수술실 내 CCTV 설치 의무화 법안을[68] 논하고 있는데, 이는 의료진 중에서 외과계 의사와 간호사에게만 해당하는 사건이다.[69] 분명 수술실 내 CCTV의 설치가 의무화

---

66 Pfizer, BioNTech and Moderna making $1,000 profit every second while world's poorest countries remain largely unvaccinated. OCHA (UN Office for the coordination of humanitarian affairs) refliefweb. 2021년 11월 16일자. https://reliefweb.int/report/world/pfizer-biontech-and-moderna-making-1000-profit-every-second-while-world-s-poorest#:~:text=Based%20on%20company%20financial%20statements,or%20%2493.5%20million%20a%20day.

67 Pfizer, BioNTech and Moderna making $1,000 profit every second while world's poorest countries remain largely unvaccinated. OCHA (UN Office for the coordination of humanitarian affairs) refliefweb. 2021년 11월 16일자

된 나라는 못 봤지만, CCTV가 환자의 프라이버시와 인권을 침해하고, 불필요한 소송이 남발하고, 전공의 교육이 어려워지고, 의사의 방어 진료를 조장한다며 CCTV 설치 전에 외과 수술의 수가를 정상화하라는 몇몇 의사의 변론이 무슨 말인지 모를 판이다.

불필요한 소송이 남발한다면 의료사고가 생겼을 때 깜깜이로 그냥 넘어가라는 뜻인지, 또 그렇다면 기록이 없기 때문에 억울한 환자의 권리를 회복할 수 있는 기회가 그동안 얼마나 없었느냐는 것이다. 지금도 교육용으로 수술 참관과 기록이 이뤄지고 있다. 전공의 교육이 어려워진다는 말은 실제 대학병원의 수술실에서 담당의인 교수 지도하에 전공의나 전문의들이 수술을 보조하는 정도가 아니라, 혹시라도 수술 건수를 늘리기 위해서 아예 전공의들에게 수술의 중요한 부분을 담당교수 부재하에 맡기고 있다는 말인가?

그런데 중요한 사실이 있다. 수술실에 CCTV를 설치하는 것이 국민들의 다수 의견이라는 여론조사를 법안의 추진 근거로 삼는다는 것

---

68 일명 권대희법이다. 2016년 과다출혈에도 제대로 돌봄을 받지 못하고 사망한 권대희 씨는 공장식 성형외과 수술의 피해자다. 해당 성형외과 원장과 담당 검사 간의 유착설까지 나오면서 소송전이 벌어지기도 했다.
2022년 5월 19일 항소심에서 해당 성형외과 원장에게는 징역 3년과 벌금 1,000만 원이 선고되었다(사건번호: 서울중앙지방법원 2021노2262). 판결의 확정 때까지는 보석 상태가 유지된다.
이준석 vs 이재명, 수술실 CCTV 두고 舌戰, 의협신문, 2021년 6월 16일자
서민, '수술실 CCTV 찬성' 이재명에 "잘 모르면 그냥 계셔라", 조선일보, 2021년 6월 17일자
69 CCTV를 설치하는 의무화 법안이 2021년 9월 24일 공포되었다. 해당되는 법안이 의료법 제38조의 2다. CCTV 촬영이 의무화되었지만, 의료기관의 장이나 의료인이 응급 수술 또는 위험도가 높은 수술을 시행하거나 수련병원 등이 목적 달성을 현저히 저해하는 경우 등 보건복지부령으로 정하는 정당한 사유가 있으면 촬영을 거부할 수 있다.

은 단편적인 관심과 이익에 영합하는 정치인들의 포퓰리즘(Populism, 대중영합수의) 수준의 낮은 술수에 불과하다. 이는 의사들을 잠재적 범죄자로 보는 시도가 될 수 있고, 몇 명을 잡기 위해 전체를 희생시키는 우둔한 행정조치이다.

필자와 같은 연구자들은 국가연구비를 받아서 연구를 수행하는 경우가 많은데, 연구비를 임의로 사용하거나 착복하는 부정 사례들이 간혹 생긴다. 그런데 연구자들과 대학 모두가 이런 부정 사례들을 막는다고 강화되는 서류 작업의 강요에 시달리고 있다. 이런 경우에는 적발되는 사례에 대해서 지위고하에 관계없이 엄벌을 내리는 쪽으로 가야지, 전체의 행동을 억제하고 감시하는 쪽으로 가게 되면 조직의 업무 유연성과 효율은 계속 떨어지면서, 행정력만 낭비하게 된다.

차라리 의료사고를 숨기거나 성추행을 한 것이 적발될 경우에 선처 없이 의사면허를 취소하고 억대의 벌금형을 내려서 재기하지 못하도록 하는 것[70]이, 그리고 대한의사협회는 이를 지지하는 것이 훨씬 합리적인 해결책이 될 수 있다. 의료사고에 대한 은폐 시도는 많은 국가에서 공통적으로 발견되지만, 해당 국가의 의사협회에서 이를 저지하려는 움직임을 보이냐 마느냐는 큰 의미를 가지고 있다.[71] 그리고 국민

---

70 서민, '수술실 CCTV 찬성' 이재명에 "잘 모르면 그냥 계셔라", 조선일보, 2021년 6월 17일자

71 지금도 중국에서는 의료사고 발생 시 우리보다 훨씬 과격한 방법으로 분쟁을 해결하는 경우가 많다. 병원에서 시위하는 정도가 아니라, 병원을 방화하거나 의사를 살해하는 경우도 보도된다. 의료인 안전: 중국, 법으로 '의사 지키기'에 나선다, BBC Korea, 2019년 12월 30일 의료사고가 만만찮은 영국에서 의사들의 가이드라인을 제창하려는 움직임이 소개되어 있다. "의료과실 의사 양심선언 의무화합시다!", 조선일보, 2021년 6월 18일자

들의 소비자 권리를 인정하면서 자정 작업을 하는 게 아니라, 외과계 수가를 먼저 정상화하라고 주장하는 것은 자신들의 의료행위에 대한 최소한의 책임 있는 태도가 아니다. 적어도 우리도 의사협회 차원에서라도 의료사고를 은폐하는 모든 행동을 제재하는 가이드라인 정도는 내야 한다고 생각한다.[72]

원효 대사가 '개시개비(皆是皆非)'[73]라고 말한 것처럼, 우리는 대립자 간 갈등의 복잡한 인과관계를 다 살피지 못하고 단편적인 현상만 보는 경우가 많다. 때문에 한쪽의 목소리만으로는 세상을 다 담아 이야기하지 못하고, 하나의 시선만으로는 세상을 다 비추지도 못한다. 그런데 현실 속에서 권력과 힘의 불균형, 복잡한 이해관계는 공정한 대화를 불가능하게 만든다. 중재하겠다고 나서는 자들도 권력이 의도하는 방향으로 해결되도록 하는 경우가 많다. '모든 전쟁은 탐욕에서 시작하고, 모든 명분은 다 그럴듯하게 들린다'는 말이 있다. 양쪽의 이야

---

72 "미꾸라지 한 마리가 흙탕물을 만듭니다. 자꾸 신뢰를 이야기하시는데, 미꾸라지를 제 식구라고 감싸지 마시고, 국회의원이 의사들 잘못을 제재하는 법안 발의하게 하지 마시고, 의사협회에서 자성의 차원으로 잘못한 의사들 처벌 강화해달라는 법안을 요청하십시오. 그러면 환자들이 이렇게 (CCTV 설치하자고) 외치지 않을 겁니다."
권대희 씨의 어머니 이나금 씨가 2019년 5월 30일 국회도서관에서 열린 '수술실 CCTV 의무화' 토론회장에서 '의사에게 필요한 건 CCTV가 아니라 환자의 신뢰'라는 의사협회의 발언에 한 답변이다.
수술실 CCTV, '91%'에 담긴 진실은?, KBS 뉴스, 2019년 6월 2일
73 "모두 옳고 모두 그르다." 신라시대 고승 원효대사가 주창한 화엄사상의 핵심 키워드다. 어떤 입장도 전적으로 옳거나 전적으로 그른 것이 아니며, 각각의 주장이 부분적 진리성을 가지고 있다는 속뜻을 가진다.

기를 듣고 합의를 이끌어내는 과정에서는 힘의 대칭을 보장해야 한다.

정부가 공정하게 이 문제를 해결하고 싶다면, 그리고 의사들이 지금의 업무범위를 지키겠다고 한다면 의료계로서는 소비자인 환자의 권리를 인정하는 의미에서, 발생한 의료사고를 인정하면서 중재기관의 판단을 통해 법적으로 해결하는 것과 의사협회 차원에서 이를 인정하는 것 모두가 이루어져야 한다. 아울러 의료사고 보상에 대해서는 법적 해결을 위한 보상보험의 도입에 대한 구상을 해야 한다.

대한민국에서 공공의료의 위치와
과도한 민간 영역에 대한 의존

미국의 신케인즈학파 경제학자인 사무엘슨(P. Samuelson)이 체계적으로 제창한 개념인 공공재란 사회 구성원 모두가 소비 혜택을 누릴 수 있는 비경합적(nonrivalrous)이며 비배제적(nonexcludable)인 재화 또는 용역(서비스)을 일컫는다. 공공의료라는 개념은 민간 주도의 자유경제시장에서 경제성이 부족하여 충분한 민간 참여를 유인하지 못할 때 국가가 개입하는 '의료 서비스와 질환 예방 사업'이라는 뜻부터 국가 재정으로 모든 의료기관이 수행하는 전 국민의 건강권 보장을 위한 의료 서비스까지 넓은 의미를 모두 포함한다.

소외받는 국민 건강 계층을 대상으로 하는 것은 공공의료 영역 중 한 부분에 불과한데, 한국에서는 국가가 운영하는 의료기관과 공공병원 간의 개념이 크게 혼재되어 있다. 또한 공공의료는 개념이 명확하지 않은 채 막연히 복지정책들 중 한 가지로 간주되고 있다. 이렇게 된 이유로는 2000년 '공공보건의료에 관한 법률'을 제정하면서 '공공의료'를 국제적으로 인정되는 '공공재정으로 제공하는 건강보험 기반의 의료'라는 개념이 아니라 '공공의료기관이 생산하는 의료'로 정의한 것부터로 추정된다.[74]

현대 사회에서는 의료 자체가 공공성이 담보된 개념인데, 굳이 공공병원, 공공의료라는 단어를 써온 것이다. 그 이유는 의료가 기본 건강권을 유지하는 것 이상으로 전 국민을 위한 필수 복지정책이라는 포장이 필요했었고, 2000년 '공공보건의료에 관한 법률'의 제정 당시에는 건강보험 의료의 보장률이 50% 미만[75]으로 건강보험을 통한 의료서비스 제공을 공공의료로 보기 힘든 궁색한 상황 때문이었다고 추론된다. 이 외에도 국립병원들을 다수의 민간병원과 구분하기 위한 목적이 있었다.[76] 지금은 2020년 중반 기준으로 전체 의료기관 수의 94%와 병상 수의 거의 90%, 42개 상급 종합병원 중 31개를 민간이 운영하고 있다.

이렇게 보면 서울대학교병원이 스스로를 공공병원이라 부르는 것도 이해가 되지만, 국내 의료 전달체계에서 최상위를 차지하는 서울대학교병원이나 교육병원인 국립대학교병원들의 기능은 취약 계층의 건강 기본권을 지키는 국내 다른 공공병원들과는 엄연히 다르다. 또한,

---

74 공공의료의 올바른 정의와 발전 방향, 이규식, Korean Society for Public Health and Medicine, 2017

75 예를 들어 보장률이 50%대라는 말은 진료비 총액이 100만 원일 때 환자가 50만 원, 건강보험공단이 50만 원을 낸다는 의미다.

76 공공의료의 올바른 정의와 발전 방향, 이규식, 2017

건강의 비용

국가 기관들이 공공의료를 수행한다고 하면, 민간병원들에게는 공공성을 기대하지 않는다는 위험한 해석이 가능하게 된다. 일단 국가 재정으로 운영되는 건강보험 및 의료급여[77]에 의해 비용이 지불되는 이상, 민간병원들도 공공의료에 참여하여 수행하게 된다. 현재, 국내 국립 및 사립병원들 모두가 건강보험이 아니라 전적으로 환자 부담인 비급여 진료를 통한 영리 추구적 경영도 어느 정도 가능하다. 비급여 진료에 있어서는 사립병원이 국립병원보다 더 많은 비용을 청구하는 것으로 알려져 있다. 로봇수술에 의한 암수술이 대표적인 경우이다.

한국에서 국립중앙의료원, 지방의료원 및 특수질환 병원 같은 공공병원들은 취약 계층의 건강 기본권을 지켜야 한다는 운영 목표를 가지고 있다. 그런데 공공병원이 운영 적자에 민감해져서 흑자까지 내야 한다면, 이미 이는 공공병원이 아니다. 하지만 그나마 적은 수의 공공병원들은 열악한 의료 소외 환경 및 이윤이 나지 않는 의료급여 환자 비율이 전체 환자의 20~30%를 넘는 이유 등으로 매년 국감 때 운영 적자에 대해서 모질게 혼쭐이 난다. 여기에 사실상 국립대학교병원들도 영리 추구적인 경영을 추구하고 있다는 것은 사실이며, 진주의료원이 수익성 악화와 강성노조 때문에 폐업한 것[78]을 자기 업적으로 생각

---

77 의료급여는 생활 유지 능력이 없거나 생활이 어려운 저소득 국민의 의료문제를 국가가 보장하는 공공부조제도로 건강보험과 함께 국민 의료보장의 중요한 수단이 되는 사회보장제도이다. 건강보험에 비해서, 동일한 서비스를 제공하더라도 건강보험 적용 환자에 비해 지불받는 서비스의 가격이 상대적으로 낮기 때문에 건강보험 적용 환자에 비해 의료기관이 의료급여 환자에게 차별적인 진료를 제공하거나, 환자를 거부하거나, 적극적으로 진료하는 것을 기피하도록 만드는 문제가 있다.

하는 정치인까지 있다.

보장률이 높은 전 국민 대상의 의료보험체계 및 저소득 계층에 대한 지원책(우리의 의료급여제도나 미국의 메디케이드와 같은)과 보험청구에 대한 전문심사기관을 갖춘다면, 그리고 건강 기본권을 보장하려는 확고한 국가 의지 및 경증 환자들의 과다한 의료 소비 억제가 전제된다면 국민 건강기본권의 보장은 국가가 운영하는 의료기관과 민간병원의 구분 없이 모두에서 가능해야 한다. 때문에 재정이 아니라, 병원 수만 늘린다는 것은 공공의료 확충으로 절대 연결되지 않는다.

그리고 한국에서 중증외상 환자는 마치 아무도 없는 사막 한가운데 조난자가 놓인 것과 같다. 이국종 교수가 사립대학병원에서 외상외과를 전공하고 중증외상 환자를 돌볼 때 겪은 그 많은 시련을 결국 국민들이 알게 되었지만 근본적인 개혁은 아직도 요원하다.

2018년 기준 중증외상 환자는 모두 3만 2,237명으로 응급실로 이송된 환자 중 18.4%가 사망했고, 나머지 생존자 4명 중 1명은 중등도 이상의 장애가 남았다.[79] 다른 보고에 의하면 그나마 2015년 30.5%였던 예방 가능한 외상 사망률은 2017년에는 19.9%로 감소하였다.[80] 이

---

78 진주의료원 폐업 7년 만에 재개원 확정, KBS 뉴스, 2020년 7월 6일, 폐업 7년 뒤에야 해당 역할을 할 새로운 공공병원의 설립이 결정되었다.

79 중증외상 연 3만 명 발생, 5명 중 1명은 사망, 대한민국 정책브리핑 질병관리청의 제1차 지역사회기반 중증이상 조사 결과 발표에서, 2020년 12월 2일자

80 '예방 가능 외상 사망률' 2년 만에 30.5% → 19.9% 개선, 매일경제, 2019년 12월 10일자. 2017년 중앙응급의료센터 국가응급진료 정보망에 등록된 외상 사망자 중 표본 추출된 1,232명을 대상으로 실시한 분석이다.

는 권역외상센터의 운영 덕분이다. 예방 가능한 외상 사망률이란 외상으로 인해 사망한 환자 가운데 적절한 시간 내에 적절한 병원으로 이송돼 적절한 치료를 받았다면 생존할 수 있었을 것으로 예상되는 사망자의 비율이다.

그런데 지금도 중증외상 환자에게 가장 위험한 곳은 어디일까? 바로 서울이다. 서울은 2015년, 2017년에 30%의 예방 가능한 외상 사망률을 계속 보였는데, 이 숫자는 2019년에는 20.4%로 개선되었다.[81] 이 숫자가 얼마나 큰 의미를 가지고 있느냐 하면 2015년 당시 예방 가능한 외상 사망률은 광주·전라·제주 권역은 25.9%, 부산·대구·울산·경상은 16.7%, 대전·충청·강원은 15%였다. 2019년에는 광주·전라·제주 권역은 17.1%, 인천과 경기권역은 13.1%, 부산·대구·울산·경상은 15.5%, 대전·충청·강원은 14.7%였다.[82] 많은 개선이 있었지만, 의료 접근성이 다른 지역에 비해 탁월함을 고려하면, 서울은 아직도 심각하게 높은 예방 가능한 외상 사망률을 보이고 있다. 그 이유는 충분한 규모의 권역외상센터도 운영되지 않고, 환자를 신속히 운송할 수 있는 헬기를 쓸 수도 없기 때문이었다. 다른 병원을 거치지 않고 권역외상센터에 직접 찾아간 경우 사망률은 15.5%였지만, 다른 병원을 한 번 거쳤을 때는 31.1%, 다른 병원을 두 번 이상 거쳤을 때는 40%로 크게 높아진 것으로 보고되었다.[83]

81 외상으로 인한 사망 '서울'이 가장 크게 개선, 청년의사, 2022년 3월 2일자
82 2019년도 '예방 가능한 외상 사망률' 15.7%, 이전 결과(2017년 19.9%)보나 4.2%p 개선, 메디컬월드뉴스, 2022년 3월 3일자

중증외상 환자를 치료하는 데는 일반환자나 응급환자와는 비교할 수 없는 많은 의료 자원과 시간이 요구되며, 제대로 교육을 받은 외상전공 전문의들이 필요하다. 중증외상 환자는 다른 일반환자, 응급환자와는 전혀 다른 접근을 해야 한다. 초기에는 의료수가마저 현실적이지 못하게 낮게 책정되었는데, 외상전문의가 참여하지 않은 비현실적인 건강보험심사평가원의 심사기준으로는 의료보험청구가 삭감되기 일쑤였기 때문에 중증외상 환자는 돌볼수록 병원이 적자를 감수해야 하는 말도 안 되는 일이 벌어졌다. 여기에 외상외과를 중심으로 권역외상센터와 같은 중증외상센터를 신설하여 운영하는 것이 아니라, 병원의 기존 인프라인 응급실을 보조하는 수준에서 중증외상 환자 치료체계를 개선하려는 시도는 턱없는 것이었다.[84]

여기에, 병원 응급실에 필요한 응급의학과 의사를 더 이상 뽑지 않고 기존에 있던 인원들도 해고하면서 외상센터 전담의에게 일반진료를 보라는 곳이 속출했다.[85] 해당 병원들이 왜 그랬냐고? 외상센터의 응급의학 전문의는 병원이 인건비를 부담해야 하지만, 외상센터의 전문의들은 외상센터 운영을 위하여 인건비가 국고 지원이 되기 때문에 해당 병원들에서는 이처럼 외상센터 인원들을 응급의학과처럼 운영한 것이다.

83 '예방 가능 외상 사망률' 2년 만에 30.5% → 19.9% 개선, 매일경제, 2019년 12월 10일자
84 [줌앤줌] 중증외상환자 치료 위해 달리는 이국종 교수, 아주스토리
   이국종 저, 《골든아워》, 흐름출판사, 2018년
85 외상·응급 동시근무 만연했던 원광대병원…복지부도 몰랐다, 메디칼타임즈, 2021년 4월 5일자

이러한 사업을 기획하고 감독해야 할 보건복지부의 잘못이 근원적인 원인이었다. 이국종 교수도 그의 책《골든아워》에서 실명은 언급하지 않았지만, 누구도 이름을 알 만한 응급의학과 교수가 중증외상센터 지원금을 펑펑 잘만 가져갔다고 짧게 언급했다. 병원들이 이런 권역외상센터 지정을 지원한 것은 사업에 대한 관심보다는 국가 지원을 받아 몸집을 불리고, 이를 토대로 병원의 브랜드 가치를 높이는 데 관심이 있었기 때문이다. 교통사고 등을 제외하면 대개의 중증외상 환자들은 공장에서, 건설현장에서, 어선 등에서 육체노동을 하는 저소득 계층이 다수이다. 육신이 망가진 이들에게 가족들이 거액의 의료비용을 부담하기도 어려웠다. 병원으로서는 수익이 나지 않는 상태인 것을 알면서도 의료계는 이전이나 이후에도 어떤 목소리도 제대로 내지 않았다. 그리고 적정한 예산을 책정하지도 않고 외상센터가 응급센터와 구급되어야 하는데도 그렇게 하지 않는 병원들을 감독하지 않은 곳은 보건복지부였다.[86] 최근에 서울대학교병원이 기존 권역외상센터의 문제점을 극복하는 새로운 외상센터 모델을 제시하겠다고 했지만, 기존의 응급센터를 외상외과 전문의들이 단순 지원하는 형태로는 의미가 없다는 반론들이 만만찮다.[87]

이렇게 정작 공공의료에 사용될 예산의 확보 및 관리 감독에는 정작 인색한 것이 현실이다.[88] 그리고 이와 같이 한국에서는 공공의료에

---

86 [기획] 누가 권역외상센터를 '골칫덩어리'로 만들었나, 청년의사, 2020년 2월 18일자
87 서울대병원, 권역외상 한계 보완 새로운 외상센터 세운다, 메디칼타임즈, 2021년 2월 15일자

대한 개념조차 명확하게 정의되지 못하고, 민간 영역에 지대하게 의존하면서도 의료가 공공재라는 억지를 부리면서, 지역발전이라는 미명하에 종합병원이나 의과대학 신설이라는 정치적인 선심을 보이는 것이 당연시되고 있다.

의료 서비스에 관련된 문제들은 단순한 산수 정도가 아니라 고차방정식을 다루는 것처럼 소비자의 권리 이상으로 그 전달에 참여하는 절대 쉬워 보이지 않는 여러 사람의 이해관계가 복잡하게 얽혀 있다. 환자의 안녕과 생존만이 아니라 의사 자신의 생계 및 소속 의료기관(이라 쓰고 회사라 읽어보자)의 생존을 다투는 냉혹한 비즈니스의 세계이고, 공급자와 수요자 간의 관점 차가 큰 분야가 바로 의료 서비스다. 애석한 일이지만, 단순히 밥그릇 싸움이라고 폄하만 할 일이 아니다.

공공의료가 시장에서 경제성이 부족하여 충분한 민간 참여를 유인하지 못할 때 국가가 개입하는 개념이라면 한국의 국·공립병원은 적어도 세 종류로 구분되어서 그 기능이 명확하게 구분되어야 한다. 첫째는 교육 기능을 가진 국립대학교병원이다. 둘째는 원호병원, 경찰병원, 군병원 같은 특수목적으로 설립된 병원이다. 셋째는 의료격오지에서 취약 계층의 건강 기본권을 지키기 위한 지방의료원과 적십자병원이 있다. 이렇게 구분된 병원들은 기관 고유 목적에 맞는 사업들을 명

---

88 이국종 교수에게는 이재명 당시 경기도지사가 중증외상센터를 둘러싼 여러 잡음을 가장 적극적으로 처리한 후원자로 알려져 있다. 이외의 조력자들이 그의 책 《골든아워》에 소개된다.

건강의 비용

확하게 수행해야 한다. 아울러 정말 적절하게 예산을 배정하여, 공공병원으로써의 기능과 위상을 보장해야 할 것이다.

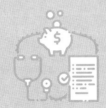

정밀의학의
출현

최소 4,000종 이상의 질환이 존재한다고 1장 '만성화된 과거의 고위험 질환들'에서 언급했는데, 질환의 수는 항상 고정된 것일까? 분명 현대의학의 발전으로 완치가 가능하거나 이제는 보이지 않는 질환들(소아마비와 수두 등)이 많다. 하지만 현대의학에 의한 대폭적인 인간 수명과 인구 증가는 기존에 알려진 질환들의 유병률(특정 병을 앓는 빈도)을 변화시킬 뿐만이 아니라, 새로운 패턴의 질환들을 계속 발생시키고 있다. 각종 퇴행성 질환, 대사질환, 암질환, 정신질환 및 감염질환 등이 그 대표적인 예인데, 이러한 질환들은 진단 및 치료를 어렵게 하여 그렇지 않아도 높은 의료비용을 계속 증가시키고 있다.

여기에 그동안 현대의학은 정확한 병리기전이 아닌 증상별로 질환을 구분하였고, 인간이 동일한 개체라는 가정하에 평균적인 인간을 타깃팅한 의료기술만을 발전시켜왔다. 이는 의사가 정확한 병의 원인을 제대로 짚지 못하고 치료를 수행할 가능성을 의미한다.

평균적인 인간을 타깃팅한다는 말은 정확하게 병의 원인을 짚었다 하더라도 어떤 사람에게는 약이 효과가 없을 가능성을 고려하지 않는다는 뜻이다. 인구집단을 대상으로 얼마나 많은 사람에게 적용된다는 것은 알 수 있지만, 특정 개인에게 적용될 수 있는지는 알 수 없는 것이다. 이것은 현대의학이 인구집단에서 평균적인 수준의 건강을 관리 목표로 하며, 집단 내 의료 수요의 예측 및 질환의 예방이 가능하지만, 개인별 질환, 그리고 특정 치료가 얼마나 효능을 발휘할지를 예측할 수 없다는 뜻이기도 하다. 또한, 약의 효능은 사람마다 동일하지 않은 유전적 변이에 의한 약제의 대사능력 등 현격한 차이로 인해 달라질 수 있다.

분자의학의 발달로 이제는 질환을 병리기전별로 구분하는 것이 가능해지고 있지만, 수백 년간 증상별로 질환을 구분하던 체계는 아직도 뿌리 깊게 우리의 의료 시스템에 박혀 있다. 오랫동안 의심받지 않았던 이러한 질환 구분 체계들은 그동안 특정 환자에서 해당 의료기술이 확실한 효력을 보일지 확실치 않은 상황에서도 경험적인 시도를 할 수밖에 없었던 원인이다. 질환을 병리기전별로 구분하지 않고 증상별로 구분하였고, 개체별로 특정 치료기술에 대한 효능의 다양성을 예측할 수 없었던 점은 심각한 시간, 돈의 낭비 외에도 환자의 안녕에 큰 악영향을 미쳐왔다.

'진단 및 치료기술 개발의 성숙 단계'는 〈그림 8〉에서처럼 1) 알려지지 않은 새로운 질환의 출현, 2) 직관적 치료의 시행착오를 거친 경

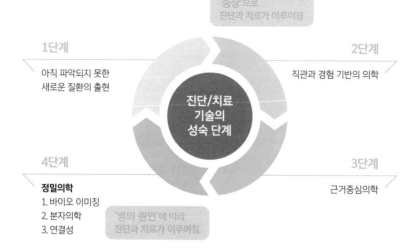

| 그림 8 | **진단 및 치료기술개발의 성숙 단계들** 필자가 의과대학 수업 때 정밀의학의 개념을 설명하기 위해서 사용하는 슬라이드다. 바이오 이미징은 살아 있는 생체에서 생리적, 병리적 현상을 추적할 수 있는 이미징 기술이며, 분자의학은 생체 분자들 간의 상호작용 교란을 추적하고 교정하는 기술을 연구하는 의과학 분야이다. 연결성(Connectedness)은 환우회를 통해 같은 질환을 앓는 환자간의 정보교환을 통해 의료기관의 선정 및 치료전략에 영향을 주는 것을 의미한다. 환자와 보호자에 의한 의사, 의료기관에 대한 평가도 포함된다.

험적 치료, 3) 근거기반의 치료, 4) 원인을 규명함으로써 질환 원인 제거 등으로 나눌 수 있다. 근거기반의 치료라고 하는 것은 개별 환자 진료 과정에서 현존하는 가장 좋은 증거들을 양심적이고 명확하고 사려 깊게 사용한다는 것이다. 2단계인 경험적 치료와 3단계인 근거기반의 치료 모두 환자의 증상을 중심으로 진단을 내리고 일반적으로 효능이 있다고 판명된 치료를 하는 것이다. '정밀의학'은 4단계로 질환 원인 자체의 제거에 대한 개념이 최근에 연구되면서 집중적으로 응용되기 시작하고 있다.

'원인을 모르는'이라는 뜻인 특발성의 영어 어원은 '그 자체', '개인적', '특이적'이라는 그리스어인 'idios(이디오스)'와 '특정 컨디션으로 괴로워'하는 질환은 역시 그리스어인 'pathic(파식)'에서 유래한 것이다. 이렇게 Idiopathic이라는 단어는 발생기전을 모르는 경우인 수많은 질환명에 붙여져 사용되었는데, 아이러니하게도 개인별 질환 감수성과 질환기전을 연구하는 정밀의학이라는 개념하에서 그 원래 의미인 '개인 특이적'이란 뜻을 되찾고 있다. 이러한 트렌드는 그동안 사용되어 온 질병의 분류체계에 대대적인 변화를 예고하고 있다. 당뇨병만 해도 보통 2~3개로 구분되어왔지만, 지금의 첨단의학인 정밀의학은 당뇨병을 5가지로 새로 분류하였다.[1] 이러한 노력들은 인간 생리의 정상적인 범주에 대한 정의를 새롭게 내리는 중이다.

의학은 근대에 와서는 다분히 경험적인 예술과 객관적 과학이 버무림된 비빔밥 같은 형태로 발전했다. 최근에는 정밀의학이 의학을 고도로 집적된 데이터 사이언스로 발전시켰다. '정밀의학(Precision medicine)'의 정의[2]는 비특이적인 증상 외에도 개인별로 다양한 변수인 환경적·유전적·생물학적 특성을 최대한 고려한 새로운 질환 세분화를 통해서 개인의 질환을 예측 및 예방하면서 질환 발생 시 가장 효율적이고 경제적인 맞춤치료를 하자는 것이다. 또한, 정밀의학은 이를 위한

---

1   Novel subgroups of adult-onset diabetes and their association with outcomes: a data-driven cluster analysis of six variables. Lancet Diabetes & Endocrinology, 6(5) Pages 361-369 (2018)

2   과거에는 맞춤의학(Personalized medicine)이란 용어를 사용했는데, 고가의 개별적인 치료제 및 의료기구의 개발로 인식되면서 의료비 상승을 야기하는 부작용을 우려해서 정밀의료라는 용어로 바뀌었다.

건강의 비용

연구와 의료행위 모두를 포함하는 개념이기도 하다. 증상별로 구분되어온 기존 질환의 분류체계를 질환의 원인별로 새로 구분하려는 것도 정밀의학의 범주이다.

세계 각국에서 정밀의료를 지원하기 위한 정부와 민간 차원에서 다양한 정책이 시도되고 있는데, 미국에서 그 본격적인 시작은 단기적으로는 주로 암질환과 당뇨병을, 장기적으로 전반적인 질환들에 정밀의학의 적용을 목표로 한 2015년 오바바 전 미국 대통령의 '정밀의학 이니셔티브(initiative)'이다.[3] 정밀의학은 이처럼 환자, 연구자, 의료인 모두의 역할을 지금보다 강화할 수 있는 연구, 기술 및 정책을 통하여 개별 환자에 대한 돌봄이 가능한 새로운 의학 시대를 열기 위한 목적에서 시작되었다.

정밀의학의 실현에 첨단과학과 거대 자본을 반드시 요구하는 것은 아니다. 감염병의 경우 그 원인균 규명 및 치료제 개발이 그래도 쉬운 편인데, 감염병을 확실히 낫게 하는 기술은 질환 원인 자체를 정확히 제거하는 것이기 때문에 다수의 현 감염병 극복 기술은 정밀의학의 범

---

[3] 2015년 1월 20일 교두연설(State of the Union Address)에서 이것을 위해 2억 1,500만 달러 투입을 계획했다. Initiative란 특정 사업 수행을 위한 최초 계획을 뜻한다.
"Tonight, I'm launching a new Precision Medicine Initiative to bring us closer to curing diseases like cancer and diabetes — and to give all of us access to the personalized information we need to keep ourselves and our families healthier."
https://obamawhitehouse.archives.gov/precision-medicine https://obamawhitehouse.archives.gov/the-press-office/2015/01/30/remarks-president-precision-medicine

주에 들어간다.[4] 잘 낫지 않는 난치병에서 정밀의학의 개념은 100만 명 단위로 이루어진 대규모 집단에서 개체별 환경적·유전적·생물학적 특성을 최대한 파악하여 질병을 새롭게 세분화하여 질병의 원인을 정확히 파악하고, 특정 의료기술의 효능을 예측 가능케 하여 개별 환자에게 최적 기술을 적용하자는 것이다. 다만, 개인적인 유전적 요인 중에서 단일 유전자가 아니라 수많은 유전자에 생기는 돌연변이들이 합해져 증상이 나타나거나, 유전적 요인보다는 환경적 요인이 크게 작용하는 만성질환의 경우에는 정밀의학의 효능이 낮게 기대된다. 예컨대 2형 당뇨병이 생기는 이유가 양쪽에 모두 해당된다.

환자에게 최적으로 적용될 수 있는 의료기술이 무엇인지를 가늠하기 위해서 현재로서는 의사의 경험적인 판단에 의한 적용이 가장 보편적인 방법이다. 집단을 대상으로 어느 정도의 효능이 인정되는지 알려진 표준화된 진단과 치료기술을 사용하도록 하는 임상 가이드라인도 이에 통하지 않는 개별 환자에게는 의사의 경험적인 판단이 필요하다. 하지만 이러한 방법은 많은 시행착오를 불러일으킴으로써 의료 자원이 낭비되어 의료비용을 증가시킨다. 폭증하는 의료비 지출이 감당되지 않는 상황에서, '정밀의학'은 21세기에 한계에 다다른 의료 개혁을 위한 새로운 돌파구로 기대되고 있다. 또한 정밀의학은 진단과 치료 과정에서 불확실성을 대폭 줄일 수 있다. 특이 환자별로 사용 가능한 표준화된 의료 키트의 개발 및 사용을 가능하도록 하기 때문에 의사의

---

4   *The Innovator's Prescription: A Disruptive Solution for Health Care*, 2nd ed, 2016

건강의 비용

부담을 줄일 수 있는 효과가 기대되는데, 지금처럼 훈련받은 의사만이 할 수 있는 시술을 앞으로는 간호사와 의료기사들이 수행하는 것이 가능해지면서 의료사고가 감소하는 것도 기대된다.

질환의 근원 원인을 모르면 당연히 예방할 수 없는데, 이는 그동안 인류가 몇 가지 감염병의 경우를 제외하고는 질환의 발생을 예방하는 데 성공적이지 못했던 이유다. 우리는 그래도 흔한 편인 특정 질환을 일으키는 주요 원인 및 발생기전을 계속 밝혀내고 있다. 이제 우리는 이 질환들이 대개 환자마다 분자 레벨에서 다소 다른 신호기전 및 유전자 작용이 복잡하게 더해져서 일어난다는 것도 또한 알고 있다. 이 말은 특정 환자에서는 특정 유전자 기능 및 신호기전을 조절하는 기술이 잘 작용하지 않을 수도 있다는 뜻이며, 이때는 환자별로 다른 기술을 적용할 필요가 있다.

대표적으로 암질환에서 항암제의 효능을 미리 예측하는 데 이미 정밀의학이 구현되고 있다. 화학요법과 면역치료제인 면역관문억제제를 사용하기 위해서는 특정 환자의 종양에 이 약제가 제대로 작용할지 예측하는 것은 매우 중요한 일이다. 유방암의 경우 HER2 수용체는 암세포의 성장에 중요한 신호기전을 시작하기 때문에, 이 HER2 수용체를 표적으로 하여 그 기능을 억제하는 표적치료제들이 개발되었다. 그런데 이러한 표적치료제들은 내성을 가진 환자들이 생기면 사용되지 못한다. 최근 국내 연구진들이 이러한 환자의 치료 내성 암세포에서 PI3KCA라는 유전자에 돌연변이가 많이 발견되는 것을 알게 되었고, 이를 표적으로 하는 표적항암제와 동반 투여하여 암 전이를 조절하게

되었다.[5]

유전자검사는 암을 예방하는 데도 크게 활용된다. BRCA라는 유전자는 우리 몸에서 DNA가 손상될 때 중요한 복구 기능을 하는데, 그 이름부터가 유방암을 의미하는 Breast cancer(브레스트 캔서)의 약자이다. BRCA 유전자 기능에 이상이 생기면 DNA 손상을 복구하지 못하면서 유방암과 난소암의 발생 가능성이 급증하게 된다. BRCA1이나 BRCA2 유전자에 생기는 수백 개의 돌연변이 중 소수의 돌연변이만이 유전자 기능의 상실을 야기하는데, 이는 전체 유방암 환자의 10%에서 발암 원인으로 알려져 있다. 유방암 가족력이 있는 영화배우 안젤리나 졸리는 본인의 BRCA1 유전자에 유방암과 난소암을 일으키는 돌연변이가 있다는 것을 알고 2013년에 예방적으로 양쪽 유방을 부분 절제하는 드문 결단을 내렸다. 자신의 가족력과 유전자검사 결과를 통한 과감하고도 새로운 예방적 조치는 초기 정밀의학 시대에서 그 상징성 때문에 '안젤리나 효과'라는 제목으로 2013년 5월 27일자 〈타임〉지 표지 기사로 실리게 된다. 이후 BRCA1, BRCA2 유전자 돌연변이 환자를 대상으로 표적치료제가 개발되었다.[6]

폐암은 유전자 돌연변이가 그 발생 원인의 거의 30%를 차지하는

---

5 암 치료의 미래 '정밀의학'을 연구한다…박경화 고려대안암병원 교수, YTN 뉴스, 2021년 9월 16일자

6 암 유전자검사는 언제 필요할까…가족력, 기존 암 치료받은 환자들에게 도움, 메디게이트뉴스, 2021년 4월 2일자

건강의 비용

암질환이다. 가장 많이 발견되는 EGFR부터, 3~5%의 환자에서 발견되는 ALK, 1~3% 환자에서 보이는 ROS1 유전자에 생기는 변이들의 유전자검사들이 행해지고 있다.[7] 이처럼 유전자검사를 통하여 개별 환자에서 표적항암제의 사용 여부가 결정된다. 최근에는 종양을 표적으로 하는 우리 몸의 면역기능을 강화해서 암을 공격하게 하는 면역관문억제제의 사용 여부를 판정하는 데 필요한 유전자검사들이 계속 연구되고 있다.

정밀의학이 모든 질환의 진단과 치료를 가능케 하지는 않을 것이다. 유전자 한두 개의 이상으로만 질환이 꼭 생기는 것이 아니다. 많은 질환, 예를 들어 당뇨병, 심장질환, 혈관질환들은 수십 개 또는 수백 개 유전자의 기능 이상과 관련 있음이 알려져 있다. 이러한 기능 이상들은 질환의 원인이 아니라, 질환의 감수성에만 관련된 경우도 많기 때문에 개인별로 적용 가능한 정밀의학이 항상 가능하지는 않다. 지금 누군가 이러한 정밀의학의 적용이 힘든 질환의 진단이나 치료기술을 유전자의 검사나 기능 연구로 개발한다고 한다면, 아직은 연구비를 노리는 일부 연구자들이거나 과장 선전으로 회사를 운영하려는 기업가일 가능성이 있다고 볼 정도이다. 이런 경우에는 차라리 운동, 금연, 체중 관리 같은 개인 생활 습성의 관리가 더 효과적일 수 있다.

---

7   폐암의 유전자 및 분자 진단. 클리닉저널, 2019년 9월 5일자

이러한 유전자 기능의 복잡한 양상 때문에 모든 개별 환자에서 진단과 치료를 위한 정밀의학 구현이 불가능할 수 있지만, 개인에서 약제의 효능을 예측하는 데는 분명 가능할 수 있다. 특정 약제가 작용하려면 우리 몸 안에서 분해되면서 활성화된 형태로 바뀌어야 하고, 필요한 곳에 제대로 전달되면서 우리 몸에서 제때 제거되어야 한다. 우리가 복용하는 약제들이 활성화나 비활성화되는 장기는 간이나 신장이다. 이들 장기에 있는 특정 효소들이 제대로 작용하지 않거나 과하게 작동할 때 또는 약제가 작용하는 타깃 단백질의 양이 너무 적거나 많은 경우라면 약의 효능은 예상보다 낮거나 훨씬 높아지면서 여러 심각한 부작용이 생기게 된다.

약제의 효능과 안전성을 증명하는 많은 임상시험이 실패하는 이유는 분명 특정인들에게는 효능이 있는 경우도 있지만, 일반적인 인간 모두를 대상으로는 약제의 효능이 너무 낮거나 부작용이 너무 많기 때문이었다.[8] 병원에서 특정 환자에게 처방된 약제의 효능이 없거나 임상시험에서 시험하는 약제의 효능이 대다수 대상에서는 별로 없고, 소수에만 있는 경우는 환자의 특이한 유전적 요인이거나 두 가지 이상의 다른 질환들이 존재하는 경우이다. 약물유전체학(Pharmacogenomics)은 바로 개개인에서 이 효소들의 기능이나 약제가 작용하는 타깃의 상태

---

8 2003년 글락소스미스클라인(GlaxoSmithKline)의 부사장이었던 앨런 D. 로지스(Allen D. Roses) 박사는 '90% 이상의 약들이 단지 30~50%의 환자들에게만 유효하다'는 점을 지적했다. 임상시험을 통해서 그나마 효능이 인정되고 수익이 예상되는 약제들도 절반 이상의 환자들에게는 먹히지 않는 것이다.

건강의 비용

를 파악하고 유전체(우리 몸에 있는 유전자들의 총합을 말한다) 수준에서 개개인의 특정 약물에 대한 반응을 연구하는 학문이다. 앞으로는 약물유전체학을 통해서 약제의 투여량을 결정하고, 피해야 하는 환자를 더욱 정확히 선별할 수 있다.

뇌졸중, 심근경색, 심정맥혈전증, 폐색전의 큰 위험이 있는 환자나 움직이기 힘든 관절 수술을 받은 환자, 인공심장판막을 시술받은 환자, 그리고 심근경색증 환자에서는 피가 굳어 혈관을 막는 혈전이 잘 생기는데 이는 영구적인 장애를 일으키며 생명을 위협할 수 있다. 혈전을 막는 데 쓰는 혈액응고억제제인 와파린(혈액응고억제제인 쿠마린(Coumarin)의 유도체)은 약의 효능이 너무 셀 경우에는 심각한 출혈을, 약할 때는 온몸의 혈관 속에서 혈전을 일으키기 때문에 그 사용에 극히 주의해야 하는 약물이다. 문제는 와파린이 환자에 따라서 하루 투여량이 1mg에서 20mg까지 크게 다르게 요구되는 약물인데, 환자별로 미리 투여량을 예측하는 방법이 이전에는 없었다. 지금은 여러 유전자의 서열에 생기는 돌연변이를 포함하는 다양성에 의해 와파린 투여량이 결정된다는 것이 밝혀졌고,[9] 훨씬 안전하게 사용된다. 이제는 국민건강보험에서도 이러한 유전자검사들을 지원한다.

앞으로 정밀의학은 개업의들에게 새로운 진료 역량이라는 중요한

---

9 VKORC1, CYP2C9와 CYP4F2와 같은 주요 유전자에 생기는 돌연변이들이 와파린 투여량을 결정한다.

수단이 될 수 있다. 지금은 종합병원에서만 사용 가능한 고가의 영상 및 진단 기기가 앞으로 더 간편하고 축소되어 경제적인 가격으로 개발될 때 개업의들이 홀로 또는 소수의 공동 개원 시에도 쉽게 쓸 수 있게 된다. 또한 정밀의학은 정보통신기술(ICT)과의 동반 발전이 중요한 전제이다. 축적된 유전체 정보와 질환별 임상 증상 간의 연관성 및 치료 효능에 대한 거대한 정보는 분명 인공지능과 결합할 때, 그리고 이 정보에 대한 접근이 지금처럼 의료기관이 아니라 환자 의지에 의해서 관리되고 허용된다면 개원가에서도 대형 종합병원 못지않은 복잡한 질환에 대한 감별진단[10]이 가능해지면서 환자를 큰 병원으로 옮기지 않고도 치료할 수 있게 된다. 이는 '4장 환자의 권리'편에서 상세하게 논의된다.

지금 정밀의학에 많은 관심과 투자가 몰리고 있는 이유는 높은 사업성 때문이다. 개별 환자에 최적의 적용이 가능한 높은 효율만이 아니라, 정밀의료와 동반한 첨단 ICT 산업의 발전이 가능하기 때문에 헬스케어 기기 시장의 광대한 확장[11]이 예견되고 있다. 이미 ICT 기업들은 인공지능, 사물인터넷, 빅데이터 분석, 클라우드 등 여러 솔루션을 정밀의료 시스템에 접목하고 있다.

---

10 환자를 진단 시, 초기 증상 및 검사 소견에 따라서 추정되는 질환을 하나만이 아니라, 여러 개를 선정하게 된다. 이후 각각의 가능성을 추가적인 검사와 시험적 치료를 통해 확인하여 원인 질환을 정확하게 찾아내는 작업이 감별진단이다.

11 정밀의료… 의학 패러다임을 바꾸다, Science Times, 2018년 4월 26일자

'정밀의학'은 엄연히 개별 환자에 최적화된 의료기술을 개발하면서, 쉬운 적용까지 가능하게 하여 합리적 가격에 표준화된 의료 전달을 실현하여 치솟는 의료비의 증가를 막는 것을 목적으로 시작하였다. 질환 중 쉽게 낫지 않는 난치병들의 극복을 목표로 한 정밀의학 구현을 위하여 다양한 연구개발이 지속적으로 이루어지고 있다. 과연 이러한 연구개발비의 천문학적인 소요 및 여러 산업체의 동원이 역설적으로 최종적인 의료비의 증가를 일으킬지는 분명 지켜봐야만 하는 사안이다.

'정밀의학'은 다양하게 고도로 집적화된 과학기술을 기반으로 하기 때문에 분명 국가별로 의료 질의 격차를 야기할 것이다. 또한, 유전자 및 개인 정보를 축적하여 활용하는 과정은 심각하게는 생명윤리와 개인 정보의 침해를 일으킬 수 있기에 법적·사회적 공감대 형성 측면에서도 아직은 해결되지 않은 중요한 숙제이다. 하지만 '정밀의학'은 이미 거스르기 힘든 21세기의 새로운 의학 발전 방향이자, 어쩌면 인류의 희망이 되고 있다.

원격진료는 우리에게
생각보다 가까이 다가와 있다

우리나라는 엄연한 자본주의 사회이면서도 사회보장형 의료보장체제에 가깝게 기본적인 의료보장권을 확보하려고 노력하고 있지만, 지금까지도 원격진료라는 개념이 터부시되는 나라다. 우리나라에서는 지역사회의 만성질환에 대한 예방 및 관리 수준이 여전히 충분하지 못한데, 개업의들은 원격진료에서도 종합병원에 밀려서 최대 희생자가 될 수 있다는 우려 때문에 원격진료가 활성화되기 힘든 상황이다. 이런 이유로 의료법이 바뀌기는 아직 요원하다.

하지만 원격진료는 이미 코로나-19 이후 전 세계적으로 대세다. 제때 병원을 찾아가지 못하는 환자들을 돌보기 위한 원격진료의 필요성과 급감하는 병원 수익 모두가 지금 글로벌 의료체계의 변혁에 중요한 동력이 되고 있다. 코로나-19 사태로 미국이 전 세계 사망률 1위를 기록한 힘든 때에 원격진료에 의한 초진이 허용되자 사내 클리닉[12] 같은

건강의 비용

소규모 클리닉들은 원격진료를 적극적으로 활용하여 코로나-19의 영향을 거의 받지 않은 것으로 나와 있다.[13]

앞으로 원격진료는 지금의 외래방문에 이어 큰 비중을 차지하게 될 것이다. 지금처럼 환자가 의사를 찾아가야만 하는 형태가 미래에도 계속될 것이라고 생각한다면 고정관념이다. 단순히 처방과 상태를 파악하기 위해 진료실을 찾아가야 한다면, 환자에게는 그만큼 시간과 비용을 들일 만한 가치가 있을까? 일본에서는 기존 처방전을 재활용하는 '리필 처방'을 인정하고 있다.[14] 이는 고혈압, 당뇨, 고지혈증 같은 만성질환으로 단순히 처방전을 받기 위해 병원을 찾는 것을 억제해서 의료비 지출을 줄이기 위함이다.

미국의 사내 클리닉들의 성과들이 보여주는 사실은 우리가 무시하고 있는 지역사회와 밀착한 1차 의료체계와 여기서만 가능한 예방사업의 중요성이다. 질환이 더 심해지기 전에 먼저 관리하는 것만으로도 많은 의료 수요가 해결된다. 그런데 지금보다 훨씬 적은 환자들이 정작 대형 종합병원을 필요로 하는 것은 우리 스스로가 왜곡된 의료전달체계로 환자쏠림 현상을 유발했고, 또한 계속 방치하고 있음을 여실히 보여주고 있는 것이다. 지금처럼 원격진료를 거부하지만 말고 당뇨병 환자가 스스로 혈당을 재고 인슐린 주사를 맞듯이, 필요 시에는 다른

---

12 사내 클리닉은 7장 의료 개혁의 필요성의 '앞으로 의료전달체계가 탈중심화되어야 하는 이유들'에 상세하게 소개되었다.

13 Worksite health centers, Merce, 2021 survey report

14 노인대국 일본 '의료비 급증, 당뇨·고혈압 등 처방전 재활용', 조선일보, 2021년 12월 27일자

만성질환자들에게도 모니터링을 포함한 자가진단과 자가치료를 허용하여 환자를 치료 과정에 능동적으로 참여시켜야 한다. 당뇨병 외에도 고혈압, 고지혈증, 심부전 등은 적절한 기술이 확보된다면 자가진단과 자가치료의 적용이 가능한 질환들이다.

그렇다면 이렇게 활성화된 소규모의 클리닉들이 첨단기술의 발달로 이전까지 대형 병원에서만 사용 가능했던 의료장비와 더 진보한 원격진료 기술을 갖추게 될 때 만성질환 관리 외에 어떤 결과를 가져올지 생각해보자. 원격진료가 활성화될 때 개원가가 초토화될 것이라는 우려를 종식시키고 오히려 의료체계를 혁신하는 엄청난 파급력을 가질 것으로 기대된다. 원격진료는 첫째, 의원급에서도 진료에 필요할 때 관련 전문의의 도움을 가능하게 할 것이다. 둘째, 질환별 위급성에도 환자가 지역적 장벽을 넘어 의사를 방문하는 지금의 일상적 패턴을 혁신하면서 의사와 환자 간의 접속성을 극대화할 것이다. 이는 의원에서 다룰 수 있는 질병의 영역이 확대되면서, 지금은 병원급이 담당하는 업무 영역을 앞으로 잠식하게 된다는 뜻이다.

물론 중요한 전제가 있다. 첨단기술의 발달로 이전까지 대형 병원에서만 사용 가능했던 의료장비와 더 진보한 원격진료기술을 갖추게 될 때, 그리고 EHR로 구현되는 표준화되고 통합적인 환자 정보를 환자 동의하에 의료진은 의료기관에 구애받지 않고 모두 접근할 수 있어야 한다.

원격진료에는 이처럼 의료기기, 정보통신기술의 발전 외에도 환자 정보에 대한 접근권의 확장 모두가 필요하다. 환자 정보에 대한 접근

건강의 비용

권의 확장은 원격진료의 활성과 연결될 것이며, 다른 의사에게서 교차 의견을 얻기도 용이해진다. 스마트폰을 사용한 간단한 의료기기인 웨어러블 디바이스들의 수준은 폭발적으로 발전하고 있다. 지금은 개원가에서나 가능한 눈과 망막, 귀, 혀, 피부의 시각적 상태 및 혈압, 심전도를 확인하는 것은 곧 웨어러블 디바이스로도 가능해지고, 개인이 보유하기에는 보다 정밀하고 고가인 혈액검사와 영상기기 같은 의료기기들이 직장이나 학교에서도 사용될 것이다. 이런 고가의 의료장비들이 어떻게 더 저렴하고 소형이 될 수 있을까?

자기공명영상기기인 MRI는 종합병원에만 설치되는 고가의 거대한 영상장비이며, 환자들은 MRI가 설치된 전용공간으로 이동하여 검사를 받는다. 그런데 병상에 누워 있는 상태에서 MRI가 환자들에게 다가온다면 어떨까? 이미 2020년에 미국 FDA는 기존의 1.5T MRI보다 20배 저렴하고, 35배 전력을 덜 소모하며, 10배는 더 가벼운 소형 MRI의 사용 승인을 내렸다.[15] 이 소형 MRI는 병실로 이동하여 병상에 누운 환자의 뇌영상을 찍는데, 크기는 업소형 대형 진공청소기보다 약간 큰 정도이다. 다른 형태의 미니 MRI도 개발되는 중이다.[16] 슬관절의 인대나 힘줄은 기존의 MRI 검사에서는 잘 나타나지 않는다. 예를 들어 축구경기 중 흔히 발생하는 슬관절 손상인 전방 십자인대 손상은

---

15 FDA clears 'world's first' portable, low-cost MRI following positive clinical research. Health Imaging, 2020년 2월 12일자. https://www.healthimaging.com/topics/healthcare-policy/fda-clear-worlds-first-portable-mri. https://hyperfine.io/product/

16 Did you hear about the Mini MRI? Atlantis Worldwide, 2019년 10월 9일자. https://info.atlantisworldwide.com/blog/a-mini-mri

잘 감별하기도 힘들고, 영상을 제대로 획득하려면 영상을 찍는 튜브 안에서 환자의 무릎을 계속 강제로 움직여야 하기 때문에 이만저만 고통스러운 것이 아니다. 반면 환자의 다리를 감싸는 형태인 이 MRI 장비는 무릎에 특정한 각도로 자기장을 가하도록 환자 대신 움직일 수 있어서 기존 MRI에서는 잘 보이지 않던 손상도 쉽게 찾아낼 수 있고 환자의 고통도 덜어준다. 여기에 기존 MRI를 다른 환자들과 같이 쓰기 위해 순번을 기다리지 않아도 되니 진단도 빨리 내릴 수 있다.

이처럼 의료기기의 소형화와 비용 감소, 정보통신기술의 발전 등에 힘입은 현장 모니터링 기술의 발달 및 환자 정보의 접근권을 부여받은 인공지능에 의한 의료 정보 평가 모두를 바탕으로 더 정확한 환자 상태에 대한 피드백, 의사를 만나야 할 때, 앞으로의 의료 계획과 비용에 대해 대략적이지만 꼭 필요한 정도의 제안이나 선택권에 대한 안내들이 모두 가능해질 것이다. 원격진료는 환자가 자기 질환을 모니터링하면서 담당의와 능동적인 상호작용을 가능하게 하고, 자신에게 맞는 치료 전략을 결정하면서 자기관리를 가능하게 하는 중요한 온라인 의사결정 수단으로 기능할 수 있다.

이미 원격 통신기술의 발전으로 마침내 원격진료가 시작되고 있다. 저렴하고 보편적인 전자기기의 개발이 기존의 비싸고 덩치 큰 의료장비를 대체하고 있으며, 간편하고 저렴한 센서와 스마트폰의 개발로 우리 몸을 대상으로 한 사물인터넷으로 실시간 모니터링이 가능해지고 있다. 이처럼 원격진료는 실시간 환자 모니터링 기술과도 시너지를 가져야 한다.

건강의 비용

앞으로도 계속 발전되어야 할 기술들로는 지금의 종합병원에만 구비된 고가의 의료기기를 대체할 소형 스마트 의료기기 및 새로운 웨어러블 디바이스의 개발 외에도 1) 의사의 기억과 경험을 보조하여 진단의 정확성과 치료 효율성을 모두 개선할 수 있는 인공지능의 활용, 2) 의무기록 작성을 정확하면서도 빠르게 가능하게 하는 자연언어 처리기술, 3) 대량의 비구조화된 환자 데이터로부터 특정 패턴과 인과관계를 도출할 수 있는 빅데이터 분석기술과 이상을 감지하는 머신러닝 기술, 4) 치료 전략 수립이 용이하도록 환자 데이터를 가장 효율적인 방법으로 가시화하는 기술, 5) 의사들이 복잡한 시술을 더 정확하고 유연하게 시행할 수 있는 로봇공학, 6) 수술장에서 환자를 계속 보면서도 환자의 정보를 확인할 수 있는 증강현실기술, 7) 환자의 상태를 지속적으로 관찰할 수 있는 착용 가능한 센서인 웨어러블 디바이스의 도입 등이 요구된다. 이 중 자연언어 처리기술은 의사가 진료에 집중할 수 있도록 중요한 역할을 할 것으로 기대된다.[17]

원격진료가 활성화되면 대형 종합병원들은 앞으로 어떻게 이에 대응할까? 의원급의 영역을 잠식하는 것이 아니라 인프라 대여가 필요한 재택의료 서비스로 본격 진출할 것으로 보인다. 커질 대로 커진 대

---

[17] 미국에서는 개업의들이 1시간 진료에 대해서 2시간의 환자 진료 기록 및 보험청구를 위한 보고서 작업을 의사들이 평균적으로 수행하는 것이 알려졌다. 이만큼 정확하고 상세한 전자의무기록의 작성은 지금 단계에서는 많은 시간을 요구한다. Allocation of Physician Time in Ambulatory Practice: A Time and Motion Study in 4 Specialties, Annals of Internal Medicine 165(11):753-760 (2016)

형 종합병원들은 찾아오는 환자들을 관리하는 것으로 충분히 경영할 수 있을 것으로 보이지만, 메이오 클리닉(Mayo Clinic)과 카이저 퍼머넌트(Kaiser Permanente)가 최근 시도하는 재택의료 서비스는 흥미롭다. 병원과 의료보험회사가 합작으로 메디컬리 홈 그룹(Medically Home Group, MHG)에 1억 달러를 투자했는데, MHG는 종합병원에서 가능한 암질환, 심장질환, 폐렴, 수혈, 코로나-19 중증 환자의 돌봄까지 모든 재택의료 서비스를 24시간 연속으로 해낼 수 있는 기술과 인프라를 가지고 있다.[18] 또한, 메이오 클리닉과 카이저 퍼머넌트는 재택의료 서비스를 운영하기 시작했다.

재택의료 서비스의 장점은 혼잡한 병실을 피함으로써 항생제 내성균에 의한 위험한 원내감염을 막고, 환자가 자택에서 가족과 함께 더 안정되게 지낼 수 있고, 과잉진료까지 방지해 오히려 환자의 안전과 의료비 절감 효과까지 얻을 수 있는 점이다. 예전에는 입원했어야 할 환자들의 재택의료 서비스가 원격진료기술과 면밀히 환자를 관찰할 수 있는 모니터링 장비들의 개발 덕분에 가능해졌다. 19세기 말부터 복잡해진 의술 때문에 왕진이 포기되었지만, 기술 발전은 이제 다시 환자가 집에 머무는 시간을 늘릴 수 있다. 특히 원격진료를 기반으로 한 재택의료 서비스는 비용이 많이 들지만, 회복 가능성이 없는 환

---

18 Kaiser Permanente, Mayo Clinic invest $100M in hospital-at-home company, MedCity News, 2021년 5월 13일자. https://medcitynews.com/2021/05/kaiser-permanente-mayo-clinic-invest-100m-in-hospital-at-home-company/

자의 임종 전 돌봄에 제대로 활용될 수 있다. 원격진료가 의료계를 얼마나 예상치 못하게 바꿀 것인지에 대해서는 2부 7장 '파괴적 의료 혁신'에서 살펴보고자 한다.

스마트 의료기기들의
대중적인 보급

의사를 떠올리는 고전적인 이미지는 보통 하얀 가운과 청진기이다. 청진기는 체내의 소리를 잘 들을 수 있는 도구로 프랑스 내과의사 르네 라에네크(1781~1826)가 1816년에 발명한 것으로 알려졌다.[19] 라에네크가 처음에는 종이를 둥글게 말아 환자의 가슴에 대고 사용했던 것처럼 그 구조는 지극히 간단하며,[20] 지금도 중요한 역할을 하고 있지만 그 기능은 지난 200년 동안 크게 변화된 적이 없다. 청진기는 뮤지션이 다루는 섬세한 악기처럼 훈련받은 의료인만이 사용 가능한 이른바 장인이 쓰는 도구이다. 물론 의사의 전유물은 아니지만, 청진기는 간단하

---

19 구조가 간단한 만큼 라에네크보다 훨씬 예전인 고대 그리스, 아랍권 및 인도에서도 의사들은 직접 몸에 귀를 대는 것보다 속이 빈 나무관을 몸에 대고 소리를 들었다. 다만, 근대에서는 라에네크가 처음 발명한 것처럼 알려졌다.
20 양쪽 귀에 꽂는 귀꽂이가 달린 형태는 1843년에, 깔때기 구조가 청진판으로 대체된 것은 1970년대 이후다.

면서도 유용해서 의료인들이 항상 애용해왔는데, 간단한 만큼 디지털 기술의 영향을 받지 않았다. 그런데 이제는 청진기에도 디지털 기술이 접목되어 정확한 체내 소리의 포획, 기록 및 분석이 모두 가능해지고 있다.

정확한 정보의 획득과 디지털 기록이 중요한 이유는 이를 인공지능이나 다른 전문가들과 함께 분석하는 것은 물론, 차후 연구를 위한 빅데이터의 구성까지 가능해지기 때문이다. 초음파 영상기기는 초음파를 체내에 보내어 반사되어 돌아오는 반향파를 분석하여 우리 몸 내부의 변화를 확인해볼 수 있는 기기이다. 기존에는 덩치가 크기만 했던 초음파 영상기기도 이제는 가운 주머니에 넣고 다닐 수 있는 휴대용으로 크기가 작아진 지 오래고, 모바일 앱과 연동하여 사용된다.[21]

심실세동에 의한 심정지 상황에서 자동으로 심박을 분석하면서 적절한 전기충격을 가하여 환자를 소생시키는 자동제세동기는 이미 1978년에 개발되었고,[22] 지금은 심장에 대해서는 아무것도 모르는 문외한도 사용할 수 있다. 이처럼 그동안 엄청난 기술진보가 있었다.

앞으로도 극적으로 발전할 의료기술은 많지만, 청진기처럼 가장 보편적인 역할을 하게 될 것은 환자가 착용하여 사용하는 전자기기인 다양한 웨어러블 디바이스이다. 웨어러블 디바이스는 스마트폰이나 태

---

21 초소형 스마트 초음파 진단기 '소논', 일본 첫 수출, 메디게이트뉴스, 2018년 12월 18일자

22 Who Invented the Defibrillator: The Response Tech Against Sudden Cardiac Arrest, HealthTech, 2017년 8월 9일자. https://healthtechmagazine.net/article/2017/08/defibrillator-jump-started-cardiac-arrest-survival#:~:text=The%20first%20closed%2Dchest%20defibrillation,AED%20was%20invented%20in%201978.

블릿에 연동하면 간단하게 스마트 의료기기가 된다. 데이터를 처리하고 기록해야 할 별도의 컴퓨터를 마련할 필요 없이 스마트폰 자체가 정보처리를 위한 공통 플랫폼으로 쓰이게 되면서 휴대성이 탁월하고, 비용도 적게 들고, 정보처리를 위한 표준화가 모두 가능해진다. 이미 많은 웨어러블 디바이스가 혈압, 체온, 체중 등을 재는 정도를 넘어서 바늘이나 센서를 체내에 넣어야 했던 기존의 침습적 기술을 다양한 방법으로 대체하고 있다.

스마트폰과 연동된 웨어러블 디바이스의 발달로 거의 실시간으로 기록된 수면 습관, 운동량, 체온, 맥박, 체중, 혈압 같은 여러 건강정보가 개인건강기록(Personal Health Record, PHR)을 구성하게 될 것이다. 의료진들이 작성하는 EMR과 함께 환자나 일반인들이 자신의 건강기록을 작성하는 PHR은 앞으로 주요 건강기록을 구성할 것이며, 중요하게 분석될 것이다. 실제로 스마트폰과 연동된 웨어러블 디바이스로 산소포화도를 측정하면 전자간증을 진단할 수 있고,[23] 의료인이 아니더라도 귀, 코, 목 안의 상태를 쉽게 확인하게 된 지도 이미 오래되었다.[24]

이외에도 사용하기 위해서는 많은 훈련이 필요한 검안경은 이제

---

23 전자간증, 임신중독증(pre-eclampsia)은 임신 20주 전후에 새롭게 시작하는 고혈압의 증세, 심한 단백뇨의 배출을 보이는 임신질환으로 장기 손상을 유발한다. 경련이 일어나는 자간증(Eclampsia)의 전 단계인데, 자간증으로 넘어가면 임산부와 태아 모두에게 위험하다. Can an app predict the likelihood of pre-eclampsia?, Maternova, 2018년 6월 8일자, https://maternova.net/blogs/news/can-an-app-predict-the-likelihood-of-pre-eclampsia

24 Small trial shows $50 smartphone endoscope performs well, Mobilhealthnews, 2014년 3월 10일자. https://www.mobihealthnews.com/30756/small-trial-shows-50-smartphone-endoscope-performs-well

스마트폰에 연결하여 망막의 상태를 훨씬 쉽게 확인하고 데이터를 기록하고 전송하고 있다.[25] 이러한 기기들은 점점 더 가격이 낮아지는 반면, 성능은 계속 개선되고 있다. 고가의 의료용 내시경처럼 조직생검은 불가능하지만, 충분히 환부를 관찰할 만한 성능을 가진 스마트폰과 같이 쓰는 저렴한 USB 내시경 카메라도 나온 지 오래되었다.[26]

당뇨는 주요 국가들의 성인 약 10% 내외가 겪는 만성질환이다. 당뇨병의 관리에는 혈당을 자주 측정하는 것이 매우 중요한데, 우리에게 익숙한 형태는 바늘로 손가락을 찔러 나온 피 한 방울을 측정기기에 넣어서 혈당을 측정하는 것이지만, 피하에 작은 바늘 형태의 센서를 집어넣는 침습적 혈당분석기들이 있다. 그런데 어떤 물질이든 피부 밑으로 들어오게 되면 불편하고 오래 사용하기 힘들다. 고통스럽고, 감염의 위험도 있고, 체내 여러 물질에 의해서 센서의 효율이 계속 떨어져 데이터가 부정확해지기 때문이다. 피하에 집어넣은 센서를 통해서 보

---

25 Comparison of a portable digital ophthalmoscope to the conventional direct ophthalmoscope as a teaching tool for medical students, Investigative Ophthalmology & Visual Science, July 2018, Vol.59, 4622

Stanford University develops $90 iPhone accessory to replace ophthalmology kit costing tens of thousands, 9to5mac, 2014년 3월 17일자. https://9to5mac.com/2014/03/17/stanford-university-develops-90-iphone-accessory-to-replace-ophthalmology-kit-costing-tens-of-thousands/

26 아직은 공업용으로만 출시되지만, 급하면 사람에게 사용하지 못할 이유는 없어 보인다. 적어도 초기 형태의 내시경보다는 훨씬 고성능에 더 안전해 보인다. 내시경은 끝단이 오퍼레이터가 원하는 대로 움직여서 환부를 제대로 관찰해야 한다. 이러한 수준의 저가 기기는 이미 개발되어 있다. https://www.amazon.com/Inspection-DEPSTECH-Waterproof-Adjustable-Compatible-dp-B086DMM9DX/dp/B086DMM9DX/ref=dp_ob_title_ce

통 일주일에서 10일까지만 계속 혈당을 측정할 수 있는 이러한 침습적 혈당분석기[27]들 대신 이제는 초음파, 전자기파, 열파동 및 광학기술을 사용하여 혈당을 재고 있다. 땀이나 눈물을 이용하여 혈당을 측정하는 기술도 나왔다. 현재 독일, 미국, 이스라엘 등이 비침습·연속 혈당 측정 기술 분야에서 대표적인 선두주자들이다. 일본 기업이 개발한 기존의 애플와치와 비슷해 보이는 스마트와치는 내장된 소형 분광기를 사용하여 바늘로 피를 흘리지 않고도 착용 후 20초면 혈당 측정이 완료된다.[28] 이 스마트와치는 혈당 외에도 심박수, 심전도, 수면 추적과 호흡 같은 다양한 정보들도 수집하여 분석할 수 있다. 여기에 침과 눈물에서 콜레스테롤의 양을 측정하는 기술[29]도 아직은 개발 단계이지만, 곧 실용화될 것으로 보인다.

우리 몸에 상처가 나면 흘러나오는 피는 제때 굳지 않으면 쇼크를 일으키지만, 혈관에서는 피가 굳지 않아야 혈류가 유지되고 조직이 괴사되지 않는다. 이렇게 혈액의 응고조절은 미묘한 균형 위에 서 있는데, 뇌경색 환자, 심방세동 환자, 폐색전증 환자, 심장판막 질환자, 심장 내 혈전증 환자 등에서 이를 조절하는 항응고제제들은 혈중 농도가 당

---

27 설치 후 6개월 동안 쓸 수 있는 연속 혈당측정기기가 FDA 인증을 받았다. 다만, 센서의 설치는 전문가가 해야 한다. 2022년 2분기에 출시될 예정이다. Senseonics scores FDA approval for Eversense E3 CGM with implantable sensor, Mobile Health News, 2022년 2월 14일자. https://www.mobihealthnews.com/news/senseonics-scores-fda-approval-eversense-e3-cgm-implantable-sensor

28 손목 위 혈당 측정기, Early Adopter, 2021년 1월 13일자

29 혈액 검사 없이 침으로 진단하는 콜레스테롤 검출 센서 개발, 한국과학기술연구원, 2018년 10월 18일자

뇨환자의 혈당보다도 더 지속적으로 모니터링되어야 한다. 하지만 미국에서는 실제 환자 투여 후 64% 정도의 시간에서만 항응고제제들이 너무 높지도 낮지도 않은 치료 농도에 머무는 것으로 알려져 있다. 저개발국에서는 투여 후 40% 이하의 시간에서만 치료 농도에 머물기 때문에 여러 합병증이 생기는 것은 어쩌면 당연한 것이다.

최근에는 스마트폰의 진동 기능을 이용하여 혈액이 응고하는 시간을 확인할 수 있는 기술이 나왔다.[30] 혈액 응고시간을 측정하기 위해서 스마트폰 카메라에 연결된 조그마한 미니 컵에 환자의 피 한 방울을 떨어뜨리고 진동기능을 켠다. 미니 컵에 있는 1mm 길이의 구리막대가 진동하는 정도는 혈액이 응고됨에 따라 줄어드는데, 이 움직임이 줄어드는 변화를 분석하여 혈액 응고의 시간을 알아낼 수 있는 것이다. 이 기술은 널리 보급되어 있는 스마트폰의 일반적인 기능과 매우 저렴한 소모품인 애드-온(Add-on) 액세서리를 사용하여 항응고제제의 투여 시간을 더 쉽게 결정하게 되는데, 이는 이전에 불가능했던 일들을 현실화한 것이다.

스마트 의료기술의 발달은 사용하기 편하지만, 비싸고 데이터를 무제한으로 양산해내는 첨단의료기기만 만들어내는 것이 아니다. 가난한 개발도상국들을 위해 훨씬 더 실용적이고 절대 필요한 '검소한 의술'을 위한 의료기기들도 개발되고 있다. 사하라 이남의 아프리카에는

---

30 Micro-mechanical blood clot testing using smartphones, Nature Communications volume 13, 831 (2022). https://doi.org/10.1038/s41467-022-28499-y

전 세계 의료 수요의 25% 이상이 몰려 있지만, 의료인력은 3% 정도에 불과하나. 인구밀도가 낮은 이런 곳에서 검진이나 진단을 위해서는 간단하고 저렴하면서 훈련받지 않은 일반인들도 쉽게 사용할 수 있는 간편한 키트 위주의 진단기기들이 많이 필요하다. 의료 접근성이 낮은 곳에서는 생업에 종사하는 사람들이 클리닉 이상의 의료시설을 방문하려면 들여야 하는 시간과 거리가 만만찮기 때문이고, 감염병이 유행할 때에는 의료진들이 일일이 넓은 지역을 돌아다닐 수도 없기 때문이다. 이런 곳에서는 데이터 송수신과 처리 기능을 모두 가진 일반적인 저가 스마트폰이 의외로 디지털 의학의 중심 매체로 쓰이고 있다.

필자가 2018년 중앙아시아 국가들을 탐방할 때 처음 알게 된 사실은 이들 국가에서는 스마트폰을 중심으로 한 무선통신의 보급률이 생각과는 달리 상상 이상으로 높았다. 우리처럼 유선망을 거친 뒤에 정보통신기술의 발달로 무선망이 도입되어 유무선이 혼재하는 것이 아니라, 제대로 된 유선망 자체가 없던 국가에서는 바로 무선통신을 채택하는 것이 비용도 적고 효율적이다. 그리고 실용적인 무선통신은 업무에서 이동에 소요되는 거리와 시간을 모두 단축할 수 있다. 또한, 첨단의학의 도입보다는 검진과 상급 의료기관에 환자를 의뢰하는 방식 위주로 1차 의료체계가 먼저 제대로 운영되어야 하는 이런 곳에서는 우리에게 익숙한 고가의 정밀기기가 절실하게 필요한 것이 아니다.

이는 아프리카 국가들에서도 마찬가지다. 간단한 진단 키트를 이용해 시료의 색깔 변화나 환자의 사진을 찍어서 보내거나, 더 복잡한 진단기기는 스마트폰과 연동해 판독할 수 있다. 아프리카에서 아직도 흔한 감염병인 주혈흡충증(Schistosomiasis)에 10명 중 9명이 감염되어 있는 것으로 알려졌는데, 이는 오염된 물에 사는 와충류가 사람 피부 속으로 들어와서 간, 장, 방광을 둘러싼 혈관에 기생하는 질환이다. 전 세계적으로도 2억 명 정도가 이환하는데 15%도 안 되는 수의 환자만 치료를 받고 있다.[31] 한 마을에 환자가 발생하면 안전한 상하수도 시스템이 없는 경우 마을 전체가 감염된다. 비록 저렴한 프라지콴텔이라는 약제가 있지만, 진단을 빨리하는 것은 여전히 중요하다.

코로나-19 감염 여부를 체내 코로나 바이러스의 RNA를 PCR[32] 검사법으로 증폭하여 검출해 판정하듯이, 주혈흡충 감염 진단에는 주혈흡충의 DNA를 정확하게 빨리 검출하는 것이 중요하다. 하지만 기존 PCR 기술은 대당 수백만 원의 전용 기계를 요구하며, 시료를 처리하는 다소 복잡한 과정이 필수적이다.

국내 한 의과대학에서는 이러한 복잡한 기기를 사용하지 않고, 현장에서 간단하게 소변만 채취하여 섞으면 되는 등온증폭법이라는 PCR 검사법의 변형 기술을 개발하고 있다. 이 기법을 사용하면 격오지에서도 별다른 기기가 필요 없이 환자의 소변 내에 있는 주혈흡충의 DNA 양에 따라 시료의 색깔이 변하는 것으로 진단이 가능해진다. 육안으로 색깔의 변화를 잘 확인할 수도 있고, 특정 파장의 빛을 쬐어주

---

31 HEALTH: Airdrops to fight schistosomiasis in Ghana, 가나의 주혈 흡충병(schistosomiasis) 감염을 줄이려는 노력들. https://blog.naver.com/gp3project/10175209435

32 Polymerase Chain Reaction(중합효소연쇄반응)으로 DNA의 원하는 부분을 수백만 배 증폭할 수 있는 기술이다.

는 간단한 기기와 카메라를 이용하면 객관적인 판정과 디지털 기록도 가능해진다. 이 방법을 사용하여, PCR 기계를 구비한 진단검사의학과가 아니라 자택에서 코로나-19 감염 여부를 알아내는 PCR 진단 키트도 개발되어 있다.

말라리아 진단을 위해서는 혈액을 현장에서 채취 후 제대로 진단할 수 있는 의료기관으로 보내야만 한다. 말라리아 기생충은 광학 현미경으로 볼 수 있는 병원균 중 가장 크기가 작은 병원균 중 하나이며 여기에 다양한 형태까지 보여 전문가의 판독이 요구된다. 하지만 격오지나 코로나-19 등의 감염병으로 교통이 제한된 상황에서 혈액 샘플이 손상되지 않도록 신속하게 운반하는 일은 절대 만만치 않은 일이다. 국내 기업인 '노을'은 간편한 새로운 염색 방법을 개발하여 말라리아 병원균 염색, 고해상도 이미지 획득과 AI 분석이 15분 이내에 가능한 올인원 플랫폼인 'miLab'을 2020년에 개발했다.[33] 이렇게 디지털화된 데이터는 좀 더 큰 클리닉의 의사에게 보내서 후속 조치를 계획하거나, 환자에 대한 교육에 사용할 수도 있다. 물류비와 인건비를 모두 절약하면서 의료 니즈까지 충족시킬 수 있는 것이다.

아프리카 국가들에서는 감염병의 경우 이미 데이터통신을 이용하여 전국적인 조기 감시 시스템의 일부 및 방역을 위한 교육 매체로 사용되고 있다. 코로나-19 사태 초기에 우리가 보여주었던 엄청난 품과

---

[33] 2015년 창업한 소셜벤처인 노을은 2022년 초 코스닥 시장에 상장되었다.
사명감으로 뭉친 테크 전문가들, 외면받던 말라리아 진단시장 구원하다, Dong-A business review, 350호 Issue 1, 2022년 8월 15일자

건강의 비용

비용이 드는 정밀한 역학조사가 아니라, 어느 지역에 환자가 창궐하고 어디로 번지고 있는지 현황을 파악하여 해당 지역에서 예방과 격리를 위한 최소한의 중요한 대비를 교육하는 것만으로도 생각보다 큰 효과를 볼 수 있는 것이다.

스마트폰을 이용한 진단기술은 SARS-CoV-2 바이러스에 의한 코로나-19 같은 바이러스 감염병의 진단과 스크리닝에도 사용될 수 있다. 대한민국의 거의 모든 국민이 선별진료소에서 경험했던 코로나 감염 진단 기술은 비강 내 점막세포와 점액에 있는 바이러스 항원을 검출하는 항체 키트나 바이러스 RNA를 검출하는 PCR 기반이다. 항체 키트보다 훨씬 민감한 PCR 기법은 1ul의 검사 시료 내 1개 이상의 바이러스 RNA가 있다면 코로나-19 바이러스의 유무를 확인할 수 있다. 하지만 실제 효율적인 방역을 위해서는 발 빠른 환자 파악과 격리 외에도 필요 이상의 민감도보다는 더 빠른 검출기술이 훨씬 유용하게 사용된다. 지금의 PCR 기반의 진단기술은 바이러스 RNA를 DNA로 바꾸어야 하고, 검출하는 핵산서열을 증폭하는 단계가 필수적이며, 이 과정에는 많은 시간이 소요된다.

유전자 가위로 알려진 CRISPR[34] 기술은 원래 박테리아의 항바이러스 방어에 사용되는 기전을 응용한 것이다. Cas 단백질은 가이

---

34 Clustered Regularly Interspaced Short Palindromic Repeats의 약자다. 박테리아는 바이러스에 감염 시, 바이러스 DNA의 일부를 자신의 유전체에 포함하게 된다. 여기서 나온 상보적인 서열을 가진 짧은 RNA가 다시 바이러스 유전체 속의 상보적인 서열을 타깃팅하여 바이러스 DNA에 결합함으로써 DNA를 분쇄하는 Cas 단백질을 유도하는 것이다. 이는 박테리아기 기억하여 자손들에게 물려주는 항바이러스 면역능인 것이다.

드 RNA를 통해서 특정 DNA 유전서열에 타깃팅되어 붙게 되고, 이때 DNA 가닥을 분해한다. 이후 진핵세포에서 작용할 수 있는 Cas9, Cas13 같은 여러 형태의 Cas 단백질들이 발견되고, 돌연변이 조작을 통해서 다양한 기능이 개발되었다.

Cas13 단백질은 DNA가 아니라 RNA를 타깃팅하며 활성되는데, 타깃팅된 RNA만이 아니라 가까운 주변에 있는 RNA를 비특이적으로 분해하는 기능을 가지고 있다. 2021년 버클리와 UCSF의 과학자들이 〈셀(Cell)〉지에 발표한 기술은 첨단유전공학과 스마트폰 기술이 절묘하게 융합된 신기술 응용 가능성을 보여준 좋은 사례다.[35] 형광물질은 특정 파장의 빛을 받으면 더 긴 파장의 빛을 내는 특성을 가지고 있는데, quencher(퀜처)라는 물질은 형광물질에 가깝게 있으면 형광신호를 죽이는 역할을 한다.

연구자들은 검사 시료에 Cas13, Cas13이 타깃팅할 수 있는 미리 정제한 SARS-CoV-2의 RNA 유전물질 외에도 형광물질과 quencher를 RNA 가닥으로 연결하여 형광신호를 발산하지 않는 리포터를 섞어주었다. Cas13이 SARS-CoV-2의 RNA 서열을 타깃팅하게 되면, Cas13은 시료에 섞인 '형광물질 - RNA 가닥 - quencher'로 구성된 리포터에서 RNA 가닥을 끊어 quencher를 형광물질에서 풀어줌으로써

---

35 Amplification-free detection of SARS-CoV-2 with CRISPR-Cas13a and mobile phone microscopy, Cell 184, 323–333 (2021). Cas13은 타깃 RNA에 붙게 되면 HEPN(Higher Eukaryotes and Prokaryotes Nucleotide-binding domain)이라는 부분이 활성되어 주변에 있는 RNA를 비선택적으로 분해하게 된다.

건강의 비용

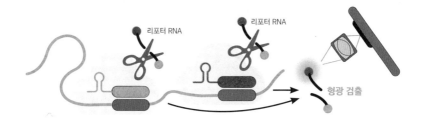

눈사람처럼 보이는 둥글둥글한 물체가 Cas 단백질이고 그 안에 있는 연하거나 진한 짧은 녹색 가닥이 가이드 RNA이다. 아래쪽 긴 가닥이 가이드 RNA가 타깃팅하는 SARS-CoV-2의 RNA이다. 가이드 RNA가 SARS-CoV-2의 RNA 서열에 붙으면 Cas9는 시료에 섞인 리포터의 RNA를 잘라서 형광신호가 발산하게 된다. 출처: Amplification-free detection of SARS-CoV-2 with CRISPR-Cas13a and mobile phone microscopy, Cell 184, 323-333(2021)

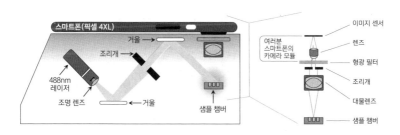

| 그림 10 | 왼쪽 그림에서 샘플에서 형광을 발산시키는 광학기기와 그 위에 놓인 스마트폰의 광학 시스템을 확인할 수 있다.
출처: Amplification-free detection of SARS-CoV-2 with CRISPR-Cas13a and mobile phone microscopy, Cell 184, 323-333(2021)

형광신호가 발산하게 된다(그림 9).

　이 원리를 사용하여 연구자들은 SARS-CoV-2 RNA 분자 농도가 1ul당 100개 이상일 때, PCR 검사에서 요구되는 핵산 증폭 과정 없이 30분 내에 바이러스 RNA 유무 확인이 가능함을 증명하였다. 괄목할 다른 점은 시료 분석 과정에서 형광을 검출하는 간단한 광학기기에 사

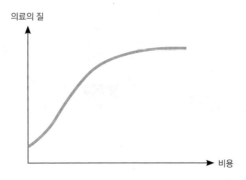

의료의 질

비용

| 그림 11 | 투입비용 대비 의료의 질

용자의 스마트폰을 연결한 것이다(그림 10). 정밀 의료기기가 아니라 일반 사용자가 쉽게 구할 수 있는 부품을 이용한 형광검출기를 사용하고, 이미지 촬영과 분석을 위해서 스마트폰의 카메라와 연산력을 사용하였다. 여기에 스마트폰의 GPS 기능과 인터넷을 통한 연결능 모두를 통하여 의료기기의 비용을 낮출 뿐만 아니라, 실시간 역학조사를 위한 단말기로 사용할 수 있다. 이는 다른 저개발 국가만이 아니라 우리나라에서도 스마트폰의 커다란 활용 잠재력을 제대로 보여주는 좋은 사례다.

원격진료나 재택의료 서비스에 필요한 웨어러블 디바이스부터 우리 몸에서 중요한 호르몬이나 약물의 농도를 감지하고 기록하며 알아서 조절하는 스마트 펌프, 신경세포를 자극해서 뇌까지 외부 이미지를 전달하여 시각장애인에게 시력을 돌려주는 시각장애인 안경 등은 첨단의학을 상징하는 것처럼 보인다. 그런데 의료의 질이란 적정수준 이상으로 높이기 위해서는 훨씬 더 많은 비용이 들어간다. 투입비용 대

건강의 비용

비 의료의 질 간을 그래프로 그리면 〈그림 11〉과 같이 보통 확연한 S자 형태를 보인다. 투입비용에 비해 질적 향상이 일어나는 정도가 포화되는 것인데, 이는 선진국에서 첨단의료기술 개발에 의해 의료비용이 증가하는 주요 원인 중 하나이다. 중국이나 인도와 같은 주요 개발도상국에서는 지역별·소득별로 많은 격차가 존재하고 이에 필요한 의료 니즈 또한 다양하다.

한쪽에서는 고가의 첨단의료기술이 선뜻 소모되고 있는데, 다른 곳에서는 기본 수준의 의료 혜택만 있어도 위생 수준과 영아 사망률 등 삶의 질이 확연히 달라질 수 있다. 이런 곳에서는 저렴하지만 확실한 효과를 가진 의료기기들은 우리의 상상 이상으로 큰 역할을 할 수 있다. 이처럼 스마트 의료기기들은 부유한 나라에서 첨단의학의 구현만을 위해 개발되어 사용되는 것은 아니다.

병원도 이제는
친환경적으로

액션 영화를 보면 간혹 헬기나 전투기에서 기관총을 쏠 때 흩날리는 무수한 탄피가 줄줄이 떨어지는 것을 보여줄 때가 있다. 대개는 그것도 슬로모션으로 보여줌으로써 긴장감과 영상미를 극대화한다. 그런데 이런 영화를 보면 얼마나 많은 자원이 여기에 쓰였고 이걸 어떻게 재활용해야 하는지, 다소 좀스러운 생각을 하곤 한다. 멀리 쓰레기 매립지까지 갈 필요도 없이 아파트의 분리수거장만 봐도 매일 많은 쓰레기가 나온다. 종량제 봉투나 음식물쓰레기 봉투는 쓰레기 이송관을 통해서 빼내는데, 더러 고장 나서 하루나 이틀만 쌓이게 되면 고층 아파트 몇 동에서 얼마나 많은 쓰레기를 만들어내는지 참 쉽게 견적이 나온다.

그런데 병원에서는 아파트나 사무용 빌딩과는 차원이 다르게 많은 양과 종류의 폐기물들이 나온다. 프랙티스 그린헬스(Practice Greenhealth)

건강의 비용

에 따르면, 미국에서는 평균적으로 병상 한 개당 하루에 13kg의 폐기물이 나오며 이 중 15~25%는 오염물이다.[36] 보통 건물 유지에 필요한 세제나 윤활유 같은 폐유 외에도 각종 약제와 의료비품들에서 나온 포장비닐, 포장지, 주삿바늘, 유리병들과 온갖 종류의 폐기물들은 모두 분리수거가 되어야 한다. 인체에 나온 피, 체액, 고름이 묻은 옷, 침구류들은 소독하여 재사용되지 못하면 일반의료 폐기물로 폐기해야 한다. 인체에서 나온 피, 체액, 고름 중에서 감염 등 위해를 줄 우려가 있으면 격리의료 폐기물로 분류한다. 폐혈액백이나 혈액투석 때 사용된 폐기물은 혈액 오염 폐기물로 분류되어야 하고, 인체 조직과 같은 적출물도 같이 분류되어 처리된다.

이러한 의료 폐기물은 매년 증가 추세인데, 국내에서는 2013년 14만 4,000톤에서 2017년에는 20만 7,000톤으로 증가했다.[37] 이 중 일반의료 폐기물은 약 79%를 차지한다. 의료 폐기물이 아닌 폐기물도 일단 의료 폐기물과 접촉하면 의료 폐기물로 간주되는데, 링거병이나 수액팩 외에도 혈액과 직접 접촉하지 않은 치료제 용기들이 단순 폐기물로 분류되지 않고 의료 폐기물로 분류되어 양이 더 늘어나고 있는 것이다.

의료 폐기물들은 엄중한 관리를 거쳐야 하기 때문에, RFID(Radio-

---

36 Why circular design is essential for better healthcare, Philips 홈페이지, 2021년 7월 21일. https://www.philips.com/a-w/about/news/archive/blogs/innovation-matters/2021/20210721-why-circular-design-is-essential-for-better-healthcare.html#:~:text=Circular%20economy%20and%20circular%20design,experience%2C%20lower%20cost%20of%20care.
37 《의료폐기물 분리배출 지침》, 환경부, 2018년 7월

Frequency IDentification)라는 무선주파수인식기술을 이용한 태그를 부착하여 처리 과정을 모니터링한다. 코로나-19 감염 환자에게서 발생한 폐기물과 환자가 남긴 음식물은 대부분 격리의료 폐기물로 분류되었다. 격리 폐기물은 전용 용기에 투입하는데, 투입 전후에 소독해야 하며, 당일 운반과 소각을 원칙으로 한다. 지금은 아니지만, 오미크론 변종 발생 전 코로나-19 자가격리 환자는 격리 중에 배출 요령을 준수해야 했는데 폐기물은 소독 후 전용봉투에 넣고 밀봉한 후 다시 종량제 봉투에 넣어 보관했다. 그리고 관할 보건소 담당자나 지자체 담당 공무원에게 연락해서 처리해야 했다.[38]

현재 보건의료산업은 이미 전 세계 온실가스 순배출량의 4.4%로 산업 중 다섯 번째로 많은 온실가스를 배출하고 있다. 이는 화력발전소 514개에서 나오는 양과 맞먹는데, 절반 이상이 에너지 사용에서 발생한다.[39] 의료 소모품들을 생산하고, 병실을 기동하고, 의료기기를 움직이는 것 외에도 의료 폐기물들을 소각할 때 모두 에너지가 사용된다. 필자가 어릴 때만 해도 주사기, 주삿바늘 및 수술도구들은 모두 유리나 스테인리스로 만들어졌고 멸균소독하여 재사용하는 것이 기본이었다. 이후 의료진들이 환자가 필요한 즉각적인 요구사항의 해결을 우선시하게 되면서 편리성과 감염 위험을 낮추기 위해 일회용품을 사

---

38 의료 폐기물, 어디까지 알고 있나?, 소셜기자단, 2020년 5월 15일자
39 의료 폐기물을 환경친화적으로 처리할 수 있을까?, BBC 뉴스 코리아, 2020년 8월 22일자

건강의 비용

용하게 되었다. 그리고 고가의 의료장비들이 1회용 소모품들을 대량으로 사용하면서 폐기물의 양이 급격하게 늘어난 것이다. 또한, 코로나-19 대유행으로 의료 폐기물의 양은 더 급속하게 늘어났다.

산업 분야에서 친환경이 큰 화두이고, 대통령 후보 TV 토론에서도 환경과 에너지 이슈가 논의되는 것이 당연시된 지금에도 보건의료 종사자들이 의료 서비스와 친환경 중 하나만 선택해야 한다는 뿌리 깊은 양자택일 프레임에 갇힌 것은 고질적인 문제다. 보건의료산업에서 의료 폐기물만 문제가 되는 것이 아니다. 건축물만 따져도 에너지 소비량이 다른 산업 대비 2배 이상 높다.[40] 2014년 서울시가 100개 에너지 다소비 건물에서 총 에너지 소비량과 면적당 에너지 소비량을 조사했는데 모두 종합병원이 가장 높았다.[41] 종합병원에서는 24시간 운영되는 응급실, 의료장비 외에도 환자와 의료진 모두를 위하여 냉난방 온도의 제한이 없다. 뿐만 아니라, 깨끗한 공기를 공급하는 공조기 부문에서도 에너지 소비량이 많다. 이 와중에 다른 산업과는 달리 친환경적 건축물이란 개념 자체를 의사 중심의 병원 운영진들이 아직 받아들이지 못하고 있다.

환자 복지에는 당장 큰 관심이 없다 해도, 종합병원은 가장 많은 에너지를 소비하는 건물이어서 병원 운영 차원에서라도 과도한 에너지 사용의 억제는 반드시 필요하다. 우리나라에서는 2010년도에 친환경

---

40 [친환경병원 시대(上)] 친환경병원, 이젠 선택 아닌 필수, 청년의사, 2010년 6월 29일자
　　캠페인 '친환경병원, 선택 아닌 필수시대', 의학신문, 2014년 4월 14일자
41 1위 서울아산병원, 2위 삼성서울병원? 알고 보니…, 중앙일보, 2014년 7월 3일자

적 병원의 필요성에 대한 주장이 나오다가 지금은 조용해진 상태다. 하지만 의료 선진국에서는 친환경적 병원이란 의료기관이 앞으로 나가야 할 미래의 모습으로 정립되어 있다.[42]

그런데 친환경적 병원을 운영한다는 것은 온실가스와 쓰레기를 줄이며 에너지를 절약하는 것만이 그 목적의 전부가 아니다. 지금처럼 비싼 도심에 있는 종합병원에서 관리비용을 줄이기 위해서 환자를 병동의 다인실이나 외래에 밀집되게 집어넣으면, 그리고 공조 시스템이 제대로 갖추어지지 않으면 어떤 일이 벌어지는지는 메르스 사태 당시 감염병이 창궐할 때 확실하게 배운 사실이다. 당시 환기 및 배기가 제대로 되지 않고 환자가 밀집된 병실에서 발생한 집단 원내감염으로 여러 종합병원이 폐쇄되었다.[43]

환자는 남들과 공유하는 비좁은 병실에만 있어야 하는 존재가 아니다. 스스로 돌아다니는 것이 가능하다면, 계속 돌아다닐 수 있게 하여 최대한 빨리 퇴원시켜야 한다. 지금 종합병원 내를 산보하는 환자들이 과연 얼마나 많은지 보자.

42 Redefining Healthcare with Design of the Green Hospital, Corporate Wellness. https://www.corporatewellnessmagazine.com/article/redefining-healthcare-design-green-hospital
Energy-efficient hospitals are reaping some benefits in their budgets, MedCity News, 2018년 8월 19일자. https://medcitynews.com/2018/08/energy-efficient-hospitals-budgets/#:~:text=Fewer%20than%20300%20hospitals%20qualify,energy%20conservation%20among%20their%20peers
43 '메르스 온상' 평택성모병원, 지난달 15~29일 무슨 일이?, 한겨레, 2015년 6월 5일자
〈르포〉 메르스 1년…첫 진원지 평택성모병원 '전화위복', 연합뉴스, 2016년 5월 20일자

필자가 2020년에 과로로 4일간 입원했을 때 직접 느낀 사실이다. 병상이 거의 1,800개인 대형 종합병원에서 흡연자들 빼고는 산보하는 환자를 거의 본 적이 없었다. 할 일도 없고, 의외로 갈 곳도 없는 도심 속의 종합병원에서 환자가 있을 공간은 병실 외에는 마땅하지 않다.

필자가 입원했던 병실은 다인실이었는데, 가만히 있어도 힘들었다. 병원이 다인실을 운영하는 이유는 환자의 금전적 부담을 줄이기 위해서이지만, 근본적인 이유는 병원의 높은 관리비용 때문이다. 사생활은 포기한 지 오래고, 유리창은 블라인드를 내려서 가려 놓고, 병실 바닥은 많은 병균을 키우는 평범한 재질이었다. 간혹 밤낮을 가리지 않고 병동에 생기는 응급상황은 모두 함께 지켜봐야 하고, 여기에 같은 병실의 다른 환자의 상태는 실시간으로 내게 영향을 준다. 같은 병실에서 심폐소생술 같은 응급상황이 벌어지면 얼마나 큰 난장판이 벌어지는지, 이것이 너무한 비유라고 생각한다면 막 수술을 마치고 돌아온 앞 병상의 환자가 마취에서 깨어나고도 가만히 있을지, 보호자들은 로봇처럼 조용히만 지낼지, 병실의 공용 화장실 변기는 왜 아침 일찍 청소한 뒤 두 시간 내로 그렇게 더러워져야 하는지를 생각해보면 된다.

앞으로 대형 종합병원들은 지금보다는 시내 중심에서 교외로 나가야 한다. 쓰레기 배출과 에너지 소모를 모두 줄이면서 관리비용을 낮추어서 생긴 여력으로, 환자의 보호를 위한 공간의 확보와 방역, 공조 및 채광 시스템, 병원 접근성의 향상에 더 투자해야 한다. 이러한 점들이 모두 모여서 친환경적인 병원을 만들게 된다.

우리나라처럼 작은 나라에서 광활한 다른 나라에서나 필요한 원격진료가 무슨 소용이냐고 생각하는 사람들은 실제 지역별로 존재하는 의료 수준의 격차 및 주거지와 의료기관 간의 거리적 장벽을 생각해봐야 한다. 2020년 초, 필자는 지방 여행 중에 입원하게 되었다. 그나마 광주광역시에 들렀을 때 증상이 생겼기 때문에, 근처의 종합병원에서 빠른 치료를 받고 3일 만에 직접 운전하여 집으로 돌아와 근처 종합병원에 다시 입원할 수 있었다. 만약 전남이나 경남의 소도시를 지나는 도중에 아팠다면 훨씬 더 힘들었을 것이다.

지금 상급 종합병원 8곳들이 수도권 내에만 분원을 세우면서 계속 덩치를 키우려 하고 있다.[44] 무려 5,000병상이나 늘어날 것으로 예상되는데, 수도권 대 다른 지역 간 의료 수준의 양적·질적인 격차가 계속 커지는 것은 당연하다.[45] 차라리 의료법 개정을 통해 중앙정부가 종합병원 개설 인허가권을 가지고[46] 지역 KTX역 옆에 이들 분원을 세우도록 하는 것이 어떨까? 지금처럼 KTX를 타고 환자들이 지방에서 수도권 상급 종합병원으로 모이는 것에 대한 역발상이다.

대부분의 KTX역은 별다른 지역 산업기반이 없는 도시 교외에 위치하는데,[47] 여기에 세워진 병원들이 제대로 기능한다면 환자와 보호자 모두의 접근성 확보 및 지역사회 발전, 그리고 환자들 안녕에 큰 기여를 할 것으로 예상된다. 물론 이들이 지역별 광역의료센터로 제대로

---

44 "수도권 중심 대학병원 몸집 불리기, 의료체계 붕괴 초래", 의약뉴스, 2022년 4월 28일자
45 대학병원 수도권 분원 설립 경쟁…5000병상 증가 예상, 청년의사, 2021년 8월 5일자
46 중앙정부는 상급 종합병원의 개설 인허가를 관장한다. 일반 종합병원 개설 인허가는 지방정부의 권한이다.
47 도심이나 기존 철도역과 멀어 불편한 KTX역, 한겨레, 2014년 11월 26일자

기능하려면 환자와 의료인력이 충분하게 확보되어야 한다.

지역사회 환자들이 여기를 거친 뒤에 필요하면 더 큰 수도권 상급 종합병원으로 전원되도록 하고, 지역에서 충분한 의료인력을 구하지 못한다면 직원과 가족들을 위한 주거환경을 마련하거나 원거리에서 출퇴근이 가능한 KTX 같은 고속 교통망이 존재해야 한다. 이 부분은 민간병원에만 맡겨서 될 일이 아니다. 지역 균형 발전 측면에서 과감한 국가 지원이 필요하다.

친환경적 병원이라는 새로운 운영 개념의 병원을 목표로 하면 가능해지는 것은 그동안 당연시되어 간과했던 환자의 안녕과 안전, 그리고 원내 워크 프로세스의 합리화에 의한 병목현상, 시간과 비용 낭비의 해결, 전체 병원의 크기와 개별 부서들의 적절한 다운사이징 등 이 모두와 밀접하게 연결된 합리적 운영을 위한 병원 개혁이다. 이는 병원 개혁의 중요한 부분이자 동기가 될 것이다.

인공지능의
개입

바이러스 앞질러 가기: 생명진화의 예측과 제어기술

질병의 치유를 위해서 인간은 신과 같은 초자연적인 존재에 의존해왔다. 그런데 의학기술이 발전하면서 질환에 대한 치료가 가능해졌고, 인구집단 전체를 대상으로 보면 질환을 예방하는 것이 어느 정도 가능해졌다. 전염병의 경우 예방은 거의 속수무책이었는데, 병원균에 대한 개념은 없었지만 고대부터 기본적으로 해온 방법은 신의 저주라 여겨 전염병에 걸린 사람은 격리한 것이었다. 전염병에 대한 관리와 예방이 가능해진 것은 병원균이 동정되고, 이에 대한 백신과 치료약이 등장하면서부터다.

예방의학이라는 분야는 특정 인구집단에서 질환의 근원지를 파악하는 역학조사 시행 및 질환들이 발생할 리스크를 규명하고 줄임으로

건강의 비용

써 장애 및 조기 사망을 예방하는 정책을 세우는 분야이다. 하지만 우리는 아직 질환이 미리 일어날지를 예측하거나 그 발생을 막지는 못한다. 이렇듯 지금까지 인류는 이미 발생하고 창궐하는 감염병에 대한 대책 마련에 급급했다. 그런데 어떤 바이러스에 의한 감염병이 앞으로 창궐하고, 기나긴 대유행 기간 동안 예방과 치료를 무력화하는 돌연변이 발생을 예측할 수 있다면 어떻게 될까?

독감백신으로 알려진 계절 인플루엔자 백신은 매년 접종하는데, 변이를 일으켜 유행하는 바이러스의 종류가 매년 달라지는 인플루엔자 바이러스에 대응하기 위해 WHO가 세계 각처의 바이러스 유행 정보를 종합하여 다음 해 유행할 바이러스들을 예측하면, 제조사들이 3~4종의 바이러스에 효력 있는 독감백신을 생산한다. 그런데 이 예측 적중률은 대략 40% 정도에 불과하다. 그리고 코로나 바이러스 외에도 이 인플루엔자 바이러스들이 인류를 다시 위협할 가능성은 충분하다. 2013년부터 중국에서 발생한 조류 인플루엔자(H7N9) 바이러스는 1,568명을 감염시키고 그중 39%가 사망한 것으로 보고되었다.[48] 턱없이 높은 사망률이지만, 바이러스가 빨리 전파하는 능력을 가지기 전에 통제되어서 다행이지, 그렇지 않았더라면 스페인 독감 이상의 여파를 가지고 올 뻔했다.

---

48 The Deadliest Flu: The Complete Story of the Discovery and Reconstruction of the 1918 Pandemic Virus. https://www.cdc.gov/flu/pandemic-resources/reconstruction-1918-virus.html

톰 크루즈 주연의 〈마이너리티 리포트(Minority report)〉(2002)라는 영화가 있다.[49] 범죄가 일어난 뒤에 범죄자를 잡는 것이 아니라, 예지력을 이용하여 범죄가 일어나기 전에 범죄 예정자를 잡아서 벌하는 범죄예방국(Precrime department)에 대한 이야기다. 〈마이너리티 리포트〉에서 범죄 예지는 인권의 침해와 잘못된 예측 등의 문제가 있었지만, 감염병과 돌연변이 발생의 예측은 적어도 인권 침해와는 관련이 없다. 그리고 많은 생명과 자원의 낭비를 막을 수 있다. 과거에는 미지의 예측이 논리적 사고, 약간의 축적된 경험, 감으로 오해되기도 하는 우연한 행운, 그리고 신의 계시로 오인되던 자연현상에 의존했다면, 현재는 개인이 축적하고 인지할 수 있는 범위를 아득하게 뛰어넘은 데이터베이스와 이를 바르게 분석할 수 있는 인공지능이라는 새로운 도구가 사용된다. 인공지능 기술 중 딥러닝의 장점은 데이터에서 특징을 파악하는 능력이 탁월하다는 점이다. 대규모 인공신경망에 의한 학습 시스템인 딥러닝은 정리되지 않은 연관성 없는 정보의 우주를 샅샅이 뒤져서 원하는 정보를 발견할 뿐만 아니라, 연관성 있는 것끼리 정리할 수 있다. 필자는 이를 이용하여 바이러스 변이체들이 어떻게 창궐할지를 예측하는 기술 가능성에 대해 이야기하려 한다.

---

49 원작은 SF의 거장인 미국인 필립 K. 딕(Philip K. Dick)의 1956년 소설이다. 예지 능력을 가진 세 명의 돌연변이들에 의해 앞으로 2주 이내에 발생할 범죄가 예지되는데, 이 세 명이 항상 같은 내용의 예지를 하는 것이 아니다. 둘 이상의 다수에서 공통적으로 나온 예지가 '메이저리티 리포트(Majority report)', 하나에서만 나오면 '마이너리티 리포트(Minority report)'이다.

건강의 비용

바이러스의 돌연변이를 예측하는 것은 백신과 치료제의 개발을 위한 것이다. 예측은 다음과 같은 전제와 과정들로 이루어질 수 있다. 바이러스가 성공적으로 증식하기 위해서는 숙주를 침습하는 속도와 효율이 빨라야 하고, 숙주 내에서 빠른 증식을 마치고, 다른 숙주를 침습하기 위해 재빨리 현 숙주 몸 밖으로 배출되어야 한다. 돌연변이의 발생은 바이러스의 생존과 증식에 치명적일 수도 있지만, 다양하고 빠른 다른 돌연변이의 발생은 바이러스를 계속 증식시킨다. 이것이 전제다.

백신 개발을 위해서는 바이러스 외벽의 단백질을 타깃팅하는 항체를 만들어야 한다. 우리가 보기에 작디작아 보이는 바이러스의 외벽은 항체가 인지하는 짧은 단백질 구조에 비하면 광활하다. 〈스타워즈〉에 나오는 제국군의 디스트로이어와 공화국 연방군의 X-윙(X-wing) 전투기 간의 크기 차이 또는 롯데월드타워와 성인 키 간의 차이보다 훨씬 더 크다고 생각해보라.

외벽의 단백질을 코딩하는 유전자에 돌연변이는 무작위로 생기지만, 외벽의 기능이 유지되거나 향상하는 선별적인 돌연변이만이 바이러스의 성공적인 증식을 가능케 하고 검출된다. 돌연변이가 자주 일어나는 부위들은 정해져 있는데, 이를 핫스팟(hot spot)이라고 부른다. 단백질은 일단 직선으로 연결된 아미노산들로 형성되는데, 이 선들이 휘어지고 서로 연결되면서 다양한 3차 구조를 형성함으로써 단백질의 구조가 완성된다. 이렇듯 단백질의 구조가 3차원으로 형성되기 때문에 서로 연결되지 않아 보이는 무작위로 발생한 돌연변이들이 단백질의 중요한 구조를 함께 바꿀 수 있다. 구조생물학 분야의 발전은 아미노산 서열들로부터 단백질 구조 예측을 가능하게 하며, 이렇게 단백질의 기능을 유지하면서 구조를 바꿀 수 있는 돌연변이들의 조합은 실험을 통하여 확인되어 데이터베이스에 기록된다.

이렇게 돌연변이 리스트가 만들어지는데, 지속적인 업데이트와 딥러닝을 통하여 아직 발견되지 않은 조합도 예측될 것으로 기대된다. 예측은 확률로 표현되고, 세포실험과 동물실험으로 바이러스의 감염력과 증식능을 확인함으로써 위험도를 산출하게 된다. 그리고 이를 바탕으로 백신 제작을 위한 항원의 선정이 완료되고, 백신을 만들 준비를 하게 된다. 높은 확률로 나타날 변이체들을 타깃팅할 수 있는 백신은 최소한의 임상시험을 거친 후 대량 생산을 대비한다. 실제 해당 돌연변이가 검출되면 바로 해당 백신의 대량 생산에 들어가면 된다. 이렇게 하면 만능 백신은 만들지 못해도 변이체의 출현에 뒤늦지 않게 대처할 수 있다.

코로나 바이러스의 치료제 개발은 조금 더 어렵지만 유사한 전략으로 수행할 수 있다. 항바이러스 의약품 제재들은 비싸지만 바이러스를 중화시키는 효능이 증명되고 있는 항체치료제 또는 세포 내 들어온 바이러스 유전물질의 복제와 배출을 위하여 바이러스 유전체를 포장하는 외피 형성 등과 같은 바이러스 증식 과정을 억제하는 약물들이다.

돌연변이는 바이러스 외피 단백질뿐만 아니라, 증식 과정에 동원되는 바이러스가 코딩하는 모든 효소 및 숙주의 면역체계를 둔화시켜 바이러스의 생존능을 증가시키는 단백질의 유전자에서도 생길 수 있다. 이러한 돌연변이의 예측이 가능해진다면 치료제 개발은 새로운 국면

건강의 비용

을 맞게 될 것이다. 즉 성공 가능성이 더 커지는 것이다.

효능이 있는 약제가 있어도 내성이 생길 수 있는데, 바이러스 증식을 위하여 약제가 듣지 않도록 새로운 돌연변이 출현이 가속되기 때문이다. 세포 내 존재하는 바이러스를 잡아야 하는데, 항바이러스 제재는 세포의 기능은 그대로 두면서 바이러스에 주로 작용해야 한다. 그리고 작은 바이러스는 병원균과는 달리 타깃팅할 수 있는 표적이 많지 않고 바이러스마다 다른 약제가 필요한 경우가 많다. 일단 효능을 발휘하는 약제를 찾고, 작용 표적에 대한 돌연변이 출현 역시 예측된다면 이를 바탕으로 지금보다는 새로 적용할 수 있는 약제 후보들을 찾아내기 훨씬 쉽고 확인하기도 쉬워진다.

이는 앞으로 가능할 만한 연구방향에 대한 개인적 의견이지만, 필자는 충분히 가능할 것으로 생각한다. 우선은 백신 제작의 가능성을 높이기 위해 바이러스 외벽 단백질에 대한 돌연변이들의 출현을 예측하고 앞질러 가는 것부터 인공지능 기술의 활용이 가능할 것으로 예상해본다. 이러한 일련의 기술들은 바이러스 변이체만이 아니라, 모든 생명체의 진화 방향도 예측하는 잠재력이 있다. 예측된다면 변화하는 원리를 알게 되며, 원리를 알게 되면 조절할 수 있게 된다. 이 단계에 이르면 진화의 대상이었던 인류가 진화를 조절하는 힘을 얻기 시작하는 것이다.

건강한 삶과
수명 연장의 가능성

늙어간다는 것은 병일까?

호모 사피엔스(Homo Sapiens)라는 단어는 '슬기로운 사람'이라는 라틴어로 아종이 모두 멸종하고 유일한 한 종만 현존하는 인류를 지칭하는 단어다. 지구상의 모든 지역에서 인간의 평균 수명이 두 배 이상 증가한 것은 지난 두 세기간의 변화에 불과하다. 40~50세 이내의 수명에 최적화된 인간의 몸이 갑자기 늘어난 수명에 진화적으로 적응하기에는 너무 이른 시간이다.

우리의 수명이 정해진 것은 노화가 일어나기 때문이다. 노화란 무엇인가? 우리 몸에서 더 이상 분열하여 증식하지 않는 노화세포들이 늘어나면서 여러 장기의 기능이 저하되는 현상이다. 과거 고단하고 짧았던 수명에서 그나마 좋았던 것은 암이나 뇌심혈관질환으로 고생할

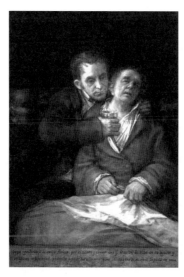

| 그림 12 | 프란시스코 고야(1746~1828), 〈의사 아리에타와 함께 있는 자화상〉(1820), 미네아폴리스 미술연구소
아래에 있는 스페인어 문장은 다음과 같다. 'Goya agradecido, à su amigo Arrieta: por el acierto y esmero con g.e le salvò la vida en su aguda y peligrosa enfermedad, padecido à fines de año 1819, a los setenta y tres de su edad. Lo pintó en 1820(고야가 73세인 1819년 말에 심각하고 위험한 병을 앓을 때 그의 생명을 구해준 친구 아리에타의 연민과 돌봄에 감사하며 1820년에 이 그림을 그렸다).'

일이 적었다는 것이다. 이 때문에 노화는 우리 몸에서 암을 예방하기 위해 진화 과정에서 획득한 보호기전으로 해석되기도 한다.

그런데 특정 인구집단의 평균 사망 연령을 의미하는 기대수명이 지금처럼 대폭 늘어나게 된 가장 큰 원인은 현격히 좋아진 위생 개선으로 모자 사망률이 먼저 줄고, 백신 접종과 식량 증산으로 영아기와 소아청소년기 사망률이 급감했고, 의학기술의 발달로 심각한 급성질환과 감염증에 의한 사망률이 줄었기 때문이지, 인간이라는 생명체가 감당할 수 있을 정도로 수명 자체가 덤으로 늘어난 것이 절대 아니다.

과거에 어느 정도로 위생관념이 없었는지는 파트리크 쥐스킨트의 1985년직 동명소설이 원작인 〈향수: 어느 살인자의 이야기〉(2007)라는 영화의 맨 첫 부분을 보면 실감한다. 1738년 7월의 무더운 날 파리의 더러운 시장 바닥에서 주인공 '장 바티스트 그르누이'를 홀로 출산한 생선장수인 어머니는 생선 자르던 더러운 칼로 탯줄을 잘라내고 아기를 시장에 쌓인 쓰레기 더미에 유기하다가 들켜서 교수형을 받게 된다. 더 놀라운 점은 이 어머니는 그전에 출산한 아기들을 이런 식으로 유기했었다. 소설이라서 이 정도인 것이 아니다. 당시 상황을 담은 문헌들을 보면 위생 관념의 부재는 흔한 상황이었다.

개체별로 그 속도는 다소 차이가 있지만, 성인기부터 일정한 속도로 노화가 계속 진행된다는 '노화 속도의 불변가설'은 여러 연구에서 증명되고 있다.[50] 인류는 위생의 향상과 식생활 변화 같은 생활양식 및 의학의 발전 덕에 두 배가량의 수명을 기대할 수 있게 된 것이다.

슬프지만 인간의 기대수명이 늘어난 것은 마땅히 죽을 이유가 줄어서 계속 살게 되는 이유가 크다. 미국의 허블우주망원경이나 화성탐사선들이 예상 작동 기간을 넘겨 훨씬 오래 기능하는 것을 보면 예상치를 넘는 수명이 가능한 이유를 알 수 있다. 일단 성장하게 되면 마땅한 이유가 있어야 (기계처럼) 작동을 멈추거나 사망하게 되는 것이다.

---

50 The long lives of primates and the 'invariant rate of ageing' hypothesis, Nature Communications volume 12, Article number: 3666 (2021)
평균 수명이 늘었다고 노화까지 느려졌을까?…"아니오", 한겨레, 2021년 6월 21일자

건강의 비용

생활양식과 의학의 발전 덕에 인간은 두 배 이상의 평균 수명을 기대할 수 있는 것이며, 늘어난 삶의 기간 동안에 준비되지 않은 채로 여러 새로운 질환에 이환된다. 한편, 인간의 수명은 계속 늘어나고 있지만, 최대수명에는 한계가 있다는 주장과 이에 대한 반박 주장이 현재 팽팽하게 맞서고 있다.[51] 물론 대부분의 인간이 코로나-19 같은 갑작스러운 감염병의 창궐에도 이제는 자연수명 이상을 살게 되면서 예전에 보기 힘들던 만성 성인질환이 흔하게 된 것은 덤이다.

어차피 수명이 짧은 개체에서 다음 세대로 자손을 안정적으로 남길 수만 있다면, 노화에 따른 몸의 불편함은 큰 문제가 아니었다. 하지만 현대인은 대폭 증가한 기대수명[52]에도 불구하고, 같은 질환도 노인일 때 앓으면 오랫동안 아플 수 있고, 완치되지 않는 경우가 더 많다. '계속 아프니깐 노인'인 것이다. 많은 질환이 단순히 한두 가지 원인 때문에 생기지는 않으며, 질환은 불안정하고도 복잡한 체내 항상성의 교란까지 일으킨다. 환자가 오랜 세월 만성질환들을 앓아오면서 나이가 들고, 많은 약제를 복용하는 가운데 몸의 항상성은 크게 변하게 된다. 이렇게 되면, 일반적인 중장년의 인구집단을 대상으로 어느 정도의 효

---

51 인간 수명의 최대치는?, 사이언스 라이프, 2017년 9월 5일자
52 아직 많은 논란이 있지만, 인간의 자연수명은 약 40년 이내로 추정되고 있고 실제 100년 전까지의 기대수명도 40년 정도였다. 19세기 초반만 해도 평균 기대수명이 40세 이상인 나라는 전혀 없었다. 지금과 비교하면, 모두가 정말 힘들게 살았다.
A genomic predictor of lifespan in vertebrates, Scientific Reports volume 9, Article number: 17866(2019)
Senolytic therapies for healthy longevity, Science 364: 636-637(2019)

력이 알려진 치료법이라도 여러 약제가 사용되는 복합 만성질환자에
서는, 그것도 노인에게는 잘 듣지 않고 예상치 못한 부작용까지 속출
한다.

또한 노화가 진행되면서, 젊었을 때는 생소했던 여러 가지 질환을
앓게 되는 경우가 많아진다. 이런 질환들을 노화성 또는 노인성 질환
(Age-related diseases, ARD)이라고 하는데, 낫지 않고 지속적으로 나빠지는
장기 기능을 오랜 관리로 최대한 보존하는 것이 지금의 치료법이다.
이렇듯 '증상의 호전'이 가장 큰 치료 목표가 되는 때가 노인 환자군에
서다. 개체의 고령화는 체력의 저하만이 아니라, 쉽게 낫지 않는 노인
성 질환인 만성질환들의 유병을 증가시키는데, 한국에서는 65세 이상
의 노인들은 4.1개 이상씩의 만성질환을 가지고 있는 것으로 나타났
다.[53] 요통을 제외할 때, 심뇌혈관 질환, 골다공증 골절, 호흡기 질환 등
의 3가지 중증 만성질환이 노인성 만성질환의 대부분을 차지하고 있
다. 이러한 만성질환은 중장년 때 시작되지만, 노인성 만성질환은 그
병리기전이 중장년에서 처음 시작되었을 때와 다르고 장기간 이환되
면서 노화 과정의 변화와 함께 여러 합병증을 수반하게 된다.
이렇듯 노화와 노인성 만성질환은 따로 분리해서 생각할 수 없는
개념이며, 노인성 만성질환의 치료는 중장년에서 시작된 만성질환과

---

[53] '효과적인 만성질환 관리방안 연구(연구보고서 2013-31-19)', 한국보건사회연구원, 2011년
건강보험심사평가원에서 제공하는 환자표본조사 자료를 참조함.

건강의 비용

는 다르게 접근해야 한다. 하지만 현재 그 방법에는 큰 차이가 없는 것이 사실이다. 또한, 과거의 뇌일혈이나 심근경색 같은 급성 뇌심혈관 질환은 중장년 급사의 주요 원인이었지만, 의료기술의 발달로 이제는 여생 동안 관리해야 하는 만성질환이 되었다. 이렇듯 현대의학 수준으로는 노화나 만성질환의 치료는 증상의 호전 이상을 기대하지 못하며, 대신 지속적인 관리를 요구한다.

〈표 4〉를 보면 국민들의 기대수명은 계속 늘어나고 있지만, 건강한 삶을 유지하는 기간의 증가 폭은 훨씬 작은 것을 볼 수 있다. 65세까지 건강한 삶을 누리고 그다음부터 계속 아프다는 뜻이 아니다. 통계에 잡힐 정도로 표가 나게 말할 만큼 아프지 않은 기간이 일생에서 65년 정도라는 뜻이다. 노화가 50세 이상 인구의 93%에 어떤 형태로든 장애를 준다는 미국사회보장국의 보고[54]가 이를 뒷받침한다.

연도		2012	2014	2016	2018	2020
기대수명	계	80.87	81.80	82.40	82.70	83.50
	남자	77.57	78.58	79.30	79.70	80.50
	여자	84.17	85.02	85.40	85.70	86.50
건강수명		65.70	65.20	64.90	64.40	66.30

| 표 4 | **기대수명과 건강수명의 증가 패턴 비교**
통계청 자료인 〈생명표, 국가승인통계 제101035호〉를 인용함. 건강수명은 유병 기간을 제외한 기대수명이라고도 불리는데, 기대수명 중 질병이나 부상으로 고통받은 기간을 제외한 건강한 삶을 유지한 기간을 의미한다.

---

54 "Actuarial Life Table", Social Security, 2015. https://www.ssa.gov/OACT/STATS/table4c6.html

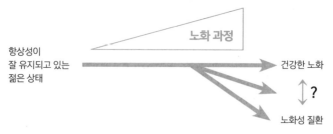

| 그림 13 | 노화와 노화성 질환 간의 관계

　　노화성 질환을 노화 과정에서 자연적으로 일어나는 현상으로 볼 것이냐, 자연스러운 노화 과정 중 잘못된 경우로 보느냐는 관점은 인과관계가 모호한 경우가 많다. 항상성 상태(Homeostatic state)라는 것은 우리 몸 안에서 항상성이 유지되는 상태를 의미하는데, 이는 체온, pH, 혈당, 전해질 농도와 같은 많은 요소로 이루어진 내부 환경을 안정적이고 상대적으로 일정하게 유지하려는 개체의 노력이자 역량이다. 이러한 항상성이 훼손되면 몸과 마음의 컨디션이 나빠지며 질환이 생기기 쉽고, 질환이 생기면 항상성은 계속해서 훼손된다.

　　〈그림 13〉에서는 항상성이 잘 유지되는 젊은 때와는 달리 나이가 들어 노화 신호가 강해지면서 일련의 노화 과정들이 계속 일어나는데, 개체별로 어떤 과정을 거치느냐에 따라 동일한 노화 신호에서도 건강한 노화(Healthy aging)가 일어날 수도 있고, 노화성 질환이 발생할 수 있다는 것을 표현하고 있다. 또한, 건강한 노화와 노화성 질환 사이의 양방향 화살표는 건강한 노화와 노화성 질환이 노년 과정 중에서 서로 번갈아가며 주도권을 잡기 위해 엎치락뒤치락하는 연속적 과정이다. 하지만 노화성 질환이 결국 주도를 잡으면서 말년을 보내게 되는 것을

건강의 비용

의미한다. 물음표는 어떤 힘이 노화성 질환을 억제하면서 건강한 노화를 오랫동안 유지하느냐는 것이다. 여기서 건강한 노화라는 것은 개체의 젊은 때와 비교하는 것이 아니라, 일상생활에 별 불편이 없는 평균적인 동년의 정신적·신체적 건강 기준을 따르거나 상회할 때다. 이 개념도에서 노화 자체는 질환으로 간주되지 않는다.

세포모델과 동물모델을 사용한 수많은 연구에도 불구하고 노화가 어떻게 일어나는지는 여러 원인에 의해서 유전체상의 불안전함과 후성유전학적인 변화들이 늘어나면서 노화된 (더 이상 분열하여 증식하지 않는) 세포가 증가하는 것 외에는 아직 모든 것을 정확히 알지 못한다. 생체 내 DNA 서열의 일부가 돌연변이로 변화하거나, 훨씬 더 긴 DNA 서열들의 위치가 바뀌고 섞이는 것이 유전체상의 불완전함이다. 그리고 DNA의 기능을 조절하는 히스톤이나 전사인자 같은 단백질이나 DNA 자체에 일어나는 화학적인 변화들이 후성유전학적인 변화들이다. 실험동물과는 달리, 인간은 개체별로도 노화 증상의 정도와 나타나는 시기가 다양하다. 세포 종류마다 독특한 기전들이 존재하며, 늙은 신체라 해도 구성 세포들이 동일한 노화 현상을 보이는 것도 아니고, 노령에서 잘 생기는 질환이지만 어떨 때는 훨씬 젊은 사람에게 생기는 경우도 많다. 게다가 노화 세포는 금세 죽는 것도 아니다. 세포 분열을 멈춘 채 수십 년 동안 체내에서 존재할 수 있다.

다만, 노화된 세포가 분비하는 사이토카인이라는 신호조절 물질들이 인간을 포함한 노화된 동물의 체내에서 지속되는 조용한 염증 반응을 일으켜서 노화를 촉진한다는 것은 동물실험을 통하여 확실하게 알려져 있다.[55] 또, 노화세포가 내는 이런 신호조절 물질들은 정상세포로 하여금 이상 노화 반응을 일으키게 된다. 이렇게 지속저이고 조용한 염증 반응에 의해 노화가 번져나가는 현상을 '염증노화(Inflammaging)'라고 한다.

이 때문에 노화를 막는 방법으로 과식을 삼가고 대사에너지를 조절하여 유전체상의 불안전함과 후성유전학적인 변화를 억제하는 기존의 칼로리 절제법이나 약물요법 외에도 노화세포를 제거하는 약물인 세놀리틱스(senolytics)와 노화된 세포에 의해 생기는 몸 안의 조용한 염증을 낮추는 약물인 시노모픽스(senomorphics)의 개발이 연구되고 있다. 물론 세포모델에서 효능을 보인다 하더라도, 많은 종류의 다른 세포가 혼재하는 조직에서 그 유용성을 입증하는 것은 전혀 다른 이야기다. 우선 노화된 세포만을 정밀하게 잡아야 하는 것도 힘든데(우리 몸에는 노화된 세포만이 아니라 심장과 뇌에서 분열하지 않고 수십 년을 공존하는 기능세포들도 많다), 여기에 세포 종류마다 세포 사멸기전이 동일하진 않다. 이에, 여러 약제의 조합이 필요할 것으로 예상된다.

동물모델의 장점이자 문제점은 유전적으로 동일한 개체들을 온도, 습도, 위생 및 먹이까지 조절된 안정적인 환경에서 키워 실험 결과들이 일관되게 나오도록 한다는 점이다. 실험동물과는 달리 인간은 유전적 다양성과 환경적 변수들이 훨씬 다양한 환경에서 더 오랜 기간 살고 있다. 동일한 깨끗하고 안전한 환경에서라면 실험용 생쥐는 대략

---

55 Senotherapeutics for healthy ageing, Nature Reviews Drug Discovery volume 17, page 377(2018)

건강의 비용

2년 정도, 야생 쥐는 6년 정도 산다. 실험용 생쥐는 오래된 근친교배로 좋은 환경에서도 수명이 줄어드는 것이다. 옛날의 합스부르크 왕가도 아니고, 지금 인간은 근친교배를 선호하진 않는다.

때문에 세포와 동물에 유효한 여러 약제의 조합이 발견된다 해도 이를 인간에 적용하기 위해서는 추가로 오랜 연구가 필요하다. 그런데 '노화가 억제될 때 노화성 질환 역시 발생이 억제되거나 증상이 완화되어 치료되는 것인가?' 이상하게 들리겠지만, 이것은 아직 논리적인 기대에 불과하다. 노화세포의 사멸을 유도했을 때 노화 증상들이 완화되는 것을 보여준 최근의 생쥐 모델 연구 외에는 지금까지 인간에서 증명된 적이 없다.[56]

이처럼 인간에게서는 아직 증명되지 않았고 부작용의 유무도 모르지만, 인간을 대상으로 한 세놀리틱스(senolytics) 임상시험은 2018년에 시작되었다. 다만, 이것은 노화 자체를 억제하려는 연구가 아니라, 특발성 폐섬유증이나 관절염, 알츠하이머형 치매 같은 노인성 질환을 치유하려는 연구들이다.[57] 수명연장은 여러 가지 윤리적 타당성과 실험 데이터의 신뢰성에 대한 이슈가 있을 수 있고, 소요되는 시간도 훨씬

---

[56] Naturally occurring p16Ink4a-positive cells shorten healthy lifespan, Nature volume 530, pages 184–189(2016)

Senolytics improve physical function and increase lifespan in old age, Nature Medicine volume 24, pages 1246–1256(2018)

[57] 임상시험에 대한 연구계획서와 경과를 확인할 수 있는 데이터베이스인 clinicaltrials.gov에서 'NCT02874989', 'NCT04815902', 'NCT04685590'를 각각 찾아보면 해당 임상시험들의 정보를 확인할 수 있다.

길기 때문에, 우선 노인성 질환의 증세를 호전시키는지를 연구목표로 잡은 것으로 보인다.

《노화의 종말(Life Span)》의 저자인 데이비드 싱클레어 교수는 이에 대해 반대의 주장을 한다.[58] 평생 노화를 연구해온 그는 노화를 치료할 수 있는 질환으로 규명하면서 노화의 원인과 개인적으로 실천할 수 있는 노화를 역전시키는 방법, 그리고 장수사회에서 예상되는 문제점과 대처법에 대해 설명한다. 원저의 부제인 '왜 우리는 늙는가, 그리고 왜 그럴 필요가 없는가'에서 볼 수 있듯 자신과 학계의 연구를 바탕으로 개인적으로 실천이 가능한 장수 비법들을 소개했는데, 아직 인간에게서는 그 유효성들이 확실해 보이진 않고 일상생활에서 실천이 참 만만치 않아 보인다.

정확하게 인간의 최대수명이 얼마인지, 어떤 사람이 오래 살 수 있는지는 아직 모른다. 2016년 얀 비그(Jan Vijg) 교수가 여러 나라에서 수집한 사망률 데이터를 분석하여 1970대부터 1990년대 사이에 인간의 최대수명은 폭발적으로 늘었지만, 114.9세 이상 살지 못한다고 〈네이처(Nature)〉지에 발표한 적이 있다.[59]

하지만 모든 인간이 115세를 훨씬 넘겨서 살 수 있다고 주장하는 싱클레어 교수의 제안들이 앞으로 일반인들을 상대로 더 쉽게 적용이 가능해질지, 얼마나 많은 사람이 그 혜택을 볼 수 있을지는 관심 있게

---

58 책의 앞 절반은 노화 연구들에 대한 최신 업데이트가 많아서 필자도 유용하게 읽었다. 하지만 뒷부분은 미래사회에 대한 전반적인 예측과 전망이어서 다소 당황했다.

59 Evidence for a limit to human lifespan, Nature volume 538, pages 257–259(2016)

지켜볼 만하다. 일단 노화를 질환으로 규정하고 치료가 가능하다고 한 그의 관점과 연구 내용들은 분명 흥미롭다.

그동안 과학적으로 동물모델의 노화를 역전하는 데 성공한 것으로 보이는 실험들이 계속 보고되어왔다. 젊은 쥐와 늙은 쥐의 순환계를 연결하고 살리는 병체결합 실험(Parabiosis)을 통하여 늙은 쥐에게 일어나는 변화를 연구해온 과학자들이 있다. 젊은 쥐의 혈액을 받은 늙은 쥐들의 인지력이 개선되고, 간, 척수, 심장근육, 골격근의 기능이 향상됨이 보고되었다.[60] 과학자들은 늙은 쥐의 노화를 역전시키는 원인이 된 젊은 쥐 혈액 내 원인물질들을 찾아냈고, 인간에서 임상시험을 시작하고 있다.

그런데 지금까지 노화라는 연구 분야는 다른 어떤 분야보다도 사람들의 많은 기대와 과장 광고가 난무하는 곳이다. 동물실험을 바탕으로 한 항노화 기술들이 효능에 관계없이 여러 부작용을 뛰어넘어 인간에게 적용되는 데는 분명 많은 시간이 걸릴 것이다. 항노화 기술의 성공은 미래의학의 역할이 지금처럼 병에 걸린 인간을 수동적으로 치료하는 것에서, 온전한 개인 건강을 더욱 업그레이드하고, 인류 역사상 처음으로 질환을 능동적으로 예방하는 것으로 전환되는 것을 의미한다.

---

60 Young blood renews old mice, 사이언스 온라인, 2014년 5월 4일자. https://www.sciencemag.org/news/2014/05/young-blood-renews-old-mice
'어떻게 젊은 피가 노화를 실제로 역전시키는가', 토니 와이스-코레이의 TED 컨퍼런스에서 https://www.ted.com/talks/tony_wyss_coray_how_young_blood_might_help_reverse_aging_yes_really/transcript?awesm=on.ted.com_8Qzu&utm_campaign=jamie_oliver&utm_medium=on.ted.com-twitter&utm_source=direct-on.ted.com&utm_content=ted.com-talkpage&language=ko

필자는 항노화 기술이란 단어를 보면, 자기 나이보다 40세 정도 더 젊어 보이고 건강한 인간 노인을 생각하지만, 분명 어떤 이들은 수백 년 동안 젊음을 유지하는 창작물 속의 엘프를 생각할 수도 있을 것이다.

언제가 될지는 모르지만, 또 얼마나 노화를 저해할지는 모르지만, 그리고 이대로라면 아마 수십 년 내에는 가능하겠지만, 지금의 인간 사회구조에서 노화를 역전시킨다는 것이 좋은 소식만을 의미하는 것은 아니다. 어떤 적응증에서, 어느 연령에서 이런 항노화 기술을 적용해야 하는가, 그리고 노화를 억제할 때 암 발생이나 다른 부작용의 가능성을 파악하여 억제하는 최적화 실험 외에도 현실적인 적용에는 많은 갈등이 야기될 것이다. 이러한 업그레이드가 안전하면서 저렴하고 보편적으로 가능하고, 적당한 속도로 보급된다면 많은 사람이 그 혜택을 받으면서 큰 사회적 충격 같은 것은 없을 것이다.

하지만 빈부격차가 심할 때는 고가의 의료 서비스 혜택이, 그것도 만약에 갑자기 개발된 상황이라면 절대 고루 나누어지지 않는다는 것은 명백한 사실이다.[61] 교육이 개인에게 더 많은 기회의 가능성을 주는데, 가족의 부는 교육의 기회를 분명히 좌우한다. 우리는 부가 세습되

---

61 〈가타카(Gattaca)〉(1997), 〈인타임(In time)〉(2011), 〈엘리시움(Elysium)〉(2013) 같은 영화들은 당연하게 주어지고 영위하던 건강이나 시간이 제한되는 것이 지금처럼 가난한 정도가 아니라 목숨이 좌우되는 심각한 불평등의 원인이 되는 사회를 그리고 있다. 〈블레이드 러너(Blade runner)〉(1982)에서는 인간 대신 극한 환경에서 일하기 위하여 인간을 초월하는 지능과 체력이 주어졌지만 수명은 4년으로 제한된 인조인간인 레플리칸트들이 나온다. 레플리칸트들이 더 나은 삶과 생명 연장을 위해 인간들과 사투를 벌이는 〈블레이드 러너〉의 원작은 필립 K. 딕의 1968년작 SF 소설인 《안드로이드는 전기양의 꿈을 꾸는가》다. 네 영화 모두 디스토피아적인 세계를 그리고 있다.

건강의 비용

는 것도 이전보다는 제한받고 경계를 받는 사회에 살고 있다. 이렇게 건강이 업그레이드된다는 것은 개인이 더 많은 기회를 가진다는 것을 의미하는데, 부자는 가난한 사람보다 더 오래 사는 것은 사실이고, 부자가 오래 살면 더욱 부자가 될 가능성도 크다. 이래저래 지금 우리 사회는 항노화 기술 자체의 비용 외에도 지금보다 더 건강수명이 길어지는 새로운 사회 변화에 대한 준비가 아직 되어 있지 않다.

이렇듯 과학적 실현 가능성을 떠나서 건강하게 오래 살아간다는 것은 중요한 개인적인 욕망이지만, 의외로 사회적·정치적·경제적인 물음들을 모두 해결해야 하는 난제가 될 가능성이 있다. 제대로 운영되는 현대국가에서 의료에 대한 접근은 개인적 자유가 아니라, 국가를 지탱하기 위한 국민의 기본권이기에 보편적이어야 한다. 그리고 적어도 정부와 보험회사 중 그 누구도 노화를 병으로 간주하지 않는다.[62]

지금 독감백신은 어린이, 임산부, 노인 등 위험군들에게만 무료인데, 코로나-19의 원인인 SARS-CoV-2에 대한 백신은 왜 전 국민에게 무료로 계속 접종하고 있는지 생각해보자. 백신값을 청구하는 것보다는 무료로 제공해서 접종률을 높이는 것이 사회적 비용이 훨씬 덜 든다고 기대하기 때문이다. '적절한 건강 수준은 어떤 것인가'라는 질문을 넘어서 불로장생까지는 아니라고 해도, 내가 그 비용을 온전히 감당하지 못할 때 도움을 받지 못한다면 항노화 기술은 새로운 권력이

---

[62] 질환분류체계인 국제질병분류(International Classification of Diseases)의 11번째 버전(ICD-11)에는 MG2A라는 코드가 있는데 '정신병을 동반하지 않은 고령'을 의미한다. 신난냉이 아니라, 일반적인 증상 중 하나로 등재되었다.

될 것이고, 인간 사회는 새롭게 계급화가 될 것이다.

인간이 건강하게 오래 살 때, 건강하기 때문에 의료비용이 덜 들지, 오래 살기 때문에 의료비용이 더 들지는 두고 봐야 할 역설이 될 수 있다. 적어도 우선적인 혜택은 사회를 움직이는 초엘리트들에게 돌아갈 가능성이 더 클 것이다. 넷플릭스의 〈돈 룩업(Don't look up)〉은 지구를 멸망시킬 혜성이 다가오는 것을 발견한 뒤 6개월의 시간 동안 충분히 저지할 능력을 가진 인류가 속수무책으로 방관하다 결국 멸망하는 난장판을 그린 풍자극이다. 영화 마지막에 1,000명이 탄 탈출선이 목적지인 외계 행성에 도착하여 생존자들이 내릴 때를 보면 어린이나 청년들이 없다. 모두 나이든 유력 회사의 CEO나 정부 관료들이다.

항노화 기술이 정말 성공하려면 그 혜택의 수령자가 많아져야 한다. 혜택을 받는 사람들이 많아질수록 노인의 역할에 대한 사회적 정의는 바뀔 수밖에 없다. 사회가 제대로 움직이려면 많은 건강한 고령 인구가 정년 없이 생산활동에 참여하도록 해야 할 것이고, 무엇보다도 자신의 오랜 경험과 지식에 의한 관습에 얽매여 변화하는 사회에서 뒤처지지 않고, 변화를 방해하는 꼰대가 되지 않도록 해야 한다. 질풍노도의 사춘기를 보낼 미래의 십 대들은 나름 고민이 더 많아질 것이다. 출산율이 앞으로 어떻게 될지는 모르겠지만, 지금의 십 대와 오십 대 간의 세대 차이가 앞으로는 십 대와 백세 간의 세대 갈등이 될 것이라고 생각해보면 어떨까?

항노화 기술은 노화 자체가 아니라, 노화성 질환을 억제하는 신의

건강의 비용

료 기술로 포장되어 먼저 사용될 수는 있다. 분명 증상의 완화에 머무는 현 기술 수준에서 병의 원인 자체를 제거하거나 감소시키는 혁신을 기대할 수 있다. 그런데 어쩌면 항노화 약이 개발되고 노인성 질환을 넘어서 수명연장의 효과가 뚜렷해진다면, 새로운 형태의 불평등을 막기 위해 약값을 감당하는 경제력에 관계없이 투약 횟수에 대한 제한이 생길지도 모른다. 수명연장은 언제 실현화될지도 모르고, 또 그 과정이 얼마나 빠르게 이루어질지, 어떤 사회적 충격을 일으킬지는 어느 누구도 알지 못한다. 아마 너무 이른 생각이겠지만, 누군가 우리의 평균수명이 갑자기 10년 증가한다면, 아니 만약 20년이나 30년이 증가한다면 어떤 갈등이 생길지, 또 어떻게 해결해야 할지를 예상해보는 사고실험을 해보면 어떨까.

데이비드 싱클레어 교수도 인용했지만, 막스 플랑크가 그의 자서전인 《Scientific autobiography》에서 의미심장한 말을 했다. 간단하게 말하자면 '과학은 장례식 한 번만큼 진보한다.'[63] 항노화 기술에 대해 환상적인 과학적 의미를 부정하지 않으면서도 실현 가능성과 사회적 충격에 대해서는 염려하는 필자 역시 보수적인 인식을 가지고 있는지도 모르겠다.

---

63 원래 그가 한 말은 다음과 같다. "새로운 과학적 진리가 승리하는 것은 반대론자를 확신시켜서 그들이 새로운 빛을 보게 해서가 아니라, 반대론자들이 결국에 다 죽고 새로운 진리에 익숙한 다음 세대가 자라나면서다. 과학의 혁신은 단계적으로 천천히 반대론자를 이겨가며 생각을 바꾸게 하는 방법으로는 거의 일어나지 않는다. 이것이 미래는 젊은이들 편이라는 사실을 의미한다."

Max Planck, *Scientific autobiography*(1950)

한국에서 65세 이상의 노인 한 명당 평균 의료비는 벌써 노인이 아닌 인구 한 명당 평균 의료비의 3배다. 만성질환의 관리와 생애 마지막 과정 중 연명의료에 쓰이는 의료비 때문이다. 필자가 항노화 기술에 개인적인 관심을 가지는 이유는 수명연장보다는 많은 노인성 질환의 근원적인 발생을 막을 가능성이 크기 때문이다.

적어도 항노화 기술에 의해서 만약 노년의 의료비용이 압도적으로 절감될 수 있고, 여기에 증가하는 수명에 대한 사회적 대처가 성공적이라면 어떨까? 시간, 자원, 재원 모두 획기적으로 아낌으로써 생각지도 못한 혁신의 혁명이 가능할 수 있다. 이때 분명 인류는 전혀 새로운 호모 사피엔스로 거듭날 것이다. 정해진 수명에 따라 사는 생물학적인 한계를 넘은 '혁명적 존재'란 뜻에서 앞으로 인류는 호모 레스노바스(Homo Res Novas)라 불리게 될지도 모르겠다.

건강하게 늙어가는 것을 돕는 의료

인구 고령화와 복합만성질환자의 증가는 환자 중심으로 의료연계(Patient-centered care coordination)가 이루어지지 않는 의료 시스템 비효율의 문제를 부각하고 있다.[64] 환자 중심의 의료연계는 환자 입장에서 가장 효율적인 비용으로 높은 질의 의료를 제공받도록 하자는 것이다.[65]

---

64 "증가하는 노인의료비 잡을 묘수는?", 메디칼업저버, 2015년 10월 27일

65 Improved health system performance through better care coordination, OECD health working papers(2007)

의료연계가 필요한 이유는 지금처럼 환자가 정보의 비대칭을 극복하지 못하는 상태에서 스스로 의사를 찾도록 방치하면 생기는 다음과 같은 문제들을 모두 극복해야 하기 때문이다.

첫째, 만성질환자는 여러 명의 의사를 거치면서 치료를 받게 되는데, 환자를 위해 지속적으로 임상 정보를 모아서 관리해주는 전담의가 없기 때문이다. 둘째, 퇴원 후 적절한 외래 관리를 받도록 의료연계가 되지 못해 재입원을 막지 못한다. 셋째, 특정 만성질환을 가진 환자들이 지속적으로 정기 검사와 투약 관리를 받을 곳을 찾지 못한다.

이러한 문제들을 방치한다면, 환자는 의원급에서도 충분히 관리 가능한 질환 치료를 종합병원에서, 심하면 상급 종합병원에서 받으려 하게 된다.[66]

이 단락에서만도 '관리'라는 단어를 벌써 네 번이나 사용했는데, 만성질환은 분명하게도 치료가 아니라, 증상을 관리하는 질환이다. 지속적으로 만성질환을 모니터링하면서 가이드할 수 있는 1차 의료 전담의제가 확보되고 환자 중심으로 의료 공급자 간 진료 정보가 공유되면서 의료 서비스가 의료기관 간에 연계되어야 한다. 이와 같이 1차 의료의 외래에서 향상된 환자 관리의 일관성과 질을 통하여 환자 증상의 악화 및 불필요한 입원을 막을 수 있고, 전체적인 의료비의 절감이 가능해진다.

---

66 대형 상급 종합병원 환자쏠림 완화정책의 현황과 방향, 보건복지포럼, 2014. 04. N210_07
"[포커스] 대형병원으로 몰리는 환자들, 그 이유는…", 중앙일보, 2014년 6월 9일자

아울러 지금처럼 원격진료를 거부하지만 말고 당뇨병 환자가 스스로 혈낭을 재고 인슐린 주사를 맞듯이, 필요 시에는 다른 만성질환자들에게도 모니터링을 포함한 자가진단과 자가치료를 허용하여 환자를 치료 과정에 능동적으로 참여시켜야 한다. 당뇨병 외에도 고혈압, 고지혈증, 심부전 등은 적절한 기술이 확보된다면 자가진단과 치료의 적용이 가능한 질환들이다.

지금까지 의학은 급성질환의 치료에만 최적화되어 왔는데, 앞으로 만성질환에서는 의사 중심의 일방적인 의료전달에서 환자가 적극적으로 참여하는 진료 형태로 전환이 필요하고 가능해질 것이다. 만성질환은 의사에 의한 치료가 어려운, 조기에 완치되지 않은 질환이다.

만성질환의 치료는 의료기술 외에도 환자 생활습관의 개선을 위한 노력이 필요하다고 했다. 이는 이미 치료 과정에서 환자의 능동적 역할이 급성질환 때보다 훨씬 더 중요하다는 뜻이며, 이 환자의 역할을 더 확장하여 의사의 역할을 안정적으로 보조하면서 치료 참여도까지 높인다면 치료 효율의 증대와 비용 절감이라는 의료 가치는 극대화될 것이다.

이를 위해서는 지역사회의 적극적인 참여가 극히 중요하다. 하지만 지금 우리처럼 핵가족 중심의, 도시 중심의 사회는 조금만 도시를 벗어나도 지역사회가 받쳐주는 복지기반이 급속도로 약해지는 구조다. 의료기관의 수와 위치를 보면 명확하게 드러난다.[67] 한국은 도시의 노

---

67 "소규모 지역 노인 건강 수준 더 안 좋다", 농민신문, 2021년 9월 1일자

건강의 비용

인들도 갑갑하지만, 시골의 노인들은 더더욱 갑갑한 상황이다. 초고령 사회가 국가적인 현상이라지만, 시골은 노인들의 비중이 국가 평균인 20%보다 압도적으로 더 높은 '노인촌'이다. 젊은 사람들 자체가 없는 것이다.

오쿠다 히데오가 쓴 《무코다 이발소》[68]에서는 의사가 없는 어느 시골 마을에서 한밤중에 뇌출혈 증세를 일으킨 노인을 차로 30분 떨어진 도시로 옮기는 데 온 마을 사람들이 동원되는 장면이 나온다. 환자의 상태가 안정되고 나니, 이제는 가족 중 누가 간호하고 병원비는 어떻게 마련하느냐는 고민이 생긴다. 고향을 떠난 자식이 아버지를 돌볼 수 없고, 늙은 부인이 남편 옆에 항상 붙어 있을 수도 없으니, 친한 이웃사람들이 자원해서 돌보게 된다. 아이 하나를 키우는 데 모든 마을 사람이 동원되는 것만이 아니라, 이처럼 한 명의 노인 환자를 돌보는 데도 모든 마을 사람이 동원된다.

증세가 심각하지 않은 노인 만성질환자는 최대한 병원에서 관리하는 것이 아니라, 자신의 자택을 중심으로 지역사회에서 지속적으로 간호와 재활 등의 관리를 포함한 돌봄을 받는 것이 가장 예후가 좋다. 이것이 돌봄의 본래 의미이다. 이는 의료비용의 절감과 의료 서비스 효능 모두를 만족시킬 수 있는 방법이다. 노인이 병원이 아니라 이러한

---

68 82살 늙고 고집 센 남편 뒷바라지에 지쳐가던 부인이 남편이 병원에 입원한 뒤에야 자신의 사유를 찾아 좋아한다는 지극히 현실적인 장면이 나온다.

자택을 중심으로 지역사회에서 관리를 받는 경우는 OECD 가입국 평균 비중이 약 65%나 차지한다.[69]

우리는 2020년 기준으로 전국 1,582개 요양병원들이 이 역할을 맡고 있다. 요양병원들은 2012년부터 급증세를 보이다가 지금은 포화 상태에 이르렀다.[70] 전체 병상 수의 거의 44%를 차지할 정도로 요양병원에 대한 의존도가 심하게 높기 때문에 우리는 다른 국가와는 다른 노인 돌봄체계를 가지고 있음을 알 수 있다.

현재, 요양병원의 수가제도는 1일당 정해진 금액을 지급하는 일당 정액제이다. 2018년 기준으로 65세 이상 노인의 건보공단 부담금과 본인 부담금을 합친 진료비는 총진료비의 70%인 31조 6,527억 원인데, 요양병원 진료비는 5조 5,262억 원이었다.[71] 국내 요양병원의 장점은 선진국 사례에서 찾아보기 힘들 정도로 낮은 비용으로 상대적으로 높은 수준의 의료 서비스를 제공한다는 것이지만, 체계적인 지역사회 돌봄체제를 가진 일본과 비교해봐야만 한다.[72] 낮은 비용이 중요한지, 의료 서비스의 높은 효능과 만족도가 중요한지를 생각해야 하기 때문이다. 낮은 비용을 우선시하면 이윤을 남기기 위해 과소 진료와 과소 투자로 의료 서비스의 질적 저하를 초래할 수 있다. 여기에, 우리의 요양

---

69 *In search of the perfect health system*에서 인용함. 저자는 마크 비트넬(Mark Bitnell), 영국 맥밀런(Macmillan) 출판사의 임프린트인 팔그레이브(Palgrave)에서 2015년 출판하였다.

70 "요양병원 현황·정책 담은 '2020 요양병원 백서' 발간", 의학신문, 2021년 7월 13일자

71 "요양병원이 건보재정 악화 주범? 요양병원들 발끈", 의협신문, 2019년 6월 12일자

72 "일본의 19번째 전문의, '종합진료의' 탄생, 고령화에 따른 노인 통합진료·커뮤니티케어 중심 역할", 메디게이트, 2019년 4월 10일자

병원들은 임종 전 완화의료를 해야 하는 요양원의 기능까지 도맡고 있다.[73] 반면, 우리보다 빨리 초고령사회에 접어든 일본은 노인인구를 대상으로 한 의료복지가 세계 최고 수준이다.

복잡하고 비싼 하이테크만이 노인 환자들을 도울 수 있는 것이 아니다. 지속적인 관심을 가지고 지켜볼 수 있다면 만성질환자 관리를 크게 향상시킬 수 있다. 한국과는 달리 미국의 민간 의료보험회사들은 환자 질병관리사업을 수행한다. 고객들은 자동차보험처럼 연간 정해진 보험료를 내면서 아플 때 병원비를 청구하기 때문에, 보험회사로서는 고객의 건강관리 상태를 유심히 모니터링하여 큰 병으로 발전하는 것을 막아야 수익을 낼 수 있다.

심장병, 신장병, 간질환, 갑상선 기능저하 등은 체중의 증가를, 암질환이나 만성염증질환, 탈수, 감염병, 당뇨병, 치아질환 등은 체중의 감소를 동반한다. 이러한 특징을 이용하여 기저질환이 파악된 환자가 자택에 있는 체중계에 올라가는 것만으로도 매일 쉽게 자신의 체중 변화를 온라인으로 보험사에 전송할 수 있다. 보험회사는 이상이 예견되는 환자를 더 늦기 전에 병원에 데려가 조치할 수 있고, 크게 경비를 절감할 수 있다.[74] 스마트폰 앱과 블루투스로 연동되는 전자체중계들이 시판되고 있다. 이러한 앱들은 사용자가 체중계에 올라갈 때마다 체중,

---

73 이제는 노인의학 전문가가 필요합니다, 의약뉴스, 2016년 2월 17일자
74 "[메디컬 라이브] 하루 5초만 투자하면 건강해지는 방법", 조선일보, 2021년 8월 12일자

체지방률, 근육량, 기초대사율 등을 측정하여 기록하고 보관한다.

　의사의 역할 또한 변화되는 것이 기대된다. 만성질환은 치료가 아니라, 증상을 관리하는 질환이다. 만성질환 관리법의 중요한 2대 기둥은 환자를 치료 탈락 없이 계속 참여시키면서, 후유증을 막는 생활 교정을 유지하는 것이다. 때문에 급성질환 때처럼 내원 시마다 진료비를 청구하는 것이 아니라, 의사가 만성질환 자체를 관리하는 성과에 따라서 진료비를 지급받아야 한다는 뜻이다.

　일본에서 시행되는 지역사회 관련기관들이 함께 의료와 간병, 생활 지원 등 포괄적인 케어를 통해 노인들의 일상을 떠받드는 '지역포괄케어 시스템(커뮤니티 케어)'[75]은 참조할 만하다. 앞으로 지역사회에서 의사 등 의료진의 1차 의료에서 중심적인 역할이 더욱 요구되고 있고, 고령 환자를 대상으로 하는 종합적인 진료의 중요성이 커질 수밖에 없다. 가정의학 전문의가 이러한 종합적인 진료에 적임이다.

　그런데 대도시가 아닌 지역사회로 의사를 유인하기도 힘든 현 상황에서 이러한 포괄적 케어 시스템에서 늘어나는 문서 작업이나[76] 관련 기관들과의 소통과 협력은 진료실 밖에서 일어나는 추가 업무이고,

---

75 "일본의 19번째 전문의, '종합진료의' 탄생, 고령화에 따른 노인 통합진료·커뮤니티케어 중심 역할", 메디게이트, 2019년 4월 10일자
76 콜센터에 AI 기반 음성, 채팅상담을 도입 후 직원 퇴직률이 줄고 업무품질이 향상되었다는 보고는 참조할 만하다. AI가 답변에 필요한 정보를 추려주면서 이용자는 대기시간이 줄고, 상담사들은 업무에 따르는 긴장과 압박감이 준 것이 이유다.
"AI 상담원이 사람 잡아먹는다"더니…놀라운 일이 벌어졌다, 한국경제, 2022년 8월 8일자

　　　　　　　　　　　　　　　　　　　　　　　건강의 비용

만성질환에 지친 환자들의 증상 악화를 막고 호전시키는 지속적이고 양심적인 환자 관리는 청구코드에 잡혀 있지도 않는데, 현 체제에서 제대로 이루어질 수 있을까?[77]

자신의 질환을 계속 모니터링하고 나쁜 생활습관을 끊고 건강해지려고 노력하는 것은 엄청난 환자의 노력이 요구되는 힘든 일이다. 누군가 이를 지속적으로 지켜보면서 독려해야 한다. 하지만 엄연하게 의료진의 업무는 사회봉사가 아니라 시간과 자본을 투자하는 비즈니스다. 당연히 이 모든 것을 커버하는 합리적인 새로운 의료비용 지불 시스템이 도입되어야 한다. 또한 의사 외에 이를 전문으로 하는(앞에서 소개한 환자질병관리사업을 수행하는 미국의 민간 의료보험회사들처럼) 도움이 필요하다. 이 모든 것이 정기적인 외래 방문 외에도 환자 스스로 자신의 질환을 관리할 수 있도록 모든 노력이 경주되기 위한 것이며, 지속적으로 만성질환을 모니터링하면서 가이드할 수 있는 1차 의료를 성공시킬 수 있다.

새로운 개념의 장기들

장기기증이나 장기이식이란 말이 어떤 느낌을 주는가? 필자와 지

---

[77] 현장에서 노인을 돌보는 과정과 고충을 자세히 설명한 미국에서 노인의학 전문의의 삶을 소개한 개인 블로그가 있다. '노인의학 전문의가 되기까지', 2010년 9월 6일자
미국 노인의학 전문가의 조언도 들어볼 만하다.
이제는 노인의학 전문가가 필요합니다, 의약뉴스, 2016년 2월 17일자

인들은 중·장년에 이르자 농담 삼아서 하는 말이 있다. 다들 아직도 마음은 모터사이클을 타고 도시를 질주해나가는 톰 크루즈요, 키아누 리브스이지만 "이제부터는 잘 고쳐서 써야 하고, 못 고치면 남의 것 가져다 써야 할 나이야"라는 말들을 한다.

여기서 남의 '것'은 조직이나 장기를 말한다. 조직(Tissue)은 장기 내에 존재하는 같은 기능을 하는 비슷한 세포들의 덩어리를 말하고, 장기(Orgna)는 우리 몸 안에서 특정한 기능을 하는 두 개 이상의 조직으로 이루어진 구조물이다. 장기이식의 성공을 위해서는 혈관, 신경과 같은 미세구조물의 연결과 봉합기술, 혈류의 유지 및 면역체계 작동 원리의 이해와 조절기술이 필수적이다. 기증된 조직을 적출한 후 수여자에게 이식하기 전까지 계속 산소와 영양분을 공급하고 노폐물을 제거해야 하는데, 이를 위해서는 혈류를 지속적으로 흐르게 하는 관류펌프가 필수적이다.

장기이식에 필수적인 관류펌프의 탄생에는 미국과 프랑스 파리 간 대서양 무착륙 비행기 횡단을 처음으로 성공한 미국의 찰스 린드버그가 중요한 기여를 했다. 그는 류마티스열로 심한 심장병에 걸린 처형을 위한 심장수술에 관심을 갖게 되는데, 당시에는 심장이 손상되지 않도록 수술 중 관류를 계속할 기술이 없었다. 곧 단순한 관심을 넘어서 그는 혈관 봉합술로 노벨의학상을 1912년에 수상했고, 조직 배양과 이식을 연구하던 프랑스의 저명한 외과의사인 알렉시스 카렐(Alexis Carrel)과 수년간에 걸친 공동연구를 진행했다.[78] 비행기의 조종과 수리

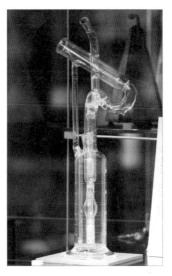

| 그림 14 | 캐롤과 린드버그가 만든 관류펌프. 린드버그 펌프라고도 불린다.

를 하며 기계공학에 밝았던 린드버그는 혈류를 공기로 밀어내는 공학
적인 부분의 디자인을 하게 되고, 카렐과 함께 1935년에 관류펌프를
완성한다(그림 14). 관류펌프를 사용함으로써 체외에서 장기를 오래 살
려두는 것이 가능해졌고, 조직이식에 필요한 중요한 연구들이 비로소
수행되었다. 이 최초의 관류펌프는 나중에 심장이식술에 필수적인 인
공심폐기(Heart lung machine, Cardioplumonary bypass machine)로 발전하게 되
고, 이것은 의학과 공학이 만난 의공학이 이룬 대표적인 초기 성공 사
례 중 하나다.

---

78 린드버그와 카렐의 업적은 1938년 6월 13일자 〈타임〉지의 커버스토리 'Medicine: Men in Black'
에도 소개된다.

장기나 조직이식의 역사는 의외로 길다. 클리포드 픽오버(Clifford Pickover)가 2012년에 출간한《Medical Book(의학서)》의 부제는 '마녀의 사부터 로봇수술까지, 의학사에서 250가지 획기적인 사건들'이다. 의학에서 중요한 발견과 발명들을 간단하게 소개한 이 책은 상당히 재미있는데, 일부 내용을 살펴보자.

1579년 이탈리아의 가스파레 타글리아코지(Gaspare Tagliacozzi)가 코가 손상된 환자의 팔에서 피부를 일부 들어낸 뒤 코에 붙여서 이식시켰다. 혈관을 통해 산소와 영양분의 공급되지 않으면 조직은 괴사가 일어나기 때문에 들어낸 피부는 혈관이 붙은 채로 손상된 코에 완전히 붙을 때까지 (일주일 정도) 봉합해서 맞붙였다. 이를 위해 환자는 팔을 움직이지 못하게 끈으로 묶어두었다. 이것이 피부이식의 시초다.

1905년에는 오스트리아의 에두아르드 짐(Eduard Zirm)이 각막이식에 성공했다. 1954년에는 미국의 조지프 머리(Joseph Murray)가 쌍둥이 간 신장이식을 처음으로 성공했고, 1990년에 노벨상을 받았다. 1963년에는 미국의 토마스 스타즐(Thomas Starzl)이 처음으로 간이식에 성공하며, 1967년에는 남아프리카공화국의 크리스천 버나드(Christiaan Barnard)에 의해 심장이식이 성공한다. 심장이식은 1953년에 개발되어 수술 중 심장과 폐를 우회하여 체순환을 돌림으로써 조직들에 산소를 공급할 수 있는 인공심폐기 덕에 가능해진다(대서양을 혼자 한 번에 비행기로 처음 건너고, 관류펌프를 공동개발한 린드버그는 정말 대단한 사람이다). 폐이식은 1983년 미국의 조엘 쿠퍼(Joel Cooper)에 의해 성공하고, 환자는 7년을 더 살게 된다. 그리고 타크로리무스(Tacrolimus)라는 면역억제제

건강의 비용

가 개발되면서 1987년 소장이식도 성공하게 된다. 소장은 미생물들이 가득 찬 장기로 이식 후 심각한 면역반응을 일으켜서 이전에는 성공하지 못했다.

이러한 장기이식은 자신이나, 쌍둥이, 친척 또는 전혀 모르는 사람에게 장기나 조직을 물려받아야만 가능하다. 장기이식의 성공을 위해서는 이식된 조직과 수여자 간의 싸움인 거부반응이 없어야 하는데(우리 몸은 자기 것이 아닌 물질이 들어오면 이를 없애려는 면역반응인 염증이 일어난다), 1960~1970년대에 면역반응을 억제하는 아자티오프린(azathioprine)과 사이클로스포린(cyclosporine) 같은 약제들이 개발되면서 장기이식의 성공률은 비약적으로 향상된다.

하지만 성인병 증가와 고령화로 인한 장기부전 환자 수가 급증하고 있다. 장기이식 수술은 이런 환자들에게 유일한 치료법일 수 있지만, 사용 가능한 장기의 절대 수는 부족한 상황이다.[79] 각막이나 폐 같은 장기이식은 공여자와 수여자의 나이에 큰 영향을 받지 않지만, 심장이나 췌장은 영향을 받는 것으로 알려져 있다. 실제, 고령화로 인해 뇌사 기증자와 이식 수혜자 모두 평균 연령이 높아졌고, 이에 따라 이식 실패도 많아졌다.[80]

미국의 경우는 장기이식 수요의 80%가 신장, 12%가 간인데, 한 사람의 몸에서 나오는 장기들이 9명의 생명을 구한다고 한다.[81] 그런데

---

79 《바이오 인공장기 기술 및 시장동향과 참여업체 사업현황》, 임팩트북, 2019
80 고령화에… 못 쓰는 기증 장기 늘어난다, 동아일보, 2018년 6월 11일자

우리나라의 장기 및 조직 기증은 합쳐도 2016년 941건, 2017년 688건, 2018년 622건, 2019년 620건으로 해마다 감소하고 있다. 반면 국내 장기이식 대기자는 2020년 7월 기준 4만 1,262명이다.[82] 여기에 대기 중 사망자는 2019년 기준으로 2,136명으로, 하루에 6명이 사망한 셈이다.[83] 간과 신장이식 대기 중 사망자가 전체 사망자의 거의 90%다.[84] 2020년 기준 인구의 4%인 210만 3,263명만이 장기기증 희망등록 의사를 밝혔다.

이렇게 낮은 기증률은 장기이식에 대한 인식이 아직 좋지 않은 것도 있고, 법적으로 미리 이식 동의를 한 뇌사자만 장기기증을 할 수 있기 때문이다. 미국과 유럽에서는 뇌사자만이 아니라 심정지 환자의 장기 기증도 허용된다. 지금 3억 3,000만 명의 인구를 가진 미국에서는 2018년 기준으로 1억 4,500만 명(성인 인구의 58%)이 장기기증에 동의했고, 3만 6,500건 이상의 장기이식이 이루어졌다. 그리고 10만 명이 넘는 사람들이 이식을 위해서 줄을 서 있으며 매일 22명, 한해에 8,000명 정도가 장기이식을 기다리다 사망한다.[85] 대기 중 죽는 사람은

---

81 심장, 간, 2개의 신장, 2개의 폐, 췌장, 2개의 각막으로 9명을 도울 수 있다. 물론 소장과 췌장, 안면이식도 있다. 골수이식은 물론 대기자 명단에 올리고, 면역거부반응에 대한 검사도 하지만, 장기이식이 아니라 살아 있는 기증자의 골수에서 조혈줄기세포들을 추출하여 수여자에 이식하는 조직이식이다. 1956년 미국의 도널 토마스(Donnall Thomas)에 의해서 성공했다. 골수이식은 소개된 다른 장기나 조직이식과는 달리 내과의사에 의해 성공한 시술이다.
82 스페인의 5분의 1, 우리나라에서 장기 기증이 부진한 이유는?, 의사신문, 2020년 10월 14일자
83 하루 평균 6명, '장기기증' 기다리다 사망한다, 헬스조선, 2021년 9월 27일자
84 장기이식 대기 중 사망 5년째 증가…기증은 정체, 뉴시스, 2021년 10월 4일자, 국립장기조직혈액관리원 자료

인구 수 대비로 보면 우리가 미국의 1.7배다. 이로 인해 국내에서 불법 장기매매는 계속 만연한 것으로 보인다.[86]

이처럼 여전히, 그리고 앞으로도 부족한 기증자 수가 이식을 크게 제한하고 있기 때문에 이를 해결하기 위해 인간 장기가 아닌 다른 대체 방법을 찾는 연구가 계속되고 있다. 인간이 아니라 돼지와 같은 중대형 동물에서 추출한 이종장기를 사용하는 방법도 연구되고 있다. 동물을 희생시키는 윤리적 문제 외에도 사람과 다른 이종동물의 장기를 쓰면 면역거부반응을 일으키는 물질들이 훨씬 더 많이 생기기 때문에 충분하게 억제하는 것이 관건이다. 여러 이유 때문에 이종장기의 이식은 아직은 실험 단계에 머물고 있다.[87]

또한, 최초의 인공장기인 인공 뼈를 시작으로 인공신장, 인공혈관, 인공심장에 이어 최근에는 뇌와 일부 위·장관 및 내분비기관을 제외한 거의 모든 장기의 인공화에 대한 연구가 이루어지고 있다. 지금 인류는 줄기세포 기술과 조직공학, 3D 프린팅 기술을 합한 바이오 프린팅 기술의 발달로 기계가 아닌 인공장기 및 조직을 제작하는 기술을 연구하고 있다. 이 분야를 재생의학이라고 하는데, 실제 생체 장기의 기능과 유사하고 면역거부반응을 최대한 줄인 새로운 이식술이 가능해지는 것이다.

---

85 https://optn.transplant.hrsa.gov/data/view-data-reports/national-data/
National Donate Life Month–April 2019, Donation and Transplantation Statistics
86 해마다 장기기증 건수 줄어드는데, 기증 취소는 늘고 불법 장기매매는 여전, 메디게이트 뉴스, 2020년 10월 3일자
87 돼지심장 이식 환자 사망…생명윤리 논란 재점화, 동아일보, 2022년 3월 10일자

생체에서 추출한 줄기세포나 체세포를 유전자조작으로 역분화해서 만든 줄기세포는 특정 세포로 분화하도록 유도할 수 있다. 이렇게 줄기세포를 분화해서 계속 키우면 실험실 환경에서도 장기 유사체(Organoid, 오가노이드)라고 하는 특정 장기와 유사한 구조가 형성된다. 이것을 손상된 장기에 주입하여 그 안에서 정상조직을 생성하게 하거나, 생체모사 재료를 사용하여 골격을 형성하면서 필요한 세포들을 정밀 분사하여 흡착시켜 인공장기를 만드는 것이다. 이것 역시 손상된 장기에 심거나 일부를 대체하여 장기 기능의 회복을 도모하는 원리이다. 모든 조직의 기능 모사가 연구되고 있는 가운데, 인공방광과 인공기도의 이식도 성공하였다. 방광, 작은 동맥, 피부, 연골, 기도가 환자에게 이식되고 있지만, 사실 아직은 실험적 단계이며 고비용이다. 심장, 폐, 간 같은 복잡하고 큰 장기의 기능을 대체하기까지는 더더욱 요원하다. 이런 기술들이 이식에 실용화되려면 아직 더 기다려야 하지만, 조직공학으로 개발된 인공장기들은 약물 개발 과정에는 바로 쓰일 수 있다.[88] 약물 개발에서 인간에 적용하기 전에 세포 및 동물실험을 거치게 되는데, 인공장기는 인간의 조직 구조에 좀 더 가까운 모사체이며 동물실험을 하지 않아도 된다는 이점이 있다.

88 Tissue Engineering and Regenerative Medicine, National Institute of Biomedical Imaging and Bioengineering(NIBIB)

건강의 비용

4장

환자의
권리

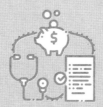

커지는 환우회의 중요성과 의료 서비스 전달 과정의 민주화

죽음과 존엄사 간의 경계: 죽을 수 있는 권리가 필요한 이유

환자의 권리를 보장하라, 특히 내 몸과 정보는 누구 것인가?

코로나-19와 롤모델

커지는 환우회의 중요성과
의료 서비스 전달 과정의 민주화

Find someone like me

"다음과 같은 관습은 내게 가장 중요해 보였다. 이곳에는 의사는 없는데, 누군가 아프면 광장에 뉘어 놓는다. 환자 옆을 지나가는 사람들은 반드시 환자가 어떻게 아픈지 물어봐야 하며, 혹 비슷한 병을 자신이 앓았거나 않은 사람을 알고 있다면 어떻게 병을 치료했는지를 알려줘야 한다."[1]

"예상하지 못하게 빠른 소셜 미디어 네트워크의 활용은 만성질환

---

1 《역사》(《페르시아 전쟁사》라고고 한다)에 소개된 헤로도토스가 마빌로니아를 여행할 때의 경험담이다. 헤로도토스(B.C. 484~425)는 고대 그리스의 역사가였다.

에 대한 새로운 장을 마련했다. 소셜 네트워크의 사용자들은 그들의 동료와 친구들을 의사들보다 더 신뢰한다는 것은 중요한 사실이다. 한 종류의 깃털을 가진 새들끼리 모인다는 개념(같은 취향과 생각을 가진 사람들끼리 서로 끌어당기는)은 누구도 생각하지 못할 정도로 크게 작용한다…. 중요한 건강과 의료 정보를 같은 그룹의 친구들과 공유한다는 것은 새로운 기회를 의미한다."[2]

"16세기에 종교개혁이 사제가 아닌 일반인들에 힘을 부여하고, 유럽을 천 년 동안 지배했던 가톨릭교회를 위협했던 것처럼 환자와 의사 간의 고전적인 관계는 지금 흔들리고 있다. 종교개혁은 돌이킬 수 없는 엄청난 변화를 가져왔고, 보건의료에서 이러한(환자와 의사 간의 관계에 대한) 개혁은 역시 지대한 영향을 부를 것이다."[3]

WHO가 내린 건강의 정의는 '질환이 없는 것만이 아니라, 육체적·정신적·사회적으로도 완벽하게 안녕한 상태'인데, 이것은 상당히 모호한 정의이다. 질환이 없는 여부만이 아니라, 완벽하게 안녕하다는 것에 대한 객관적인 기준이 존재하지 않기 때문이다. 운동선수와 같이 육체적으로 출중한 사람들이 건강한 사람의 기준이 되지는 못하고 신체의 불편함은 상당히 주관적인 특성을 가지기 때문에, 건강의 기준은 개인

2　Eric Topol, *The Creative Destruction of Medicine: How the Digital Revolution Will Create Better Health Care*(2012)

3　A reformation for our times, British Medical Journal 338:b1080(2009)

별로 다를 수밖에 없다. 또한 꽤 오차가 큰 평균값의 범주 안에 들어가느냐 아니냐로 판정하게 된다.

지금의 의학은 전반적인 사회 구성원들의 질환을 최대한 평등하게 치유하면서(치료받을 수 있는 의료 기회를 최대한 평등하게 제공한다는 뜻), 개인의 건강 상태를 불편해지기 이전과 가깝게 회복시키는 것을 목표로 하고 있다. 유발 하라리의《호모 데우스: 미래의 역사》에 따르면, 환자를 치유한다는 개념은 가난한 사람이나 부유한 사람에 관계없이 특정 레벨의 (건강한) 정신적·신체적 상태로의 회복을 목표로 한다. 모든 국민은 지금 환자이거나 앞으로 환자가 될 수 있다. 때문에 환자의 권리는 국민의 권리이기도 하다. 정보의 공개와 선택의 자유, 그리고 이제는 치료 과정에 능동적인 참여가 환자의 권리로 인정되고 있다. 이런 가운데 합리적인 보건의료 시스템 운영에 의한 적절한 비용 지출과 과도하지 않는 의료보험료의 징수 또한 넓게는 환자 및 국민의 권리에 포함할 수 있다. 이는 의사들의 사회적 책무와도 관련된다.

에릭 토폴이 쓴《The patient will see you now》(국내판《청진기가 사라진 이후》)[4]에서 사지 근육의 힘이 계속 약화되는 샤르코마리투스병(Charcot Marie Tooth disease, CMT)을 앓는 한 미국 여성의 이야기가 소개된다. 대학에서 수강한 생물학 수업 외에는 다른 관련 지식이 전혀 없는 이 여

---

[4] 의사와 환자 간의 관계가 기존의 의료부권주의 프레임에서 환자의 질환을 관리하기 위한 파트너십으로 급변하고 있는 것을 의미하는 "의사 선생님, 환자분이 이제 만나 주실 거예요"라는 뜻의 제목이다. "환자분, 이제 의사 신생님 방에 들어가 보세요"라는 말의 영어 표현이 "The doctor will see you now"이다.

성은 의사들이 자신의 병의 원인을 파악하지 못하자 2년간 직접 유전학을 독학해서 LMNA 유전자[5]를 원인 후보로 생각하게 된다. 이후 메이오 클리닉에 가서 자신의 LMNA 유전자에서 질환의 원인이 되는 특정 돌연변이가 있는지 유전자 분석을 요청했는데, 정말로 LMNA 유전자에서 지목된 돌연변이를 발견했고, 병인을 파악하고 병세의 진행을 조절하는 데 성공했다.

소프트웨어 프로그래머인 살바토르 이아코네시(Salvatore Iaconesi)는 뇌암 진단을 받은 뒤, 의사들의 지시만을 수동적으로 기다리지 않고 자신의 예후에 대한 조언과 납득이 가는 이해를 구하기 위해 드문 노력을 한 다른 경우이다. 그는 자신의 전자의무기록을 해킹으로 풀어서 여러 형태의 디지털 매체로 전환해 온라인에 올려 크라우드소싱(Crowd sourcing)[6]을 하였다. 그는 전 세계에서 무려 20만 명 이상으로부터 다양한 형태의 조언과 격려를 받았는데, 거의 90명 정도의 의사와 연구자들의 의견을 자신의 치료 과정에 수용하였다.[7] 이는 환자가 이전에는 상상할 수 없었던 전문가나 비전문가들과 연결되는 거의 무한한 확장성

---

5   Lamin A(라민 A)와 Lamin C(라민 C)라는 섬유상 단백질을 코딩하는 유전자이다. Lamin은 세포핵의 구조를 유지한다. Lamin에 생기는 특정 돌연변이는 샤르코마리투스병의 원인 중 하나이다.

6   크라우드소싱은 영어로 대중을 뜻하는 크라우드(Crowd)와 아웃소싱(Outsourcing)의 합성어다. 직원이나 외부전문가가 맡아 해결하던 일을 불특정 다수의 대중에게 공개적으로 요청해서 해결하는 방식으로 수평적 커뮤니케이션에 의한 업무 처리 방식이다. 미국 디지털 문화 전문지인 〈와이어드(Wired)〉의 제프 하우가 2006년 처음 사용한 것으로 알려져 있다.

7   My open source cure for brain cancer, CNN, 2012년 11월 25일자
     What happened when I open-sourced my brain cancer, TED 강의. https://www.ted.com/talks/salvatore_iaconesi_what_happened_when_i_open_sourced_my_brain_cancer?language=en

을 온라인을 통하여 얻을 수 있다는 가능성을 여실하게 보여준 사례다.

비록 특별한 예이지만, 이처럼 지금의 환자들은 예전처럼 더 이상 의학적으로 무지하지 않은 상황이다. 종교개혁 전에는 성직자들은 자신들이나 필경사[8]에 의해서만 복제될 수 있는 소수의 성경책, 즉 라틴어로 쓰인 성경을 읽을 수 있다는 희소성으로 하나님의 말씀을 독점하고 권위를 유지했다. 1440년 구텐베르크에 의해 금속활자 인쇄기술이 도입되면서 문맹률이 감소하고 자국어로 번역된 성경이 대량으로 보편화되어 신의 말씀은 대중에게 직접 전해지면서 독점은 끝났고, 맹목적인 권위도 사라지며 1517년 종교개혁이 일어났다.[9]

과거에 출판기술이 역사를 바꾼 대혁신을 일으켰다면, 지금은 정보통신기술이 대혁신을 일으킨다. 과거에 인쇄되어 대량 보급된 책들은 지금은 누구나 가지고 있는 스마트폰과 앱으로 간단하게 연동될 수 있는 휴대용 진단기기와 인터넷의 방대한 정보들이다. 과거에 라틴어를

---

8 손글씨로 글을 적는 것을 직업으로 하는 사람이다. '붓으로 농사를 대신한다'는 뜻인데, 농사로 돈을 버니 붓으로 돈을 번다는 말이 된다. 인쇄기술 전에는 일일이 원본을 베껴서 사본을 만들었다. 〈일라이의 책〉이라는 2010년 미국 영화가 있다. 핵전쟁 이후 인류의 운명을 위해 보존할 책들이 있는 도서관으로 유일하게 남은 성경책 한 권을 목숨을 걸고 운반하는 일라이(성경에 나오는 예언자 이름인 엘리야다)의 이야기다. 결국 성경책의 가치를 아는 악당들에게 빼앗기지만, 그 성경책이 시력장애인을 위한 점자로 쓰였다는 것으로 일라이가 맹인이라는 것이 밝혀진다. 그리고 일라이가 비상한 기억력으로 모두 외운 성경을 암송하자 필경사가 글로 옮기는 후반부의 장면은 반전이다.

9 이런 가공할 결과를 낳은 구텐베르크의 인쇄기술을 교회는 처음부터 반겼다. 필사로 사본을 만드는 과정에서는 계속 오류가 발생했고, 이러한 오류들 때문에 성경의 교리를 해석하는 데 이견이 많아서 오류가 있는 성경별로 지역마다 분파들이 생기기도 했다. 이에 오류 없이 표준화된 성경은 교회에서 오히려 필요했고, 인쇄된 성경에는 교회의 독점이라는 개념 자체가 없었다.

읽을 수 있고 성경을 전문적으로 공부한 성직자들은 지금은 오랜 기간 고도의 교육과 훈련을 받은 의사들이다.

인터넷 환경과 처음에는 개인용 컴퓨터가, 뒤이어 스마트폰[10]이 급속도로 발달하고 보급되면서 정보에 대한 접근성은 비약적으로 개선되었다. 그리고 데이터를 정리하고 검색하는 알고리즘은 계속 정교하게 발전하고 있다. 지금 환자들은 전 세계에 있는 자신과 비슷한 환자들을 찾아서 국경과 언어장벽을 넘어 연결되고 있다. 환자들이 웨어러블 진단기기들과 스마트폰 앱을 이용해 자신의 상태를 실시간 모니터링하며 기록하고, 신뢰할 만한 정보를 PatientsLikeMe.com, Smartpatients.com, The Association of Cancer Online Resources(ACOR, 온라인 암자원협회)나 CrowdMed.com 같은 환우회나 유료 웹사이트에서 구할 수 있다. 그리고 의사가 놓치는 자신의 증상에 대한 중요한 의견을 내놓기도 한다.[11] 우리나라만 해도 1차 의료망인 개원가에서 진단이 제대로 되지 않는 질환이 전체의 3분의 1이나 된다는 보고가 있다.[12] 그런데 이 지구라는 별에서 매년 천 명 정도만 생기는 극히 희귀한 질환자[13]가 자신의 진료실에 걸어 들어온다고 할 때 그 환자를 제대

---

10 스마트폰이 정보 민주화에서 게임체인저로 등장한 것은 애플이 2007년 출고한 아이폰 3G 모델부터로 생각된다. 애플의 전 CEO인 스티브 잡스는 본인이 다른 스마트기기인 아이패드를 들고 있는 그림과 함께 2010년 〈이코노미스트〉지에 'The book of Jobs'라는 커버 기사로 실리게 된다. 구약성경 중 욥기가 영어로 'Book of Job'인데, 'Book of Jobs'라는 기사 제목은 스티브 잡스의 이름과 책을 연상시키는 아이패드에서 욥기를 연상시키는 언어유희다.
11 서론에서 필자의 자동차 이야기를 예로 언급했지만, 오랜 전문지식이 없어도 어느 정도 올바른 기본 지식만 갖춰진다면, 증상을 지속적으로 확인할 수 있는 환자(차주인)가 의사(정비공)보다 자기 몸(차)의 상태에 대해서 더 정확하게 인식할 수도 있다.

건강의 비용

로 진단할 수 있는 의사가 얼마나 되겠는가? 미국의 경우엔 구글검색으로 자신에 관한 의료 정보를 얻는 환자들이 전체의 3분의 1을 넘기 시작해서 이제는 의사들이 나서서 올바른 정보와 틀린 정보를 구분하는 게 아니라 올바른 정보를 구할 수 있는 웹사이트를 구분해서 알려 줘야 할 정도다.[14] 실제로 여러 질환이 같이 생긴 복합질환이나 오랫동안 앓아 증상이 다양해진 질환들이 아니라면, 단순하고 특징적인 증상을 보이는 질환의 경우는 구글검색을 통하여 바른 정보를 얻을 확률이 높은 것으로 알려졌다.[15]

이제는 환자들이 비록 훈련된 의사들보다는 덜 정확해도 예전처럼 검증되지 않는 정보만이 아니라 검색엔진 포털에서 신빙성 있는 정보를 찾는 것 외에도 국경을 넘는 환우회를 통해 자신의 상태에 대한 정보를 구체적으로 얻을 수 있게 되었다. SNS에서 자신의 건강 상태를 분석한 그래프와 정보들이 얼마나 개인의 생활 패턴을 바꿀 수 있는지

---

12 이런 경우는 개원가에서 진료하는 환자 중 30% 정도까지 보고되는 경우도 있다. 이렇게 막연해 보이는 증상을 보이는 진단이 되지 않는 질환들은 환자와 의사 간의 큰 갈등의 원인이 되기도 한다.
의학적으로 설명되지 않는 신체 증상들에 대한 평가 및 관리, 가정의학회지 29:81-93(2008)

13 '희귀질환'이란 유병(有病)인구가 2만 명 이하이거나 진단이 어려워 유병인구를 알 수 없는 질환으로 보건복지부령으로 정한 절차와 기준에 따라 정한 질환이다. 희귀질환은 진단하는데 수년 이상의 시간이 걸리며 치료 과정에서 만만치 않는 의료비가 소요된다. 진단이 어려운 질환이라는 개념이므로 예후가 나쁜 중증질환을 뜻하지는 않는다.
희귀질환에 사회적 관심 필요한 이유, 1~2년 안에 진단 안 되면 몇 년간 여러 병원 전전, 메디게이트 뉴스, 2020년 5월 24일자

14 Patients increasingly checking 'Dr. Google' ACP Internist, 2013년 11/12월

15 Googling for a diagnosis—use of Google as a diagnostic aid: internet based study, British Medical Journal 333:1143–5(2006)

도 알려져 있다.[16] 더 이상 그러면 '위험하다', '어리석다', '일하기 힘들다'라는 식의 염려나 불평을 의사들이 늘어놓을 수 있는 상황이 아니다. 수천 년 동안 계속되어온 의사가 결정권을 독점하던 환자와 의사 간의 관계는 이제 끝나가고 있다. 간단히 생각해보자. 정보의 민주화로 다른 분야에서는 이미 소비자가 왕이고, 소비자가 제품에 대한 정보를 판매자보다 더 자세히 아는 경우가 얼마나 많은가.

이전까지는 의사가 선택한 진단과 치료행위를 환자는 수동적으로 받아들였지만, 방대한 개인 정보의 체계적 관리 및 사용이 가능해지면서 의료 서비스의 제공은 더더욱 수평적이고 상호 협력을 전제로 이루어져야 하는 상황이다. 이른바 환자, 의사 및 다른 참여자들이 네트워크 속에서 긴밀히 소통하는 '공유된 의사결정(Shared decision making)' 구조로 변하는 것이다. 이제는 환자가 공개된 정보들과 조언을 바탕으로 결정권을 가지고, 의사의 역할이 급속하게 탈중심화되는 지금에는 의사의 결정을 무조건 믿고 따르라는 식의 의료부권주의 발상은 시대착오적인 것이다. 의학과 과학의 발전 및 인터넷의 발달은 의사와 환자 모두에게 정보 장벽을 낮추고, 정보의 바다에 빠지게 만들었다.[17] 지금

---

16 Connected: The Surprising Power of Our Social Networks and How They Shape Our Lives- How Your Friends' Friends' Friends Affect Everything You Feel, Think, and Do. Little, Brown Spark; Illustrated edition(January 12, 2011)

17 니콜라스 카(Nicholas Carr)가 그의 책 *The Shallows: What the Internet Is Doing to Our Brains*(2010)(국내에서는 《생각하지 않는 사람들: 인터넷이 우리의 뇌 구조를 바꾸고 있다》 번역 출간)에서 말했듯 과량의 정보는 우리가 정보를 소화하고 이해하는 양상을 바꿔 혼란만이 아니라, 착각을 야기한다.

건강의 비용

처럼 진단검사에 많은 의존을 하고, 역설적으로 너무 넘쳐나는 의학지식으로는 의사가 환자의 상태를 항상 제대로 파악한다고 할 수도 없다. 자신의 증상은 환자가 제일 잘 알기 때문이다. '모든 환자는 자기가 선택한 분야인 자신과 자신의 삶에서는 전문가다'라고 하지 않는가.[18]

의사와 환자 간에 수평적이고 상호 협력이 본격적으로 활성화된다면 앞으로 환자의 유형은 크게 3가지로 예상할 수 있다.[19]

첫째, 자기 질환을 고친다는 공동 목표를 위해서 의사와 동등한 파트너십을 형성하며 의학적으로 인정된 건강 개념을 받아들이는 타입이다. 이들을 전문가 환자(Expert patients)라고 하는데, 만만찮은 의학적 지식을 갖추고 자신에 대한 모니터링을 게을리하지 않으며 주어진 정보를 바탕으로 자신 있게 결정권을 행사한다.[20] 계속 자기 병을 지켜본 환자가 자기 상태를 더 잘 알 수 있기 때문에, 지속적인 자기관리와 오랜 모니터링이 요구되는 만성질환의 치료에 특히 이상적인 환자군이다.

둘째, 사회통념이나 의학적으로 인정된 개념과는 다른 자신의 건강에 대한 인식을 고수하는 사람들이다. 작위적인 잘못된 인식일 수

---

18 Smart Patients, The Lancet 15:140-141(2014)
   12세기에 처음으로 필사된 서산조 페르시아가 7세기 멸망한 후 그 왕손들이 신라로 피난한다는 충격적인 내용의 구전 영웅서사시인 〈쿠쉬나메(Kushnameh, 쿠쉬의 이야기)〉에도 유사한 표현이 있다. '의사가 병에 대해서 잘 알고 있긴 하지만, 자기(환자)보다 자신의 병을 잘 아는 사람은 없다.'

19 Health identities: from expert patient to resisting consumer, Health(London) 10(4):461-79(2006)
20 The expert patient: towards a novel definition, European Respiratory Journal 44: 853-857(2014)

도 있지만, 개인으로서는 합당하지만 사회의 고정관념으로 무시되는 이유 때문일 수도 있다. 거식증, 대식증, 이식증이나 엄격한 채식주의 자인 비건[21]의 예나 미국의 아미시(Amish)를 생각해보자. 아미시는 개 신교 재침례파(재세례파) 계통으로 공동체 생활을 유지하는 사람들인데, 의료보험에 가입하지 않고 피임을 거부하며 백신 접종에 호응하지 않으며 어지간한 불편은 자가 치료로 경과를 지켜보다가 심해지면 비로소 병원이나 응급실로 향한다.[22] 이들은 저항하는 소비자(Resisting customer)이다.

셋째, 달리 불편하지 않은데도 자신의 재력을 바탕으로 고가의 의 료기술을 테스트하는 데 주저함이 없고 사용하려는 사람들이다. 이들 은 지금의 건강을 업그레이드하기 위한 이른바 사이보그 테크놀로지 (Cyborg technology)의 구매자들이며 명품을 소비하듯이 미용술, 성형술, 체중 감량 프로그램, 발기부전 치료제 및 고가의 건강검진이나 수술 같은 의료 서비스를 소비하려 한다.

영화배우인 안젤리나 졸리가 2013년에 예방적으로 받은 양측 유방 절제술과 복원술은 보통 완료까지 9개월이 걸리는 모든 과정을 3개월

---

21 이식증은 영양분이 없는 물질, 예컨대 종이, 점토, 금속, 분필, 흙, 유리, 모래 따위를 먹는 증상 이다. 신경정신적 문제나 영양 불균형, 부족이 원인이 되는 경우가 많다. 비건(Vegan)은 과일과 채소까지만 섭취하고 낙농제품을 취하지 않는 채식주의자이다.
　[맛보다건강] '채식주의자'와 '비건'은 같은 뜻?, 매경헬스, 2021년 3월 26일자

22 Ohio's Amish County. https://www.ohioamishcountry.com/articles/the-health-of-the-amish
　The effects of religious beliefs on the health care practices of the Amish, Nurse Pract 11(3):58, 63, 67(1986)

이내로 단축한 특별 프로그램이었다.[23] 이처럼 이들은 유전자 치료기술이나 노화억제기술이 실용화되면 제일 먼저 달려갈 소비자군이다.

　지금까지는 흔치 않았던 이렇게 앞선 의료기술의 사용자들인 얼리어답터(early adopter)들은 앞으로 계속 증가할 것이며, 의학은 앞으로는 개인별 건강 상태를 업그레이드하는 일에 점점 더 비중을 둘 것이다.[24] 단순한 질환 예방 차원에서 이미 수행되고 있는 보건사업 수준이 아니다. 건강 상태를 업그레이드한다는 것은 이미 건강한 사람을 더욱 건강하게 하자는 것이며, 일반 기준보다 더 높은 지능과 강한 신체 능력, 생식력, 정신력 등을 가지려는 것이다. 예를 들어 운동 부족이나 폭음 등으로 방만한 생활을 하면서도 보약이나 정력제를 탐닉하면서 체력을 회복하려는 것은 건강해지려는 것이 아니라, 업그레이드를 위한 노력들이다.
　이러한 업그레이드가 저렴하고 보편적으로 가능하다면 많은 사람이 그 혜택을 받겠지만, 빈부격차가 심한 경우에는 고가의 의료 서비

23　당시 유전자검사로 3,000달러, 일반적인 절제술 비용만 해도 보통 1만 3,000달러인데 고용보험이 있으면 수술비용 중 1,200달러 정도를 환자가 지불했다. 이 정도 비용은 미국 기준으로도 지불하기 쉽지 않은 수준이다. 이때 유전자검사 열풍이 불었는데 간과하면 안 되는 사실은 이런 BRCA1, 2 유전자 돌연변이는 전체 인구의 0.24%에서만 생기며 유방암 환자의 10%에서만 원인이 되기 때문에 고가인 BRCA 유전자검사는 일반적인 건강검진에 쓸 수 없는 것이다. 졸리가 받은 절제술과 복원술을 합친 특별 (속성) 프로그램에 정확하게 얼마나 많은 비용이 들었는지 필자는 찾지 못했다.

24　《호모 데우스》에서 유발 하라리는 21세기에 의학은 부유한 자들의 정신과 신체를 업그레이드하는 것을 점점 더 큰 목표로 할 것이라고 예견했다. 아픈 자들을 돌보고 낫게 하는 것은 공동체 프로젝트지만, 건강한 사람들을 업그레이드하는 것은 엘리트 프로젝트인 것이다.

스 혜택은 절대 고루 나누어지지 않는다는 것은 명백한 사실이다. 예를 들자면, 지금은 신분 변화를 위한 주요 기회인 교육의 기회가 부모의 경제적 능력에 영향을 받는데, 같은 교육 수준을 소화할 수 있는 능력마저도 부모의 경제적 능력에 좌우되고 유전까지 된다면 이는 전혀 새로운 빈부격차, 그리고 엘리트 계층과 일반인과의 계급 구분을 야기할 것이다. 그리고 이 격차와 구분은 확실하게 계속 세습될 것이다. 올더스 헉슬리의 디스토피아 SF 소설인《멋진 신세계(Brave New World)》(1932)에서는 인간의 계급이 극도로 구분되며 자유가 통제되는 암울한 미래사회의 모습을 볼 수 있다.[25]

이 세 번째 예는 병원과 의사에게 중요한 고객이 될 수 있는 미래 바이오 의료기술의 소비자들이기도 하다. 나노기술, 정보기술, 인공지능과 뇌과학 등 첨단기술의 발전에 따라 앞으로의 의학은 그 비용을 지출할 수 있는 개인의 질환 발생 및 노화 과정 자체를 관리하는 엘리트 의학과 기존의 대중을 상대로 하는 보다 저렴한 일반 의학으로 나뉠 가능성이 대두되고 있다. 물론 의학기술에서 질병을 치료하는 것과 건강을 업그레이드하는 것은 분명한 구분이 불가능한 경우가 많다.

성형외과는 원래 전쟁 중 군인들의 손상된 외모를 복구하여 생활의 불편함을 줄이기 위해서 재건 성형수술의 발전에서 시작하였다. 그

---

25 헉슬리는 극도로 발전한 기계 문명과 전체주의가 철저히 통제하는 계급 사회를 보여주면서 비인간적 기계문명이 가져올 지옥과 같은 삶에 대해 경고했다.

건강의 비용

런데 총상, 폭발 또는 화염에 의한 상흔을 줄이고 기형을 수정하는 재건 성형수술보다 정상적인 얼굴의 윤곽과 형태를 고치는 미용 성형수술을 우리는 더 흔하게 볼 수 있고, 미용 성형수술을 하는 의사들은 나라에 관계없이 고수익을 벌고 있다. 재건 성형수술이 치료라면 미용 성형수술은 업그레이드다.

두 번째 예인 사회통념이나 의학적으로 인정된 개념과는 다른 자신의 건강에 대한 인식을 고수하는 사람들은 현실 속에서 많이 볼 수 있는 경우이다. 거식증, 대식증, 이식증은 대개 신경정신적인 문제가 원인이 되고, 채식주의자와 아미시는 개인 신념이다. 그런데 첫 번째 예인 만만찮은 의학적 지식을 갖추고 자신에 대한 모니터링을 게을리하지 않으며 주어진 정보를 바탕으로 자신 있게 결정권을 행사하는 전문가 환자들은? 이들은 아직까지는 많은 경우에서 의사들의 진료를 힘들게 하는 어려운 환자로 취급받고 있다.

하지만 의사들이 의료행위에서 그 많은 선택지를 가지고 있으면서도 지금까지 제대로 사용하지 않은 귀중한 자원은 바로 환자들임을 인정해야 한다. 이처럼 능동적 역할을 자청하여 감수하는 환자들은 계속 늘어날 것이며, 가장 큰 그룹을 이룰 것이다. 또한 이들을 수평적 파트너로 받아들이는 것은 효율적이고 성공적인 질환 치료를 위해서 절대 필요하다. 이들은 자신의 관심사에 따라 여러 그룹을 만들 것이며, 그들의 활동은 웹상에 영구적으로 남게 된다. 지금도 소비자평가, 파워블로거 및 맘카페들이 보이는 영향력은 극히 대단하다. 이러한 환자

그룹들은 앞으로는 의사들이 무시할 수 없는 영향력을 발휘할 것이며, 이를 계속 무시하는 의사와 병원은 도태되며 배척될 것이다.

이러한 변화를 가속화하는, 과격해 보이지만 효과가 기대되는 방법은?

지금은 개별 유전자 DNA 서열 및 우리 몸 안의 DNA 서열 전체인 유전체 정보가 주종이지만, 우리 몸 안의 RNA, 단백질, 신진대사물, 후성유전 양태, 미생물들에 대한 전반적인 상태를 모두 파악할 수 있는 전사체, 단백체, 대사체, 후성유전체, 마이크로바이옴[26] 정보는 유전체 정보만큼 앞으로 중요한 비중을 차지할 것이다. 이렇게 몸 안의 많은 분자나 세포의 거대 집합인 '체'에 대한 정보를 한 번에 획득하는 기술을 오믹스(Omics)라고 한다. 분석기술, 컴퓨터의 연산력, 데이터 저장기술, 인공지능의 발전으로 오믹스 분석은 비용은 급감하고 정확도는 급증하면서 그 중요성이 계속 커지고 있다.

지금은 암이나 유전질환의 원인이 되는 유전자 돌연변이, 맞춤형 항암치료의 효능을 좌우하는 유전자 발현 및 혈관이 막히는 혈전을 막기 위해 쓰이지만 특정 유전자 돌연변이가 발생한 환자에서는 위험한 항응고제인 와파린(Warfarin)의 안전성 등을 확인하는 경우 병원에서 수행하는 필수 유전자검사는 급여 항목으로 건강보험공단에서 그 비

---

26 장내 미생물만 해도 비만, 암, 심장, 알레르기, 자가면역질환의 발생과 관련이 있다.

건강의 비용

용을 지원한다.[27] 이러한 오믹스 정보들은 앞으로 의료 정보 중에서 중요한 구성요소가 될 것이다.

　병원에서 채취하거나 기증되는 인체 샘플은 여러분의 의료비용으로 각종 검사를 위해 쓰이기도 하지만, 의료비용이 아닌 연구비로 연구 목적으로 쓰이기도 한다. 원칙적으로는 사용사 동의가 필요한데, 연구윤리심의위원회의 심사를 받고 인정되면 사용자 동의가 면제되기도 한다. 문제는 인체 샘플에 담긴 많은 정보가 검사나 연구 과정에서 획득되어도 원주인인 환자에게 전체가 전달되지 않는다는 것이다.

　병원과는 관련 없이 여러분이 비용을 지불하는 DTC(Direct To Consumer, 소비자 직접 의뢰) 유전자검사라는 것이 있다.[28] 의료기관이 아닌 유전자검사기관이 소비자에게서 검체를 수집하여 검사하고, 분석한 검사 결과를 다시 소비자에게 전달해주는 유전자검사다. 우리나라에서도 몇몇 회사가 수행하고 있는데, 특정 유전자들에 생기는 돌연변이 여부를 파악하여 카페인 대사, 체질량 지수, 탈모 등 개인의 건강 특성이나 웰니스와 관련한 제안 프로그램들을 알려준다. 이 DTC에서도 사용자는 정해진 항목에 대한 결과지를 받아볼 뿐이다.

　적은 샘플로도 개인의 전체 유전자들의 정보를 얻기가 쉬워졌고, 검사기술의 특성상 보고자 하는 유전자 외에 다른 DNA 서열을 넓게

27 　차세대 염기서열분석(NGS) 기반 유전자 패널검사의 급여기준, 한국보험청구심사협회 유전성 유전자검사 급여 기준 신설… 와파린 관련 포함, 메디소비자뉴스, 2020년 8월 17일자
28 　소비자 대상 직접(DTC) 유전자검사 70항목으로 확대, eMD 메니컬 뉴스, 2020년 11월 30일자

읽기 때문에 특정 유전자들 외에 다른 정보도 덩달아 같이 얻을 수 있다. 하지만 소비자는 이에 대한 정보까지는 얻지 못한다. 간단한 PCR 검사를 위해 사용하는 소량의 샘플에서도 얼마나 다양한 유전 정보를 획득할 수 있는지를 보여주는 예가 있다. 2022년 2월 7일 마크롱 프랑스 대통령과 푸틴 러시아 대통령과의 모스크바 크렘린궁 회담이 화제가 되었다. 무려 길이 4m나 되는 테이블을 사이에 두고 앉아 두 대통령이 회담을 가졌다. 마크롱 대통령이 러시아가 제공한 코로나 진단 PCR 검사를 거부했기 때문인데, 이는 국가 기밀에 해당하는 국가 지도자의 건강 상태, 특정 약의 복용 및 유전적 감수성 같은 생체 정보가 발설될 가능성을 무시할 수 없기 때문이었다.

디지털 정보는 당연히 복제가 용이한데, 그 어떤 사용자 동의서에서도 '오믹스 정보의 공유를 원하십니까?'라고 묻지 않고, 돈을 내고 하는 필수 유전자검사, DTC 검사도 원본 데이터를 주지 않는다.[29] 그럼, 오믹스 정보는 환자의 것이 아닌가?

이미 미국에서는 2014년부터 혈액검사의 결과는 환자가 요청할 경우 30일 이내에 제공해야 하고,[30] 환자의 유전 정보가 환자의 것이냐는 논의가 시작된 지 오래되었다.[31] 환자가 비용을 지불한 소유물인 의료

---

29 미국의 DTC인 23andMe는 적어도 소비자들에게 원본 데이터를 제공한다. 이것을 어떻게 사용하느냐는 소비자의 결정인데, 이 원본 데이터를 해석할 수 있는 무료 소프트웨어들은 따로 구할 수 있다.

30 HHS Says Labs Must Give Patients Access to Test Results. So, What Does That Really Mean?, MedCity News, 2014년 2월 12일자

정보를 환자에게 공개하고 환자의 의지대로 분석하게 해야 한다는 주장은 미국의사협회(American medical association, AMA)의 부권주의가 한창일 때도 나왔을 만큼 굉장히 오래되었다.[32]

AMA는 유전 정보를 반드시 의사를 거쳐서 획득하거나 접해야 한다고 주장하고 있지만, 한국에서는 이런 논의가 아직 가시화되지는 않았다. 그런데 여러분이 영화에서 보는 것처럼 중요한 고문서를 도서관사서 입회하에, 또는 스위스 은행 지하의 귀중품 보관소에서 지점장이나 경비원 동행하에 문서를 확인하는 것처럼 AMA의 주장대로 의사 입회하에 자신의 유전 정보를 확인해야 하는 걸까?

단연컨대 지구라는 별에 사는 지금 대부분의 의사는 유전체를 포함한 오믹스 데이터를 전혀 이해하지 못한다(존재하는지조차 모르는 경우는 제외하자). 이 상황에서 환자가 유전 정보에 제대로 접근하려면, 그리고 그게 가능하다면, 대학병원의 5분 진료 시간에 오믹스 데이터를 이해할 수 있는 몇 명 안 되는 교수에게서 들을 수밖에 없는데, 지금의 EMR은 오믹스 데이터를 처리할 수도 없다. 이러니, 필자라도 그런 환경에서 환자에게 필요한 대답을 하나라도 할 수 있을지 모르겠다. 그리고 여기서 정말 중요한 개념은 유전 정보에 대한 입회가 아니라 모든 의료 정보의 소유권이다.

중요한 금융 정보는 여러분이 원할 때 스마트폰이나 컴퓨터로 무

---

31 R. Winslow, The Wireless Revolution Hits Medicine, Wall Street Journal, February 14(2013)
32 Giving the Patient His Medical Record: A Proposal to Improve the System, New England Journal of Medicine vol289(13): pp 688–692(1973)

료로 항상 접근과 확인이 가능하고 정기적으로 금융 및 신용보고서를 제공받을 수 있다. 하지만 환자의 의료 정보는 현재 전적으로 병원에 귀속되어 있다. 진료 과정에서 생긴 소중한 의료 정보는 왜 병원에 가야만, 그것도 비용을 지불하고도 일부만 얻을 수 있는가?

환자의 의료 정보와 오믹스 정보는 원래는 엄연히 소비자인 환자의 소유물이고, 의료기관이나 연구기관에 활용과 보관을 맡긴 것이다. 연구를 위해 기증 의사를 밝혔더라도 기증자가 요구하면 그 정보는 공유되어야 한다. 현재는 기증 동의서에 오믹스 정보를 공유받지 못한다는 언급도 없다.

환자의 의료 정보가 병원에 귀속되어 있는 것은 환자가 의료기관을 옮기기도 불편하고, 필요 없는 검사를 강요당하고, 의사와의 관계에서 수동적일 수밖에 없는 이유가 되기도 한다. 더 이상 환자가 무지하다고 간주하지 말고, 설사 해킹 같은 보안 문제나 다른 문제(또는 구실)로 자택의 컴퓨터나 손 안의 스마트폰에서 당장은 열람되지 못한다 해도 적어도 의무기록의 형태인 의료 정보 전체에 대한 접근권을 환자의 손에 쥐어주자. 그렇게 된다면 환자가 모든 정보 접근에 대한 인증서를 가지고 다니면서 누구에게 얼마나 공개할지를 결정할 수 있고, 의료 정보가 지금처럼 환자가 다니는 병원마다 나뉘어 분절화하지 않는다. 그렇다면 오믹스 정보 소유권도 이후 저절로 해결될 것으로 보인다.

의료 정보는 병원이나 국가가 운영하는 서버에 분산되지만, 환자가 가진 인증서와 병원이 가진 인증서를 동시 사용하는 보안기술과 전국에 깔린 초고속 인터넷망으로 환자의 의지에 따른 정보 접근을 어디서든 신속하게 가능케 한다. 해킹이 문제가 된다면 개별 환자별로 데이터 클라우드를 지정하고 필요 시에 환자와 의료기관의 인증하에서만 접근하는 방법, 또는 익명화된 환자 정보에서 주인의 신원이 파악되는 것을 법으로 막는 방법도 있다. 다행히 국내에도 이를 실현하고 있는 기업이 이미 있는 것을 최근에 알게 되었다.[33]

이는 어느 병원을 가도 연속적인 관리를 받을 수 있다는 중요한 이점이 되고, 원격진료까지 차질 없이 가능하게 한다. 원격진료는 이미 코로나-19 이후 전 세계적으로 대세다. 또한 같은 포맷의 데이터를 처리해야 하기 때문에 지금은 병원마다 각양각색인 EMR 플랫폼을 표준화하며, 파악되지 못하는 의료행위의 효능에 대한 전국적인 표준화된 관리도 가능해진다.

지속적으로 환자가 관리되어야 하는 만성질환은 기대수명 증가로 계속 증가하고 있는데, 지금은 환자의 순응도만을 탓하고 있다. 이 단계에 도달하면 개인 사정으로 의료기관이 바뀔 때마다 관리가 중단되어 환자 상태가 악화되는 문제들이 해결된다. 디지털 차트 수준인 지금의 EMR은 이 단계에서 확장되어 개별 환자 또는 인구의 평생에 걸친 건강기록의 수집물인 EHR(Electronic Health Records, 전자건강기록)의 기

---

33 [팩플] 블록체인에 올라탄 히포크라테스, 메니블록 고우균, 중앙일보 팩플레터 202호, 2022년 2월 17일자

능을 제대로 수행할 수 있다.

시금의 의료 정보들은 환자가 의료 서비스 비용을 제공함에도 불구하고, 의료기관에 귀속되면서 마치 지적재산권처럼 사용이 제한되고 있다. 환자를 치료한 과정과 노하우가 남에게 공유되지 못하는 비전처럼 취급받으면서 의료기관 간의 보이지 않는 정보장벽이 생기고, 정보의 비대칭성 때문에 환자는 특정 병원에 더더욱 귀속될 수밖에 없는 것이다. 환자의 의료기관 선택권을 더욱 상실하게 하는 이런 귀속은 보다 비싸고 정밀한 검사와 치료를 수행하는 대형 종합병원일수록 더 심하다.

환자가 자기 정보에 대한 주도권을 가지고, 그 사용에 대한 주권을 행사하게 된다면 앞으로 많은 의료기술과 의료전달체계가 이를 중심으로 재편되면서 지금까지 가능하지 않았던 대규모 혁신이 일어날 가능성이 충분하다. 2부에서 자세하게 언급되는 크리스텐슨 교수의《파괴적 의료 혁신》은 소박하지만 분명히 혁신된 기술을 가진 성공적인 기업이 기존 시장을 점유한 선도기업을 시장에서 퇴출하고 이로 인해서 산업 구조까지 바뀌는 현상을 말한다.[34]

필자가 보기에 의료 분야에서의 파괴적 혁신은 소프트웨어에 해당하는 환자 정보의 구성과 활용 쪽에서 먼저 일어나면서 하드웨어인 의

---

34 관련된 크리스텐슨 교수의 저서들로는 *The Innovator's Dilemma*(1997), *The Innovator's Solution* (2003), *The Innovator's prescription*(2008), *Disrupting Class*(2008), *The Innovator's DNA*(2011), *The Innovator's University*(2011), *The Prosperity Paradox*(2019) 등이 있다. 이 중 *The Innovator's prescription*은《파괴적 의료 혁신》으로 국내 번역되었다.

건강의 비용

료기술까지 혁신시킬 것이라고 본다. 집적화되고 표준화된 환자 정보를 형성하고 이를 모든 관여자가 제대로 수평적으로 사용하기 위해서는 EHR 중심의 디지털 헬스케어로 혁신되어야 한다. 이를 통해서 지금과 같이 견고한 보이지 않는 정보장벽이라는 의료기관 간의 보이지 않는 장벽이 허물어지면 그동안 보호되던 대형 종합병원 이익 중심의 의료생태계는 재편되면서 중·소 병원 의원들의 기능이 새롭게 정의되어 강화되는 탈중심화(Decentralization)가 일어날 수밖에 없다.

이처럼 EHR 혁신 과정 중에서 의료법, 정보처리기술, 보안기술, 원격진료, 병원 기능까지 모두 포함된 의료환경이 디지털 케어 중심으로 탈바꿈할 것이다. 이것은 소프트웨어 쪽에서 먼저 시작하는 파괴적 혁신이며, 또한 여기에 맞춰서 의료기술과 같은 하드웨어들이 줄이어 개발될 가능성이 기대되는 것이다.

미래의 의사 진료실이 지금처럼 환자가 의사를 찾아가야만 하는 형태일 것이라고 생각하는 것은 고정관념이다. 지금처럼 단순한 처방과 상태 파악을 위해서 진료실을 찾아갈 때, 환자 상태를 정말 그만큼 파악할 수 있고 그만한 가치가 있을까? 앞으로 원격진료는 지금의 외래방문에 이어 큰 비중을 차지하게 될 것이다. 그리고 환자 정보에 대한 접근권의 확장은 원격진료의 활성과 연결될 것이다. 아울러, 같은 정보를 가지고 다른 의사에게 교차의견을 얻기도 용이해진다.

스마트폰을 사용한 간단한 의료기기들이 폭발적으로 발전하고 있는데, 지금은 개원가에서부터 가능한 눈과 망막, 귀, 혀, 피부의 시각적 상태 및 혈압, 심전도를 확인하는 것은 앞으로 곧 웨어러블 디바이스로 가능해지고, 혈액검사와 영상기기 같은 더 정밀한 의료기기들이 직장이나 학교에서도 사용 가능해질 것이다. 현장 모니터링 기술의 발달 및 정보 접근권을 부여받은 인공지능에 의한 의료 정보 평가 등 이 모두를 바탕으로 더 정확한 환자 상태에 대한 피드백, 의사를 만나야 할 때, 앞으로의 의료 계획과 비용에 대한 대략적이지만 꼭 필요한 정도의 제안이나 선택권에 대한 안내들이 모두 가능해질 것이다.

SNS에서 본인이 입력한 몇몇 정보에 의거한 건강 상태에 대한 그래프와 정보가 얼마나 자신의 생활패턴을 바꿀 수 있는지 간략하게 언급했었다.[35] 여기에 스마트폰과 연동된 웨어러블 디바이스의 발달로 나의 수면 습관, 운동량, 체온, 맥박, 몸무게, 혈압 같은 여러 건강 정보가 거의 실시간으로 기록이 가능해지면서 앞으로 개인건강기록인 PHR(Personal health records)을 구성하게 될 것이다.

온라인 알고리즘이 분석하도록 내가 접근권을 개방한 의료 정보는 외래나 보건소에 마련된 형식적인 안내책자나 교육보다 훨씬 더 집중적이고 체계적인 자기 관리를 24시간 가능케 할 수 있다. 이렇게 해서 지금의 환자와 의사 간의 불평등한 관계인 '정보의 비대칭성'은 줄어들게 된다.

이렇게 되면 환자의 선택권이 지금보다는 크게 확장되면서 환자는

---

35 Connected: The Surprising Power of Our Social Networks and How They Shape Our Lives -- How Your Friends' Friends' Friends Affect Everything You Feel, Think, and Do. Little, Brown Spark; Illustrated edition (January 12, 2011)

건강의 비용

수동적인 역할에서 어엿하고 대등한 파트너의 지위를 얻게 된다. 또 새로운 차원의 의료기술들이 개발되고 사용될 수 있는 환경이 마련되면서 이는 더욱 수평적인 의료 개혁으로 연결된다.

이렇게 환자가 자기 정보의 사용에 대한 주권을 행사할 수 있고, 모든 관여자가 수평적으로 제대로 사용하는 EHR 중심의 디지털 헬스케어가 도입되면, '정보의 비대칭성'과 '의료부권주의' 같은 장애물에 의해 현재 신시장 개척이 막혀 있는 의료 신기술은 적합한 비즈니스 모델을 찾아 본격적으로 시장을 석권하고 의료 생태계를 변화시킬 수 있다.

비로소 인류 역사상 처음으로 환자도 정보통신기술을 구사하는 '스마트한 소비자'가 되는 것이다. 이를 반대하는 의견은 보안문제와 수천 년의 긴 시간 동안에 고정된 환자와 의사 관계를 규정하는 의료부권주의적 프레임[36]에서 나올 것으로 예상된다. 하지만 성직자가 독점하던 라틴어 성경이 일반 대중에게 자국어로 공개되면서 세상이 영원히 바뀌었다. 이를 가능하게 한 것은 이를 의도하지 않았던 인쇄기술의 혁신이었다.

크리스텐슨 교수가 하드웨어 중심으로 파괴적 혁신이 일어나는 사례와 그 과정과 영향력을 분석한 때는 4차 산업혁명이라는 새로운 기술혁신 시대를 총칭하는 말이 나오기 훨씬 이전이었다. 지금은 소프트웨어와 환자의 권리가 어느 때보다도 훨씬 더 중요해지고 있는데, 지

---

36 이 책 2부의 7장 중 '전문직업성과 의료부권주의 간의 차이'와 8장 중 '진문직업성의 성립 조건과 21세기에서 의미'에 상세하게 설명되어 있다.

금까지 의사와 병원만이 관리하던 의료 정보에 대한 접근권을 이렇게 환자에게 돌려주는 것이[37] 앞으로 어떤 파괴적 혁신(인쇄 혁명에 준하거나 그 이상의 혁신)을 가져올지는 흥미롭게 두고 봐야 할 것이다.

---

[37] 지금 광주광역시에서 시범적으로 환자가 진단, 검진, 처방 및 검사 등 자신의 의료 정보를 열람하고 클라우드에 저장하여 의료기관에서 사용할 수 있는 시범사업이 진행 중이다.
어느 병원에서도 의사들 내 진료기록 보고 '아하~'…광주시가 앞당기는 AI 스마트 의료시대,
AI 타임스, 2021년 9월 24일자

건강의 비용

죽음과 존엄사 간의 경계:
죽을 수 있는 권리가 필요한 이유

생체 내에 극복하기 힘든 기술적인 문제가 발생했을 때, 모든 생물체는 죽는다. 하나의 세포라면 그 세포 자체가 기능을 정지하면서 괴사하거나 자살하는 프로그램이 발동하면서 죽음이 오고, 인간을 비롯한 고등 다세포 동물이라면 어떤 원인에서든 마지막에는 심장, 폐와 같은 주요 장기의 기능 문제로 혈액 순환이나 호흡을 하지 못할 때 죽게 된다. 죽음은 모든 인간을 평등하게 하는 당면한 숙명이지만, 죽음에 대해서 솔직하게 이야기하는 것은 대한민국에서는 아직까지 흔한 일이 절대 아니다. 이처럼 죽음에 대한 토의는 금기하다시피 하고, 말하지 않는 것이 편하다. 하지만 터놓고 이야기할 수 있어야만 죽음은 더 이상 무섭지 않고 이해할 수 있고 준비할 수 있다.

그동안 의료기술의 발달로 많은 중증질환이 만성화되었고 인간은 예전처럼 이 질환들에 의해 급사하는 것이 아니라, 훨씬 더 나이가 들어서 죽을 때까지 더불어 살아가게 되었다. 아울러 정상적인 일상생활이 불가능한 경우에도 환자의 의지와는 관계없이 생명을 유지하는 것도 쉬워졌다. 이렇듯 죽음은 피하지 못해도, 이래저래 예전보다 죽기가 더 어려워졌다.

보라매 병원 사건은 1997년 12월 4일, 거한 낮술 중에 머리를 다쳐 응급 뇌수술을 받은 50대 남편이 보호자인 부인에 의해 퇴원한 후 사망하여 우리나라에서 존엄사에 대한 논란을 처음으로 일으킨 사건이다. 존엄사와 안락사의 구분은 존엄사는 회생 가능성이 없는 환자가 연명의료를 중단한 채로 영양공급은 계속 받으면서 죽음을 기다리는 것이고, 안락사는 약을 투여하거나 영양공급을 중단하여 숨을 거두는 것이다. 우리나라뿐만 아니라 많은 나라에서 안락사는 허용되지 않는데, 보라매 병원 사건 당시에는 존엄사도 허용되지 않을 때였다.

당시 환자는 의식이 조금씩 회복되는 상태였지만 뇌부종으로 자발호흡은 돌아오지 않아 인공호흡기를 부착하여 치료를 받는 상태였다. 자발호흡을 못하고 있었기 때문에 퇴원을 감행할 때 사망할 것이 확실했는데, 사업 실패 후 거의 17년간이나 무위도식하면서 가족들에게 폭력을 일삼은 남편과 늘어나는 치료비를 감당하기 힘들다고 판단한 부인은 퇴원을 계속 주장했다. 담당 의사들은 처음부터 부인의 요구를 거부하고 병원비가 없으면 일주일 뒤 환자가 안정된 뒤 '조용히' 나가라고까지 했는데, 보호자의 강한 주장에 각서를 받은 후 환자를 퇴원시켰다. 당연히 환자는 퇴원 후 자택에서 산소호흡기를 떼자 곧 사망했다.[38]

건강의 비용

병원의 동의를 받지 못하고 퇴원한 이 사건은 사망진단서를 받지 못해 병사가 아닌 변사 사건으로 처리되었고, 남편의 누이가 부인을 신고하게 된다. 이후 무려 7년간의 재판 끝에 부인은 살인죄로 징역 3년에 집행유예 4년을, 담당 전문의와 전공의는 각각 살인 방조죄로 징역 1년 6개월에 집행유예 2년을 선고받았다.[39]

이 일로 인하여, 관례상 소생할 가능성이 없던 환자들을 퇴원시키던 병원들이 환자의 퇴원을 거부하게 되었고 한국에서 '본인이나 가족이 원치 않는 경우에도 회생 가능성이 없는 연명의료를 해야 하는가'라는 존엄사 논란이 시작되었다. 한동안 병원들은 소생의 가능성이 없어서 퇴원(Hopeless discharge, 호프리스 디스차지)하는 것까지도 허용하지 않았다.

2014년에는 다운증후군으로 태어난 미숙아가 십이지장 폐쇄증과 심장질환 증상을 보였는데, 보호자가 수술을 거부하고 사라진 일이 벌어졌다.[40] 보호자 부재로 수술이 지연되었고 결국 병원은 수술 동의 및 진료 방해 금지 가처분 신청을 내고서 수술을 강행했다. 부모가 버린

---

38 환자의 퇴원 후 병원은 의료행위를 지속해줄 수 없었다. 구급차로 자택까지 동행한 인턴이 산소호흡기를 회수한 것이다.

39 이때 1심 유죄판결을 내린 판사가 권진웅 당시 서울지법 남부지원장이었다. 조선일보와의 인터뷰에서 그는 '관행이 그대로 가서는 안 된다'라는 뜻에서 유죄판결을 내렸다고 했고, 자신의 판결이 한국 사회에 어떤 영향을 미쳤는지 누구보다 잘 알고 있었다. 그는 정작 자신의 어머니가 쓰러졌을 때에는 고령이고 회복 가능성이 없어 연명의료를 하지 않았다고 밝혔다. 해당 기사에 당시 담당 검사와의 인터뷰는 없었다.
[한국인의 마지막 10년] [2부] 보라매병원 사건 이후… 집에서 죽고 싶다는 환자, 퇴원 못 시켜, 조선일보, 2014년 9월 4일자

40 버림받은 다운증후군 미숙아의 운명은…, 동아일보, 2014년 1월 14일자

생명의 보호 목적 외에도 아이가 죽게 되면 병원이 책임을 질 수 있는 현실적 이유 때문이었다.

2018년 2월에야 존엄사를 위하여 임종 과정에 들어간 환자와 몇 가지 질환의 말기 환자를 대상으로 한 연명의료결정법이 시행되었다. 지금도 소생 희망이 명백하게 없어서 퇴원시키는 호프리스 디스차지를 제외하고는 아직까지도 환자가 치료 중단을 원해도 연명의료를 중지하지 못하고 한동안 계속되는 경우가 많다. 비용 문제가 아니라 법적으로 누구든 집요하게 따지면 의료진이 살인방조죄 혐의로 조사를 받거나 잡혀갈 수 있다는 우려 때문에 현 의료수가체제에서는 중환자들을 장기 간호하는 것이 병원에게 손해임에도 사망하기 전까지는 무조건 최대한 살려보는 것이 철칙이 된 것이다.

법률 근거는 겨우 마련되었지만 실제 현장에서는 지금도 생명을 강제로 연장하는 연명의료가 계속되고 있다. 환자 생명 연장이 의사의 소명이라 생각하는 것만이 아니라 보라매 병원 사건의 여파가 엄청났기 때문에, 급격하게 상태가 악화되는 게 아니라면 할 수 있는 치료를 다해서 겨우 숨만 붙어 있는 상태까지 가야만 법적으로 연명의료가 중단될 수 있는 임종 과정에 들어간다. 말기 환자라도 적극적인 치료에도 회복 가능성이 없고, 수개월 이내에 사망할 것으로 예상되는 경우에만 연명의료의 중단이 인정되므로 의사들은 소극적이 되는 것이다. 그래서 확실한 경우가 아니라면 할 수 있는 데까지 (가족들도 수긍하고 법적으로 문제가 없어 보일 때까지) 할 수밖에 없는 것이다.

연명의료 중단은 환자에게 치료 효과가 기대되지 않는 상태에서

건강의 비용

임종 기간만을 연장하는 심폐소생술, 인공호흡기, 혈액투석이나 항암제 투여 등 4가지 의학적 조치를 중단하는 것이다. 생명을 단축하는 시술이나 물, 영양, 산소의 공급을 중단하는 것은 절대 허용되지 않는다. 연명의료의 중단이 즉각적인 환자의 사망인 존엄사로 연결되는 것도 절대 아니다. 연명의료 중단 후에도 환자가 계속 오랫동안 생존한 경우가 있다.[41] 의사가 생명을 중지시킬 권한이 없는 현재로서는 환자가 자연적으로 숨이 멎을 때까지 기다리는 수밖에 없다.

실제 연명의료의 중단 결정은 의사에게 가장 힘든 결정 중 하나이다. 말기와 임종기가 분명하지 않은 경우도 많고, 임종 과정을 결정짓는 객관적 기준이 아직 없으며, 복잡한 연명의료법에 대한 이해가 아직 충분하지 못한 마당에 의사들이 이를 판단해야 하는 것이다.[42] 연명의료를 받지 않거나 중단하려는데, 담당의와 해당 분야 전문의로 이루어진 의사 2인의 판단이 내려졌어도 만약 본인의 의사를 명확하게 확인할 수 없는 상태라면 가족 전원의 합의나 가족 중 2인 이상의 진술까지 요구된다.[43] 증가하고 있는 1인 가족의 경우는 사전에 의사를 밝히지 않은 한 방법이 없다.[44]

여기에, 연명의료 중단에 대한 결정과 수행을 하려는 의료기관은 '의료기관윤리위원회'를 설치하고 등록해야 한다. 사전연명의료의향

---

41 국내 첫 존엄사 김 할머니 결국 '사망', 데일리메디, 2010년 1월 10일자
42 연명의료결정법 2년…'존엄한 죽음' 역할 하고 있나, 청년의사, 2020년 1월 4일자. 대형 병원에 있는 법무팀은 법적인 이해관계만 판단해 주지, 현장에서 의료 윤리에 대한 판단을 하지 않는다. 그 부담은 고스란히 의사에게 돌아간다.
43 가족의 범위는 배우자 및 1촌 이내 직계존비속이다.

서를 전산으로 확인할 수 있는 병원은 전체 병원 수의 5% 미만이고, 요양병원이나 호스피스 같은 작은 의료기관들은 의료기관 내에 윤리위원회를 설치하는 것이 현실적으로 불가능한 상황이다.[45] 현재, 전국 요양병원 1,585곳 가운데 68곳(4.3%)에만 이 위원회가 설치돼 있는 것은 충격적인 사실이다.[46] 그나마 그 기능은 현장을 지원하는 상담과 자문이 아니라 행정절차에 치중되어 있다.

사실상, 연명의료법은 아직도 완성되지 못하여 문제가 될 가능성이 크며, 의사에게 큰 부담이 되고 있다. 연명의료법이 시작된 후에 지금까지 환자 본인이 아니라 가족이 치료 중단 여부를 결정하는 경우가 전체의 3분의 2를 차지하는 것으로 알려졌는데, 가족들의 의사를 묻는 것도 지금은 의사가 해야 하는 일이다.

시행 후 5년째인 연명의료법은 이렇게 의료 현장에서 비틀거리며 실행되고 있으며, 환자가 감당해야 할 무게에 의미 없는 고통은 계속 추가된 채이다. 연명의료를 받지 않겠다는 사전연명의료의향서를 작

---

44 통계청이 발표한 '2020 통계로 보는 1인 가구'를 보면, 2019년 기준으로 1인 가구는 전체 가구 중 30.2%이며, 전체 가구 소득의 36.3%를 차지한다. 지금 전체 가구의 60%가 2인 이하가 살고 있는데, 1인 가구는 2027년에 32.8%, 2047년에는 37.3%까지 계속 증가할 전망이다. 1인 가구 급증 현상은 결혼을 기피하며 혼자 사는 남녀의 수가 늘어나고, 독거하는 노인의 수가 증가하는 것이 큰 원인으로 보인다.

45 '존엄한 죽음' 위해 제정된 연명의료법…시행 3년 현주소는?, 청년의사, 2021년 2월 13일자
유명무실한 연명의료 중단 '자기결정권', 의료&복지 뉴스, 2018년 6월 19일자
유명무실한 의료기관윤리위원회, 표준운영지침 마련돼야, 메디포뉴스, 2021년 6월 19일자
윤리위원회를 다른 큰 병원에 위탁하는 방법이 있지만, 현실적으로 만만치 않다.

46 존엄사 서약했는데도 요양병원선 연명치료, 조선일보, 2021년 2월 2일

건강의 비용

성한 폐암 말기 할머니가 동반된 치매로 교통사고를 당해 골반, 고관절이 박살나고 대동맥 박리까지 생겼는데, 병원 윤리위원회에서는 외상의 정도는 중상이지만 임종 과정에 해당하지 않고, 폐암으로는 수개월 이내 사망하지 않을 거라고 판단하여 연명의료가 중단되지 못한 경우[47]도 있다. 또 연명의료결정법 시행 전에 보호자들이 대법원 판결까지 받아와서 연명의료가 중단된 경우에도 환자가 무려 서의 8개월을 산 경우[48]도 있다. 현실적인 문제들 때문에 연명의료의 중단이 쉽게 결정될 수 있는 것도 아니고, 의사가 생명을 중지시킬 권한이 없는 현재로서는 환자가 자연적으로 숨이 멎을 때까지 기다리는 수밖에 없다.

연명의료 중단의 큰 원인 중 서글픈 이유는 중환자실 비용에 대한 가족들의 경제적 부담이다(그림 15). 이미 2012년에 사망 직전 1년간 진료비와 일반환자의 1년간 평균 진료비를 비교해볼 때, 사망자는 일반환자에 비해 입원진료비는 13.9배, 외래진료비는 2.9배를 더 많이 지출하는 것으로 나타났다.[49] 암 사망자 의료비로 마지막 1년 동안 쓰는 돈은 평균 983만 원으로 일반 국민 의료비 15년 치, 60세 이상 노인 의료비 6년 치였는데,[50] 전체 진료비의 약 3분의 1가량이 임종 한 달 전에 지출되는 것으로 제시되었다.[51]

---

47 내 어머니는 살아 있습니까, 죽고 있습니까, 오마이뉴스, 2019년 3월 13일자
48 국내 첫 존엄사 김 할머니 결국 '사망', 데일리메디, 2010년 1월 10일자
49 생애말기 케어의 사회적 가치 분석, 한국보건사회연구원 연구보고서 2014-22-9-2
50 [한국인의 마지막 10년] [2부·4] 생애 마지막 1년 의료비… 국민 평균의 12년 치(795만 원) 쓴다, 조선일보, 2014년 9월 4일자
51 생애말기 케어의 사회적 가치 분석, 한국보건사회연구원 (2014)

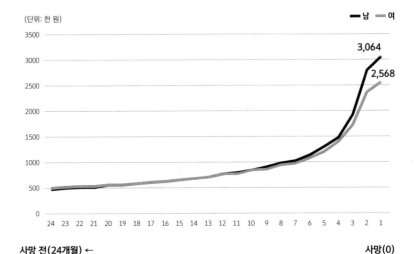

(단위: 천 원)

━ 남 ━ 여

3,064

2,568

3500
3000
2500
2000
1500
1000
500
0

24 23 22 21 20 19 18 17 16 15 14 13 12 11 10 9 8 7 6 5 4 3 2 1

사망 전(24개월) ←   사망(0)

| 그림 15 | **사망 24개월 전부터 사망 시점까지의 월평균 진료비**
사망 전 의료이용의 합리적 관리를 위한 진료비 지출 구조 분석, 국민건강보험공단 자료(2011)

경제적으로 큰 어려움이 없는 경우, 부모의 연명의료 중단을 쉽게 결정할 수 있을까? 사람의 소중한 목숨을 어떻게 다른 사람이 임의로 끊을 수 있느냐고 생각한다면 전쟁터에서는 죽을 것이 확실한 부상병을 차라리 아군이나 적군이 죽여주는 경우가 더 인도적인 조치였다는 걸 이해해야 한다. 적군이나 미움을 산 아군의 경우에는 죽을 때까지 고통 속에서 몸부림치라고 독하게 내버려 둔 경우가 많다. 그만큼 고통은 어떤 사람들에게는 괴로운 것이다. 하지만 환자가 사전에 의향을 명확히 밝히지 않은 상태라면 가족들로서는 환자와의 충분한 교감은 이전에 이루어지지 않았으니 연명의료 중단 결정은 절대 쉽지 않다.

그런데 병원과 집과의 경계가 허물어지게 되는 말년에도 자신의

건강의 비용

집에서 가족들과 함께한 자리에서 죽음을 맞이하는 것이 분명 우리나라의 1980~1990년대 초반까지는 일반적이었고, 최근까지도 다른 국가들에서는 일반적인 모습이다.[52] 많은 서구국가에서 자택에서 임종을 맞고 싶어 하는 중요한 이유 중 하나는, 특히 미국의 경우 말년의 의료비 부담을 가족에게 전가하지 않으려는 것이다. 실제 자택에서 임종을 못 맞는 것은 필요한 완화의료를 제공하는 임종 간호[53]가 어려운 것이 원인이지, 우리나라처럼 거의 70%의 노인들이 거동이 불편해진 뒤에도 자택이나 가족과 같이 머물기를 원하는데도 그렇게 하지 못하는 것은 자택임종이 법적으로 문제가 있어서 죽음의 장소를 병원에 위탁하기 때문이 아니다. 그런데도 자택에서 임종을 맞는 것이 드물어지고, 아파트 거주가 너무 일반화되다 보니 자택임종을 택하다간 이젠 민원마저 들어오게 될 판이다. 우리나라에서는 2017년에 20~25%의 사망자만 자택에서, 나머지는 병원에서 임종을 맞이하였다.

이렇게 된 이유로는 엉뚱하게도 암 환자에 대한 높은 보장성이 큰

---

52 미국인 10명 중 7명이 자택에서 죽기를 희망하는데, 실제 집에서 마지막을 맞을 수 있다고 생각하는 경우는 4명 정도로 나타났다. Views and Experiences with End-of-Life Medical Care in the U.S. Kaiser family foundation poll, 2017년 4월 27일자
    캐나다보건정보연구소(Canadian institute for health information)의 2018년 보고에 따르면, 4분의 3 정도의 캐나다인들이 자택에서 임종을 맞고 싶어 하는데, 현실적인 어려움 때문에 60%가 병원에서 임종을 맞게 된다. 캐나다에서는 신체와 정신 기능이 현격히 떨어진 임종 시기의 노인들이 완화의료(Palliative care)를 제대로 받으면 자택 임종의 가능성이 크다고 판단하기 때문에 이를 위해서 여러 가지 정책을 실험하는 중이다.
    What it's really like to die at home in Ontario, 헬씨 디베이트, 2019년 6월 29일자
53 환자의 불편한 고통과 증상을 줄여주는 것이 완화의료인데, 기동이 불편하고, 정신 상태가 온전하지 않은 인생 말기에 이를 제공하는 것이 임종 간호다.

원인으로 생각된다.[54] 우리나라에서 암질환의 경우 환자 부담은 다른 말기 환자들보다 더 적다. 암보장이 다른 질환 대비 너무 강화되다 보니, 전체 의료비의 5%만 부담하면 중환자실이든 병실이든 입원이 가능하다. 국내 사망 원인 1위가 37년째 암질환인 가운데, 많은 암환자가 자택이 아니라 병원에서 임종을 받는 경우가 확연히 증가하면서 암 환자가 아닌 환자들도 병원에서 임종하게 된 것이다.

이제는 죽는 시기도 자신이 못 고르고, 퇴원해서 집에서 죽으려 해도 예전에는 흔했던 왕진이 없어져 자택에서 완화의료를 받기 힘들어진 탓에 죽는 장소도 고르기 힘들어졌다.[55] 필자의 할아버지와 할머니, 외할아버지 모두 필자의 부모님 댁에서 돌아가셨는데, 이것은 아버님이 의사이고, 어머님이 간호사였기에 가능한 결정이었다. 사회는 이렇게 많이 변했고, 우리는 어느덧 부지불식간에 죽을 수 있는 방법과 장소마저도 선택하지 못하게 된 것이다. 그리고 병원에서 임종을 맞이할 때 연명의료 중단은 아직도 생각처럼 쉽지 않아서 가족들만이 아니라 정부 재정도 휘청거린다.

한국은 2003년부터 2019년까지 한 해(2017년)를 제외하고는 OECD 가입국 중에서 자살률 1위를 기록했다. 2019년에는 인구 10만 명당

---

54 이제 의료 집착에서 벗어나야 한다, 메디칼업저버, 2017년 11월 27일자

55 가정형 호스피스 사업이 2016년부터 시범적으로 도입되었지만, 이용하는 경우는 아직 극히 적고, 이용자의 절반 이상이 결국 자택이 아니라 의료기관에서 사망한다.
호스피스·완화의료 서비스 제도 개선 방안, 건강보험심사평가원 2020년
왕진이 드문 지금에는 자택에서 임종 시 의사의 사망진단서는 발부받기 힘들고, 병원이나 장례식장으로 시신을 이송 후 사체검안서를 발급받게 된다.

26.9명이 자살했는데, 이는 OECD 평균의 무려 2배이다. 통계청이 발표한 '2019년 사망 원인 통계'를 인용하자면 80세 이상의 자살자 수는 30대, 40대, 50대보다 2배 이상이다.[56] 이미 2011년에 74세 이하 노인의 자살률이 미국과 일본보다 5~6배 많았고,[57] 2019년 기준으로 65세 이상 노인층에서 자살률은 일본보다 2.5배,[58] OECD 평균보다 3배 높다.[59]

한편, 스위스는 안락사를 인정하는 국가들 중에서도 가장 자유롭게 안락사를 선택할 수 있는 나라다. 스위스에서 안락사[60]는 '분별력이 있는 사람이 자신의 삶을 끝낼 수 있도록 수행하는 행위, 특히 자살 목적으로 약물을 처방하거나 조제할 목적으로 수행되는 행위'로 정의된다. 스위스에서 안락사는 1942년부터 법적으로 인정되었는데, 2011년부터 비로소 정부가 안락사를 공식적으로 집계하기 시작했다. 불완전한 기록이지만 1995년까지만 해도 연간 10명을 갓 넘기던 자국인의 안락사 수는 21세기 초부터 급증하게 되는데, 2012년에는 512명, 2016년에는 928명이 안락사를 선택했고,[61] 그중 80~90%가 65세 이상이었다.[62]

과연 어떤 고통이 안락사를 정당화할 수 있느냐에 대해서는 많은

---

56 부끄러운 '자살률 OECD 1위'…하루 평균 38명 목숨 끊어, 시사저널 1653호, 2020년 9월 22일자
57 노인자살률 1위…국가가 노인행복정책 펼쳐야, 프라임 경제, 2011년 9월 27일자
58 한국 노인 OECD 최고 자살률…노인들이 가장 힘들어하는 것은?, KBS 뉴스, 2019년 9월 29일
59 자살률 OECD 1위 한국 VS G7 1위 일본…같은 듯 다른 실상, 매경 프리미엄, 2020년 7월 18일사
60 죽는 데 도움이 필요하기 때문에 조력자살(assisted suicide)이라고 부른다.

논란이 있다. '참을 수 없는 고통을 동반하는 불치병'이라는 제한하에 안락사를 허용하는 다른 나라들에 비해 스위스에서는 놀라울 정도로 안락사의 허용 범위가 넓고,[63] 의사가 안락사 과정에 관여하는 경우는 2013년까지는 1.1%밖에 되지 않았다.[64]

2016년 스위스 인구는 832만 7,000명 정도로 안락사를 택한 928명의 자국인은 대략 전 인구수의 0.012% 정도이고, 자살자 수의 총합인 연간 1,000명 정도와 비슷한 수준이다. 참고로 스위스에서 안락사가 아닌 자살자 수는 OECD 평균 수준이다. 자살과 안락사를 함께 포함하면 스위스는 한국의 자살자 수와 비슷한 OECD 평균의 2배 수준이다.

안락사를 선전하려고 스위스의 예를 보여준 것이 절대 아니다. 스위스는 세계에서 가장 자유롭게 안락사를 법적으로 허용하는데, 인구당 GDP가 세계 2위, 의료비 지출은 세계 2위인 나라다. 그리고 자국인들이 실제 안락사를 선택하는 경우는 악성 종양, 심혈관질환, 신경질환

---

61 Swiss Health Observatory (OSBAN), Available on. https://www.obsan.admin.ch/fr/indicateurs/suicide

A qualitative study on existential suffering and assisted suicide in Switzerland, BMC Medical Ethics 20:34(2019)

62 스위스의 노인 여성이 조력자살 택하는 이유, 시사IN, 2021년 6월 11일

63 희망이 더 없는 경우가 아니라, 우울증하고 잘 구분이 가지 않는 'the loss of meaning or purpose in life, hopelessness, feeling of loneliness, fear of being a burden, fear of future, loss of social role functioning'을 호소하는 경우도 합법적으로 인정된다. A qualitative study on existential suffering and assisted suicide in Switzerland, BMC Medical Ethics 20:34(2019)

64 Medical End-of-Life Practices in Switzerland. A Comparison of 2001 and 2013, JAMA Intern Med, 2016;176(4):555-556

건강의 비용

자들이 대부분이다. 그럼에도 그 수가 일반 자살자와 비슷하다는 것은 경제적으로 풍족한 상황에서도 질환으로 고통받는 개인(특히 노인)이 삶을 지속한다는 것이 얼마나 어려운지를 의미한다. 이런 점을 우리는 이해해야 하며, 과연 국가가 개인이 삶을 강제로 지속하도록 해야 하는지에 대한 사회적 합의가 필요하다는 이야기다.

이제 우리는 병과 더불어 살아야 할 준비가 되어야 하는데도, 병의 원인과 급성 증상을 치료하는 급성기 케어에 의료체계의 기능이 아직까지 집중되어 있고, 호스피스 케어가 아직 안착되지 못했다는 점에서 그리고 상대적으로 낮은 복지수준을 볼 때, 우리는 스위스와 비슷하면서도 불리한 점들이 더 많다. 특히, 우리는 아직도 죽음을 맞이하는 환자와 노인의 권리에 대해서는 아무런 보장이 없다. 덜 고통받으며, 가족들과 의료진에 대해 자신의 품위를 지킬 수 있기 위하여, 죽는 장소와 방법을 자신이 선택할 수 있는 그런 권리 말이다. 더 이상 죽음에 대한 논의는 터부시되지 않으면서, 이해할 수 있고 준비할 수 있어야 한다.

1969년에 출간된 엘리자베스 퀴블러-로스의 《죽음과 죽어감(On death and dying)》[65]이라는 책이 있다. 의사인 작가가 병에 걸려 죽어가는

---

65 인터뷰가 이루어진 곳은 시카고대학(University of Chicago)의 프리츠커 의대(Pritzker School of Medicine)에서였다. 정신과 의사인 저자는 환자를 객체로 보지 않고 한 명의 인간으로 보면서 죽음에 이르는 5단계를 기술히였다. 5단계는 부정과 고립 → 분노 → 협상 → 우울 → 수용으로 이루어진다. 호스피스 케어의 시발점을 제공했다.

수백 명을 인터뷰한 내용을 묶은 책인데, 이 인터뷰들은 대학 수업시간에 행해졌다. 자신이 곧 죽는다는 사실을 알고 있는 사람들을 강의실에 데려와서 '언제 그 사실을 알게 되었는가', '자신의 죽음을 받아들일 수 있게 된 것은 언제인가', '어떤 계기로 그럴 수가 있었나' 같은 직선적인 질문을 던졌다.

이 수업을 받은 학생들을 포함해서, 책이 출간된 뒤 미국 사회에 커다란 충격을 주게 된다. 당시 낙관적인 사회 분위기와 엄청난 과학기술과 경제발전 속에서 미국 의료계는 생명을 연장하는 기술만을 알았지 삶의 정의에 대한 토론과 훈련을 받지 못한 상태였다.《죽음과 죽어감》은 엄청난 사회적 반향을 이끌어내어 몇 년 만에 임상 실무를 완전히 변화시키게 된다. 이전에는 의사들의 영역에 국한되었던 질병과 죽어감이라는 현실을 비로소 미국의 대중이 이해하게 되면서, 죽어가는 환자는 더 이상 간과되고 숨겨지지 않으면서, 중증 환자에 대한 간호와 말기 환자에 대한 심리학, 정신의학, 노인병학, 임상윤리 및 관리제도의 발전이 가속화되었다.

한국에서도 이런《죽음과 죽어감》과 같은 사회적 충격이 있었으면 하는 것이 필자의 희망이다.[66] 희망이 없는 환자를 의사에게 부탁하는 것이 더 이상 효도라는 미덕으로 여겨져서는 안 되는 때가 되었다. 태어나는 아기들보다 죽어가는 노인들이 많아지는 세상에서 우리는 스

---

[66] 이런 사회적 충격은 없지만, 존엄사에 대해서는 지금 계속 논의 중이다.
　　의료계·환자, 조력존엄사 '반대'…"생애말기 돌봄 체계화 우선", 의협신문, 2022년 8월 12일자

스로의 존엄과 편안함 모두를 위해서라도 죽음의 방법과 장소를 선택할 수 있어야 하고, 인생의 마지막 단계에서 소요되는 비용을 태어나는 아기들에게 전가하지 말아야 한다.

환자의 권리를 보장하라,
특히 내 몸과 정보는 누구 것인가?

헨리에타 랙스Henrietta Lacks의 이야기

헨리에타 랙스가 죽었다. 다섯 아이의 엄마이자 미국 남부의 한 담배 농장에서 일하던 헨리에타는 자궁경부암 진단을 받은 지 불과 10개월 만에 31번째 생일이 두 달 지난 뒤인 1951년 10월 4일 죽게 된다. 아무도 기억하지 못할 뻔한 헨리에타의 죽음이 전 세계에 알려진 것은 2010년에 출간된 미국인 저널리스트인 레베카 스크루트(Rebecca Skloot)의《헨리에타 랙스의 불멸의 삶(The Immortal Life of Henrietta Lacks)》라는 책에 의해서다.

1988년에 16살이었던 레베카는 고등학교 학점을 보충하려고 들은 생물학 강의시간에 헨리에타에 대한 이야기를 듣게 된다. 강사는 세포의 작동 원리를 알려주면서(세포가 분열하면서 성장하는 세포주기에 대한 강의였다) 그 모든 지식이 존스홉킨스 병원의 조지 게이(George Gey)가 한 흑인 여성에서 추출한 암세포주인 HeLa 세포를 배양해서 얻게 된 것이라고 했다. 그는 HeLa 세포를 이용한 인간 세포의 첫 배양 성공은 지난 세기 의학계에 일어난 가장 중요한 사건 중 하나이고, HeLa 세포가 헨리에타 랙스라는 여성에서 유래한 것까지 알려준다. 하지만 헨리에타가 어떤 사람이었느냐는 레베카의 질문에 그는 답을 하지 못했다. 대학에서 레베카는 생물학을 전공하였는데, 수많은 사람이 HeLa 세포에 대한 언급은 하지만 누구도 헨리에타에 대해서는 모른다는 것을 알게 되었다.

대학생 때 틈틈이 조사를 계속한 레베카는 그 가족들의 사진과 인터뷰 기사까지 발견하면서 헨리에타의 남편과 가족들에게 존스홉킨스 병원 측에서 부당한 대우를 받은 것을 알게 된다. 헨리에타가 죽은 뒤 그녀의 남편이 병원에 불려가 아내의 암세포인 HeLa 세포를 사용하겠다는 병원이 요구한 동의서에 서명을 거부했는데도, HeLa 세포가 고가에 팔리며 이를 사용한 논문들이 가족의 허락도 없이 계속 출간되고 있다는 사실을 나중에 알고는 분노한 것까지도 알게 된다. 1973년 존스홉킨스의 과학자들에게 일련의 검사를 받았던 헨리에타의 자식들은 자신들에게 엄마처럼 암이 생길 수 있는 위험성을 조사받았다고 인터뷰했지만, 레베카가 확인한 인터뷰 기사의 기자는 이들은 HeLa 세포 연구를 위한 검사를 받은 것으로 생각하고 있었다.

문제는 HeLa 세포의 추출부터 연구를 통한 산업화 전 과정에 대해서 환자의 동의는커녕 환자와 가족 모두가 아무도 알고 있지 못했고,

그녀 가족들의 사생활과 유전 정보들은 부당하게 공개[67]되어 버렸다는 점이다. 할머니가 남긴 암세포는 전 세계에, 우주 공간까지 놀아다니며 살아 있고, 관련 산업체들은 이를 이용해 수십억 달러를 벌게 되었다. 하지만 그 자손들은 자신들의 의료비도 제대로 감당하지 못하는 상황이었다.

신원이 고스란히 밝혀진 HeLa 세포는 지금은 유전 정보의 공개가 HeLa 게놈데이터 사용계약(HeLa Genome Data Use agreement)에 의해서 헨리에타의 자손 2명이 포함된 NIH 소속 위원회의 심의를 받아서 이루어진다.[68] 2013년 EMBL 과학자들에 의해 HeLa 세포 유전 정보가 모두 공개된 후 거센 비난을 받으면서 이루어진 조치이다. 그리고 2020년에야 영국의 Abcam사가 헨리에타 랙스 재단에 기부한 것이 산업체에서 처음으로 금전적인 보상을 한 사례이다.

이제, 레베카의 사춘기 시절에 시작된 헨리에타와 그녀가 남긴 HeLa 세포에 대한 호기심은 창조적 비허구 전공(Creative nonfiction)으로 대학원에 진학한 그녀의 삶을 평생 좌우하는 집착이자 중요한 사명이

---

67 HeLa 세포의 DNA 염기서열 전체가 유럽분자생물학연구소(European Molecular Biology Laboratory, EMBL) 소속의 독일 과학자들에 의해 2013년 공개되었는데, 유전 정보를 해석해 주는 위키피디아 기반의 공개 웹사이트인 SNPedia에 이 정보가 업로드가 되자마자, 수 분 만에 헨리에타 랙스와 그 가족들의 신원 정보가 더해진 보고서가 완성되는 일도 있었다(The immortal life of Henrietta Lacks the Sequel, The New York Times, 2013년 3월 23일자). 여기에 관련 과학자들이 가족들의 동의를 구하지도 않았고, HeLa 세포의 유전자 정보가 통째로 공개됨으로써 그 가족들의 유전 정보 또한 노출될 가능성을 부정한 것이 문제가 되어 EMBL의 해당 팀은 결국 사과하고 HeLa 세포의 유전 정보는 비공개되었다. 해당 유전 정보를 사용하려면 지금은 NIH에서 사용심의를 거쳐야 한다.

68 Genetic privacy: We must learn from the story of Henrietta Lacks, NewScientist, 2020년 8월 1일자

건강의 비용

된다.[69] 레베카는 그녀의 책에서 헨리에타가 남긴 자손들의 가난과 착취, 인종차별로 굴곡진 수십 년간의 고난사 속에서 그녀가 남긴 암세포를 이용한 의학적 성과와 그동안 깡그리 무시된 의료윤리 및 잇따른 소송전, 그녀의 딸인 데보라가 현 상황을 힘들게 수용하는 과정 모두를 폭넓게 다루었다.

HeLa 세포를 사용하여 가능해진 의과학적 성과는 대단했다. 인간의 정상세포는 체외에서 오래 유지될 수 없다. 그런데 HeLa 세포를 이용한 세포배양법이 정립됨으로써 인간의 다른 암세포들을 계속 증식시키는 것과 소아마비 백신, 항암제, 체외수정, 유전자 매핑,[70] 세포복제, HIV 연구 등의 신기술 개발이 가능해졌다. 그리고 지금은 코로나-19 백신 개발에도 쓰인다. 2018년 기준으로도 6만 개 이상의 논문들과 1만 7,000개 이상의 특허가 HeLa 세포를 이용했다는 사실만 해도 [71] 학문 발전뿐만이 아니라, 제약산업을 비롯한 관련 산업체에 미쳐온 수십억 달러로 추정되는 그 영향력을 짐작할 수 있다. 물론 많은 개별 인체자원이 앞으로도 HeLa 세포와 같은 커다란 영향력을 갖게 되는

---

69 레베카는 헨리에타의 딸인 데보라와 다소 믿기 힘든 기이한 우정을 쌓게 된다. 흑인 빈민가 출신으로 별다른 교육을 받지 못하고 미신을 믿는 데보라와 백인 중산층 출신이며 생물학을 전공하고 대학원에서 작문을 공부한 레베카는 헨리에타에 대한 공통 관심을 매개로, 데보라가 죽기 전까지 보기 드물게 깊은 여자들 간의 우정을 지속한다. 데보라에 의해, 이 책은 헨리에타나 HeLa 세포를 중심으로 한 연구윤리와 소송전에 대한 이야기만이 아니라, 미국 현대사 속에서 랙스 사람들의 굴곡진 삶에 대한 폭넓은 이야기로 발전한다.

70 새로운 유전자의 DNA 서열을 알고 있다면, 해당 유전자가 염색체의 어디에 있는지를 알아냄으로써 그 기능을 알 수 있다. 이렇게 알고 있는 DNA 서열을 가지고 해당 유전자의 염색체 내 위치를 찾아내는 방법을 매핑(Mapping)이라고 한다.

71 Who owns Henrietta Lacks' cells?, MarketPlace, 2018년 7월 9일자

것은 아니다. HeLa 세포는 인류가 처음으로 체외에서 장기간의 인간 세포 배양에 성공한 첫 케이스였다. 그리고 존스홉킨스가 특허를 걸지 않고 그 사용에 제한을 두지 않았기 때문에 그동안 불가능했던 중요한 많은 실험에 집중적으로 사용되었던 드문 경우였다.

정밀의학은 의학을 고도로 집적된 데이터 사이언스로 발전시키고 있다. 의학연구에는 이제는 진료 정보만이 아니라 환자에서 유래된 세포, 조직, 혈액, DNA를 분석한 정보가 모두 필요하다. 이러한 환자에서 유래된 소량의 세포, 조직, 혈액, DNA 등을 인체자원이라고 하며, 훗날 의과학 연구를 위하여 이 자원들을 장기간 보관하는 시설을 인체자원은행이라고 부른다. 그동안 인체자원을 이용하는 데 환자의 동의를 얻을 필요가 없었다는 사실도 충격적이었지만, 헨리에타의 사생활 정보와 이윤에 대해서도 환자와 가족의 권리가 통째로 부정되어온 것이 알려진 것은 인종차별에 익숙한 미국 대중에게도 큰 충격이었다. 헨리에타와 HeLa 세포의 이야기는 전 세계적으로 기대 이상의 파문을 남기면서 의약학계의 관행들을 바꾸게 되었다.

이후 의료윤리가 대거 확충되고 연구를 위한 샘플을 구하기 위해서는 환자와 가족에게서 '충분한 설명에 의한 사전통고승인(Informed consent)'을 받는 것이 의무가 되었다. 기증 여부는 기증자의 자율적인 의사에 의해서 이루어지며, 치료의 질과 결과를 좌우하지 않는다.

우리나라에서 생명윤리법[72]이란 인간과 인체유래물 등을 연구하

---

72 '생명윤리 및 안전에 관한 법률'로 2010년 1월부터 시행되었다.

거나, 배아나 유전자 등을 취급할 때 인간의 존엄과 가치를 침해하거나 인체에 위해(危害)를 끼치는 것을 방지함으로써 생명윤리 및 안전을 확보하는 등의 사항을 규정하고 있는 일반법이다. 이에 근거하여 연구기관 내 설치한 기관생명윤리위원회(Institutional review board)를 통해 특정 연구의 시행 여부를 심사해야 하고, 충분한 설명에 의한 자발적 동의(사전통고승인)를 통해서 인체유래물이나 의료 정보를 수집해야 하며, 연구대상자의 개인 정보의 철저한 보호 등이 연구대상자를 보호하기 위해서 강제된다. 2011년 9월부터는 개인정보보호법이 발효됨에 따라 환자의 동의 없이 개인 정보를 연구에 이용하는 것이 제한되었다. 정보의 주인이 본인과 관련된 정보를 어떤 목적으로, 언제, 어느 범위까지 타인에게 전달되고 이용될 수 있는지를 스스로 결정할 수 있는 권리가 '개인정보자기결정권'인데, 이는 개인정보보호법에 의해 보장된다. 개인정보보호법은 생명윤리법을 따를 경우에는 그 적용이 제외된다. 2020년부터는 정보를 처리하는 과정에서 통계 및 과학적 연구와 공익적 기록 보존을 위해서라면 정보 주인의 동의가 필요 없이도 가명정보로 처리할 수 있게 되었다.[73]

개별 연구에서는 기증물로 어떤 특정 연구를 하게 되는지에 대한 정보가 대개 기증자에게 구체적으로 알려진다. 하지만 인체자원은행

---

73 이 과정에서 기관생명윤리위원회의 심의를 거쳐야 하는 생명윤리법과 충돌하게 된다. 연구 시행 시에는 생명정보법이 우선하는 현 상황에서는 사실상 정보 주인의 동의가 없이도 가명정보 처리를 허용하는 개인정보법 28조는 의미가 없게 된다.
보건의료 데이터 활용 높이려면? '관련 법 체계 정비 필요', 청년의사, 2021년 6월 11일자

은 특정되지 않은 미래의 여러 연구를 위해서 인체유래물을 우선 수집하기 때문에 포괄적 동의 방식을 채택하고 있고, 기증자들은 언제 어떤 목적의 연구에 어떤 방식으로 자신의 인체유래물이 활용될지 모른채 동의서에 서명을 요구받는다. 다음은 충분한 설명을 통한 동의를 위해 작성되어야 하는 인체자원 사용 동의서에 나오는 권리 포기 각서 내용이다.

'…귀하의 인체유래물 등을 이용한 연구결과에 따른 새로운 약품이나 진단도구 등 상품개발 및 특허출원 등에 대해서는 귀하의 권리를 주장할 수 없으며, 귀하가 제공한 인체유래물 등을 이용한 연구는 학회와 학술지에 연구자의 이름으로 발표되고 귀하의 개인정보는 드러나지 않을 것입니다.'

필자가 이 말을 풀어보자면 다음과 같다.

'…귀하의 인체유래물 등을 이용한 연구결과가 정말 만약에 획기적이어서 연구자가 억만장자가 되거나 회사가 엄청난 이윤을 앞으로 수십 년간 얻게 된다 하더라도 당신은 일절 한 푼도 주장할 수 없으며, 약값 할인도 기대할 수 없으며, 귀하의 인체유래물이 어디에 쓰였는지도 알 수도 없을 것입니다(쓰였는지도 모르니, 당연히 한 푼도 주장할 수 없습니다). 그리고 그나마 논문으로 그 성과가 공유될지 상품화를 위한 특허로 공유가 제한될지에 대한 결정도 연구자와 지원기관이 알아서 결정합니다. 다만, 저희는 법적으로 문제가 되지 않도록 여러분의 개인정

건강의 비용

보의 보호만은 현재 기술 및 윤리 수준에서 최대한 보장하고자 노력하겠습니다.'

지금도 (미국에서는) 환자의 신원이 밝히지 않는다면[74] 환자의 몸에서 떨어져 나간 세포와 같은 인체자원이 어떻게 쓰이는지에 대한 구속력은 물론 어떤 보상도 주어지지 않는다.

정밀의학 연구에서 개별 인체자원은 수천에서 수만 명의 기증으로 이루어진 큰 샘플 집단의 한 부분이다. 하지만 커다란 집단의 한 부분에 불과하다 해도 개개인 한 명이 기증한 인체자원과 유전 정보들은 함부로 취급할 수 있는 공짜가 절대 아니다. 인체자원의 확보는 이미 의과학 연구에 필수가 되었고, 이를 활용한 성과가 어떤 영향력을 가질지는 연구가 끝나고도 오랫동안 모를 수 있다. 영향력이 클 수 있는 연구를 진행하기 위해서는 어마어마한 인력과 기술, 재원의 확보가 중요한데, 이 부분은 기증자가 아니라 연구자와 연구자가 속한 기관의 몫이다. 그런데 연구비를 국가에서 지원했다면 이는 세금을 낸 국민 모두의 몫이기도 하다. 하지만 영향력이 큰 연구가 성공했다고 해도 클라우드펀딩처럼 모든 소액 투자자에게 이윤을 돌려줄 수 없는 것이고, 기증자의 권리가 어디까지인지에 대해서는 지금보다는 확실한 공

---

74 이 말은 특정 환자에서 유래된 새로운 세포를 HeLa 세포처럼 공여자를 파악할 수 있는 이름으로 부르지 않는 식으로 신원을 가린다면, 기증자의 동의를 받지 않고 사용한 용도에 대한 법적인 구속력이 전혀 없다는 뜻이다. 하지만 지금처럼 유전 정보의 획득이 매우 쉬워진 상황에서는 무기명이어야 할 인체자원의 수인이라노 찾는 것이 매우 쉬워졌고 본인과 기족, 친족들의 유전 정보까지 함께 파악될 수 있기 때문에 무기명의 의미가 약해졌다.

감대가 필요하다.

지금 개인의 진자싱거래는 개인 정보의 유출을 감수해야 가능한 일이기에, 법적으로 개인의 손해에 대한 보상이 보장되고 있다. 앞으로 유전 정보의 유출은 지금의 금융 정보 유출 이상의 파장과 영향을 가져오게 될 것이다. 유실된 암호는 바꾸면 되고, 분실하거나 해킹된 크레디트 카드와 계좌는 교체하면 피해는 끝이 난다. 하지만 인간 유전체에 대한 시퀀싱 기술은 계속 발전해나가고 있는데, 진단 과정이나 임상시험 중 확보된 개인 유전 정보는 영원히 통째로 기록에 남는다. 나의 유전 정보는 교체할 수 없고 자손들에게도 전달되는데, 한번 유출되면 내가 모르는 누군가의 저장장치에서 영원히 보관된다. 미국에서는 유전 정보를 가지고 취업과 승진에 차별을 두는 것과 의료보험의 가입 제한이 법으로 금지되었다.[75] 하지만 미국에서 2010년부터 2018년까지 해커에 의해 유출된 환자 진료기록만 해도 1억 1,000만 건으로 추산되며 매년 유출 건수는 증가하고 있다.[76] 그럼에도 자신의 인체자원을 기증하고 이를 통해 유전 정보를 공개한 환자들은 자신의 기증이 최소한의 의미가 있기를 원한다.[77] 이들이 절실하게 원하는 것은

---

[75] Genetics Information Nondiscrimination Act(GINA)로 유전자 정보 차별 금지법이다. 미국에선 무려 14년 동안이나 국회에서 계류되다가 2008년 5월에 발효되었다. 하지만 보험사는 유전 정보의 제출을 요구할 수 있고, 의료보험이 아닌 생명보험, 장기요양보험이나 장애보험의 가입은 제한될 수 있다. 이들 보험회사에서 유전 정보의 제출을 실제 요구할 수 있는지 없는지는 개별 주의 재량에 맡겨져 있다.

[76] Hackers Want Your Medical Records. Here's How to Keep Your Info from Them, Washington Post, December 17, 2018

[77] The immortal life of Henrietta Lacks the Sequel, The New York Times, 2013년 3월 23일자

건강의 비용

금전적 이익보다는 자신이 기증한 자원이 어떻게 쓰이는지를 앎으로써 보람을 얻는 것이다. 유전자 시퀀싱 기술의 발달로 지금은 인체유래물을 가져간다는 것은 한 개인에 대한 모든 정보까지 가져가는 가능성까지도 의미하게 되었다. 적어도 기증자가 스스로 권리를 포기하는 면이 있는 만큼은 만성질환이나 자주 앓게 되는 질환에 대한 적절한 사전지식이 필요한 것처럼 이제는 일반인들도 인체자원 기증에 대한 개념과 절차를 이해해야 할 필요가 있다.

이외에도 환자의 진료를 통해 수집되는 의료 정보가 있다. 가장 많은 의료 정보가 만들어지는 곳은 대개 가장 많은 환자가 몰리는 상급종합병원들이다. 환자가 남긴 모든 의료 정보는 지극히 개인적인 기록이기 때문에 '의료법21조'에 의해서 담당 의료진 외에는 환자와 보호자의 동의를 얻어야 진료 기록의 열람이 가능하다.[78]

어떤 경우든 환자의 정보는 연구 목적 이외에는 사용되어서도, 누출되어서는 안 되고 생명윤리법에 따라 기관생명윤리위원회의 심의를 통과해야 연구가 가능하게 되어 있다. 전향적 연구에서는 기관생명윤리위원회가 환자에 미치는 영향이 경미해서 승인하는 예외적인 경우를 제외하면 연구의 목적과 방법이 반드시 명확해야 하며 연구 대상

---

[78] 2016년 12월에 서울대병원이 시위 중 경찰의 물대포를 맞은 후 사망한 백남기 씨의 의무기록을 무단 열람한 소속 병원 의료인 60명에 대해 그나마 경징계를 내린 것이 이런 이유에서다. 당시 백남기 씨의 사인이 사회적 논란이 되면서 환자와 관련이 없는 교수들을 포함한 타 부서 의료인 60명이 불법 열람한 것이 확인되었다.

자의 사전 동의가 필수적으로 요구된다. 후향적 연구는 이미 만들어진 자료를 다루기 때문에 환자의 사용동의를 취득하지 않거나 취득할 수 없는 경우가 많다. 때문에 개인정보가 식별되지 않도록 익명화[79]나 암호화[80]된 가명 정보를 사용해야만 한다. 동의를 획득한 경우에도 환자 정보는 연구자 외에 열람돼서는 안 되고, 동의를 받지 않고 승인을 받아 가명처리된 정보라면 소유자는 자기 정보가 어떻게든 활용되는지 알지 못하게 된다.

그런데 사전동의를 획득한 전향적 연구에서도 해당 연구가 종료된 후에 같은 의료 정보를 가지고 미리 계획되지 못했던 새로운 제2, 제3의 연구가 시작될 수 있고, 이에 대한 사전동의를 구하지 못할 수 있다. 이럴 때는 기관생명윤리위원회의 심의를 거쳐서 연구허가를 새로 받아야 한다. 많은 환자에게서 데이터를 모아서, 대규모 인구집단에서 경향성을 파악해내는 빅데이터 연구가 더 많이 수행되고 있다. 데이터의 규모가 커질수록 그 관리는 점점 더 힘들어지고 법적인 시비에 말려들 위험성은 커진다. 아직은 법적인 정비가 명확하지 못한 상황이며, 앞으로도 이해당사자 간의 합의 및 제도 설계가 계속 필요하다.

의료 정보를 둘러싼 이해당사자들이란 누구인가? 병원, 연구자, 제

---

79 익명화된 자료(Unlinked data, anonymized data): 자료의 출처를 추적할 수 있지만 암호 또는 식별자가 없이 익명화되어서 개인을 특정하는 것이 불가능한 자료를 의미한다.

80 암호화된 자료(Coded data, linked data): 개인 식별이 가능한 자료에서 추출하여 개인식별정보 대신 암호화된 형태로 연구자에게 주어진다. 이에 필요 시 암호를 사용하여 개인을 특정할 수 있지만, 허가되지 않은 연구는 개인을 특정할 수 없다. 국가기관에서 제공하는 공용자료가 이에 해당한다.

약회사, 의료기기회사와 의과학 발전을 통한 국가 경쟁력 확보를 원하는 정부와 이를 정작 제공하지만 대개 자신의 정보가 어떻게 활용되고 있는지 모르는 환자들이다. 인체자원물과 유전 정보의 경우처럼 의료 정보는 우리가 모르는 사이에 이렇게 활용되고, 또한 개인 정보의 보호를 위한 노력들이 경주되고 있다.

역시 인체유래물의 경우처럼 영향력이 큰 연구가 성공했다고 해도 모든 참여자에게 어떤 형태로든 이윤을 돌려줄 수는 없지만, 정보 제공자의 권리가 어디까지인지에 대해서는 지금보다는 확실한 공감대가 필요해 보인다. 인체유래물의 기증자들과 마찬가지로 의학 연구를 위한 정보 활용에 동의한 환자들은 자신의 정보가 의미 있게 쓰이기를 원한다. 이해당사자인 환자들에게는 의료 정보는 개인 정보로서의 절저한 보호 외에도 앞으로는 적어도 제공자의 정보가 어떻게 사용되고 있는지를 계속 알려주는 정당한 연구 파트너로서의 대우는 보장해야 할 것으로 보인다. 그렇지 않다면 '충분한 설명을 통한 동의'의 의미는 기증자를 보호하는 것이 아니라, 연구자와 의학계의 이익을 보호하는 법적인 일개 도구로 전락할 가능성이 있다.

코로나-19와
롤모델

파우치 효과Fauci Effect

1940년 출생인 앤서니 파우치(Anthony Fauci)는 면역학 전공의 미국인 의사이자, 과학자, 행정가이다. 그는 1984년부터 미국 국립보건원(National institute of health, NIH) 산하의 국립알레르기전염병연구소(National institute of allergy and infectious diseases, NIAID)의 소장으로 행정가 경력 및 후천성 면역결핍증후군(AIDS)과 기타 면역결핍질환에 대한 연구 경력까지 갖춰온 미국 의학계의 거물이다.

그는 레이건 대통령 때부터 지금까지 모든 미국 대통령의 자문을 맡아왔는데 트럼프 전 대통령의 코로나 바이러스 태스크포스의 주요 일원이기도 했다. 코로나-19의 위험성을 과소평가했던 트럼프 전 대통령을 비판하면서 미국이 전 세계적으로 사망자 수 1위라는 어려운 시기에 일관되고 적극적인 대책 사업들을 진두지휘하다시피 했다. 때문에 트럼프 옹호자들인 극우파들에게 심한 비난과 위협을 받았고 해임 위기까지 갔었다.

그의 업적은 코로나-19이라는 신종 감염병의 갑작스러운 대규모 유행과 변덕스러운 트럼프라는 보기 드문 불확실성 중에서도 대중들에게 급박한 상황[81]을 제대로 전달하였고, 코로나-19의 위험성이 제대로 파악된 후에는[82] 일관된 과학적 감염병 관리 정책을 고수했다는 것이다. 이는 그가 모든 위협과 불확실성에서도 감염병 분야에서 전문가의 권위와 직업의식을 충실히 지켜왔기 때문에 가능했던 것이다. 이런 역할을 인정받아 그는 조 바이든 정권에서 대통령의 최고 의학자문역[83]을 맡게 된다.

2020년 12월 7일 미국 내셔널 퍼블릭 라디오(National Public Radio, NPR)는 미국 내 의과대학 진학 희망자가 전년 대비 18% 증가했는데, 이를 파우치 효과라는 보도한다.[84] 이런 의대 강세 현상은 그동안 앤서니 파우치 등 코로나-19와 맞서 싸워온 의료진들의 헌신과 노력이 모

---

81 미국의 인구는 전 세계 인구의 4.25% 정도이지만, 2021년 2월 말 코로나-19 사망자 수는 전 세계 사망자 수의 20%인 51만 명 이상을 기록했다. Coronavirus(COVID-19) statistics data(Google). 2021년 11월 말 기준으로 미국에서 약 74만 6,000명이 사망하여, 전 세계 1위다.

82 초기에는 파우치도 마스크 착용의 필요성을 무시한 바 있다. 트럼프 전 대통령은 대통령직에서 물러난 뒤, 이 점을 들면서 파우치 박사를 계속 공격하고 있다.

83 원 직함은 'Chief medical advisor to the president(대통령의 수석 의료 고문)'이다. 단순한 자문역이 아니라 미국 행정부의 제일 중심에서 일하는 최고위 구성원 중 한 명이다.

84 'Fauci Effect' Drives Record Number Of Medical School Applications', NPR, 2020. 12. 07 방송 "파우치처럼 코로나와 싸울래요" 올해 美 의대 지망생 폭증, 조선일보, 2020. 12. 08

범사례로 좋은 인상을 남긴 결과라는 것이다. 아울러 의료진들의 사회적 필요성과 역할에 대한 인식의 개선 또한 영향을 미친 것으로 보인다.[85]

한국에서도 코로나-19와 맞서 싸워 헌신과 노력을 보여준 의료진에 대한 관심이 커지면서 초등학생과 중학생들의 장래 희망 순위에서 의사가 2위로 올랐다.[86] 해당 조사에서는 고등학생들에서도 의사는 2019년 대비 2020년에는 11위에서 5위로, 간호사는 3위에서 2위로 올랐다. 실제 진로를 곧 선택해야 하는 고등학생들에게서 생명·자연과학자가 6위에서 3위로 오른 것은 백신과 치료제 개발이 달려 있는 생명과학에 대한 관심으로 보인다. 이처럼 의사, 간호사 및 생명·자연과학자 모두가 희망 직업 순위에서 상위를 보였다. 롤모델이 탄생한 것이다.

롤모델이 필요한 이유는 꼭 그들처럼 훌륭하거나 성공한 사람이 되라는 것이 아니다. 꿈이 있는 젊은이들이 자신의 길을 선택하고 흔들림 없이 가기 위해 현실 속의 롤모델이 필요한 것이다. 젊은이들은 각자 자기의 분야에서 최고가 되거나 인상적인 업적을 이루거나 곤궁하고 힘든 상황에서 희생을 감수하며 사회에 봉사를 행한 사람들을

---

85 1941년 12월 제2차 세계대전에 미국이 개입할 때 및 2001년 9월 11일 뉴욕과 펜타곤에 대한 항공기 자폭 공격 이후, 자원 입대자 수가 급증한 것은 국가적 위기에 대한 미 국민들의 반응이었다. 의대 진학 희망자의 급증은 이와 유사한 반응인 것으로 분석되고 있다.

86 교육부와 한국직업능력개발원이 2020년 7월 15일부터 10월 15일까지 초·중·고생 2만 3,223명, 학부모 1만 6,065명, 교원 2,800명을 대상으로 온라인 설문 조사한 '2020년 초·중등 진로 교육 현황조사' 결과임. 데일리메디, 2021년 2월 24일자

건강의 비용

'보는 것'만으로도 많은 깨달음과 영감을 얻을 수 있다. 그들이 어려움을 딛고 일어난 과정을 보면서 나도 열심히 노력한다면 할 수 있다고 스스로에게 말하는 것이 쉬워지고, 자신감이 생길 수 있다. 일단 자신감이 전제되기 시작할 때에 비로소 구체적인 자신의 노력이 경주된다. 설사, 현실에서는 에디슨이 그 인성에 심각한 문제가 있었고, 헬렌 켈러가 열혈 페미니스트이자 투사였으며, 나이팅게일이 환자의 피 묻은 붕대만 갈아주던 간호사가 아니라 인류의 삶을 바꾼 통계학자이자 과감한 군의료 행정가였다는 사실들을 전혀 몰랐다 하더라도 누군가에게 깨달음과 영감을 주었다면 롤모델의 충분한 역할을 한 것이다.

여담으로 바이러스가 유출된 것으로 의심되었던 중국 우한의 바이러스 연구소에 NIAID가 거액의 연구비를 제공하면서 2010년 초중반에 공동 연구를 한 것이 알려졌다. 이로 인해 청문회가 최근 열렸고, 파우치 박사가 궁지에 몰린 적이 있다. NIAID가 중국과 수행한 공동 연구의 목적은 중국 내 박쥐에서 어떤 코로나 바이러스가 검출되는지를 알아보는 것이었다.

2021년 5월 26일, 청문회에서 공화당 소속인 존 케네디 상원의원은 앤서니 파우치 미국 국립알레르기전염병연구소 소장에게 WHO와 중국 간의 유착 가능성을 강력히 시사하는 질문을 하면서, 미국이 제공한 연구비로 중국이 코로나 바이러스에 유전자 조작을 하지 않았는지 확신할 수 있느냐고 파우치를 강하게 공격했다. 코로나-19가 자연 발생한 코로나 바이러스가 아니라, 유전자 조작을 통해서 감염력이 월

등하게 증가한 변형 바이러스에 의한 것이라는 의혹 때문이다. 이때 파우치 박사는 해당 연구가 시작할 때 코로나 바이러스에 유전자 조작 실험을 하지 않겠다는 중국 과학자들의 양심을 믿을 뿐 중국 내에서 정치적으로 어떤 개입이 있었는지, 과연 유전적 조작 실험이 있었는지에 대해서는 알 수 없다고 했다.[87]

우리나라에서도 전문가가 롤모델이 되었으면 좋겠다

지금처럼 전 세계가 교통의 발달로 물리적으로 연결된 때에는 더 이상 신종 감염병에 취약하지 않는 나라는 지구상에 없고, 그 예방과 관리 역시 한 국가에만 책임을 지을 수는 없다. 2019년 말, 중국 우한에서 코로나-19의 유행이 처음 알려졌을 때, 트럼프 전 미국 대통령은 공개적으로 이를 우한 바이러스, 차이나 바이러스라고 불렀다. 트럼프같이 SNS 눈치 보기 급급한 정치인이 중국에 모든 책임을 돌리면 정치적인 책임을 당장은 회피할지 몰라도, 그 후유증은 결국 자국이 져야 한다. 지금 미국과 유럽에서 난발하는 동양계에 대한 혐오 범죄의 급증은 감염병 시대에 절실하게 중요한 타인 간의 협력 대신 분노와 혐오의 희생양을 찾으면서 남에게 책임을 미루는 사회현상을 극명하게 보여준다. 인간의 운명은 자연에 달려 있고, 이에 대한 대처는 이제는 모

---

87 Kennedy asks Fauci whether Wuhan lab lied: "You never know". https://www.kennedy.senate.gov/public/2021/5/kennedy-asks-fauci-whether-wuhan-lab-lied-you-never-know

건강의 비용

든 국가가 같이 해야만 하는 일이다.

한국에서는 장기화된 코로나-19 사태에서 방역과 인권 보호가 대립할 경우 인권보호를 후순위로 미룬다는 응답이 74~78%로 압도적으로 높게 나왔다.[88] 다른 서구국가들에 비해, 동아시아에는 공동체 의식이 강한 나라들이 많다. 그래서 우리 사회에서는 아직은 집단의 이익이 우선시되면서 개인적인 성향과 권리가 아직 낮게 취급되고 있고, 개개인의 고통에 대한 평가가 박한 편이다.

코로나-19 대유행 초기에 확진자가 방문한 식당들이 폐업 위기에 직면한 뿐만 아니라 피해자인 그 주인들까지 인신공격을 받았던 것이나 신천지, 자가격리 위반자 등에 대한 혐오발언들 또한 우리에게는 익숙해진 사실이다. 그만큼 한국처럼 복지 수준 대비 국민 건강권의 비중이 낮은 현실에서는 인권보호를 미룰 정도로 건강에 대한 국민들의 관심은 절박하게 높은 것이다.

2015년에 메르스(Middle East Repiratory Syndrome) 사태로 186명의 환자, 38명의 사망자 및 1만 6,693명의 격리자를 발생시킨 전조가 있었다.[89] 하지만 이번처럼 글로벌 감염병의 대유행에 대한 국가적 대비가 전혀 없었던 코로나-19 초기에는 감염환자를 진단할 수 있는 PCR 검

---

88 서울대 보건대학원 코로나-19 기획연구단이 2020년 9월 초 공개한 '코로나-19와 사회적 건강' 연구 1차 조사 분석 결과임. 전국 성인 2000명을 대상으로 총 3차례 진행된 설문조사 중 9월에 발표된 결과는 지난 8월 25일부터 28일까지 4일간 이뤄진 설문조사 분석 결과다.

89 Ministry of Health and Welfare. The 2015 MERS outbreak in the Republic of Korea: learning from MERS, Sejong: Ministry of Health and Welfare; 2016. p.185

사 키트의 제작과 대량의 무료 검사들[90] 말고는 다수의 방역정책들은 급조된 편이다.[91] 사회적 거리두기 개편안 중 실내체육시설 이용에서 러닝머신의 속도를 제한하고, 그룹 운동 시설에서 음악의 비트까지 구체적으로 제한한 것은 해외 토픽으로도 소개된 사실이다.

그런데 오미크론 변종이 나오기 전 이른바 K-방역의 성공은 국민의 동선을 추적하고, 봉쇄하고, 열악한 상황에서 의료진들이 일하게 만든 전시동원체제 때문이다.[92] 기본권을 억압하고 공공질서와 이익을 추구한 것은 시급한 행정조치로서는 필요했어도 바람직한 민주주의적 방법은 아닐 것이다. 때문에 이런 방역 정책은 더 이상 오래 지속되어서도, 더구나 그리 자랑할 일이 절대 아니다. 오히려 초기에 우왕좌왕하던 K-방역을 그나마 지탱했던 것은 대구로 달려갔던 많은 민간의료 인력과 국민들의 이동제한, 많은 병원이 협의를 통해 코로나-19에 걸리지 않은 일반환자를 재배치하는 등 민간 차원의 자발적 노력이 있었기 때문이다.[93] 결과적으로 초반의 K-방역의 초반의 전반적인 성공은 백신 구매를 늦추고 국산 치료제로 대응한다는 정치권의 그릇된 판단을 불렀고,[94] 우리는 나름 그 대가를 지불했다.

---

90 코로나19: 한국은 어떻게 이렇게 빨리, 많은 양의 검사를 할 수 있었나, BBC 뉴스, 2020년 3월 11일자

91 "이젠 음악 비트까지 규제?" 거리두기 3단계 세칙에 '물음표', 쿠키뉴스, 2021년 7월 8일자
　　"버스는 만원인데, 택시는 2명" 희한한 거리두기 4단계, 조선일보, 2021년 7월 12일자

92 "文정부 K방역, 법 미비로 소송 후폭풍 우려", 조선일보, 2021년 12월 27일자

93 조용하게 대역전 당했다…'K방역 vs J방역' 재일학자가 분석한 실체, 조선일보, 2021년 12월

94 작년까지도 코로나-19에 대한 마땅한 치료제가 충분히 없었다는 사실은 이때 얼마나 사태를 낙관적으로 보았는지 잘 알려준다.

참고로 우리보다 인구가 143%가 더 많은 일본과 비교할 때, 지금 (2022년 3월 기준) 코로나-19 확진자의 수는 같은 인구 규모로 환산하면 우리가 일본보다 오히려 거의 200%가 더 많은데, 사망자 수는 묘하게도 인구수의 차이처럼 일본이 141% 더 많다.[95] 대처하는 방식은 동일하지 않았지만, 두 나라 모두 열심히 코로나-19와 싸우면서 지난 2년이 넘는 시간을 보냈다. 우리가 대량의 PCR 검사를 통한 조기 감염자 발견과 격리라는 고비용 전략에 주력했다면, 일본은 환자 급증에 따른 의료자원 소모의 '완화(mitigation)' 전략이었다.[96] 이는 제한된 의료자원을 중증 환자에게 집중하는 데 있다. 동시에 사회적 이동을 완화하고 백신 확보에 주력함으로써 보다 장기적인 대응에 노력을 경주한 것이다.

어쨌든, 코로나-19 사태도 이제는 지나가는 일처럼 보인다는 의견도 조심스럽게 나오기 시작하고(치명률이 훨씬 낮아진 변종들의 출현 때문이다. 환자 수만으로 보면 아직 만만치 않다), 하루에 500명씩 죽어도 다 걸릴 때까지 걸리게 해서 종식하려는 것인가라는 비평도 나왔다.[97] 그만큼

---

95 2022년 3월 15일 구글 리포트 기준으로 대한민국에서 코로나-19 확진자 수는 723만, 사망자 수는 1만 888명이고 일본에서 확진자 수는 581만, 사망자 수는 2만 6,274명이다. 인구수는 대한민국이 5,178만 명, 일본이 1억 2,580만 명 정도이다. 이를 보면, 초기에 여러 큰 실수가 부각되었지만 적어도 언론에서 부각하는 만큼 일본이 우리에 비해 방역을 잘못했다고 볼 수는 없다. 방역을 통한 목표와 이를 위한 접근 방법이 달랐던 것이다.

96 조용하게 대역전 당했다…'K방역 vs J방역' 재일학자가 분석한 실체, 조선일보, 2021년 12월 19일자

97 이재갑, "코로나로 500명씩 사망해도, 걸릴 만큼 걸려 끝내려는 듯", 조선일보, 2022년 3월 17일자

대비가 되지 못한 초유의 사태에서 한목소리를 내기는 힘들지만, 일관된 조치들의 부재와 코로나-19 후유증[98]이나 백신 부작용의 경우처럼 입증되기 힘들다고 소극적으로 시간벌기만 하다가, 나중에서야 대책을 내겠다며 우왕좌왕하는 모습들에서 보았듯 국민의 알 권리에 대한 홍보와 투명성 측면은 정말 아쉬운 부분들이다.

코로나-19 환자의 순간적인 급증이 정말 위험한 것은 개개인에게 치명적일 수 있는 계절성 인플루엔자보다 훨씬 높은 위험성 때문만이 아니다. 갑자기 넘쳐나는 환자로 의료 시스템이 붕괴되면, 충분히 살 수 있는 중증 환자들이 대량 사망할 가능성이 있기 때문에 환자 수의 적절한 조절이 필요한 것이다. 이 때문에 유럽 국가들은 방역체계의 수위를 계속 조절해온 것이고, 전 세계 1위의 코로나 사망자 수를 기록한 미국은 다른 서구국가들보다 더 먼저 백신 접종 우선전략으로 간 것이다.

지금의 중국처럼 체제 유지를 위해서 극단적으로 대도시 하나를 참 쉽게도 장기간 원천봉쇄한다는 발상은 지금도, 앞으로도 정말 문제가 된다. 결론적으로, 방역에 과학적 판단이 아니라, 매우 다양한 정치적 판단이 들어오는 순간 예측하기 힘든 많은 일이 벌어지게 된다.

원론적인 이야기로 보일 수 있지만, 전시처럼 국가적 위기가 아닌 한 모든 행정조치에 대해서는 그 이점과 문제점에 대한 투명성의 확보

---

98 도적떼로 변한 '코로나 용병'… 500만은 지금 후유증 앓는다, 조선일보, 2022년 6월 18일자

건강의 비용

와 개인적인 선택권의 존중이 중요하다. 2014년에 에볼라가 대유행할 때, 서아프리카에서 에볼라 치료에 참여 후 귀국한 간호사인 케이시 히콕스를 뉴저지 주정부가 공항에서부터 연행하여 3일간 강제 격리했다가 주지사가 소송을 당한 적도 있다. 적절한 법적 근거 없이 불법으로 강제 격리되어 인권이 침해되었기 때문인데, 공익을 위하여 개인적 권리를 제한한다는 것은 이처럼 쉽게 이루어지는 것이 아니다.

다수를 위한다면서 소수의 이해관계를 쉽게 무시해 버리는 이런 일은 우리 사회 곳곳에 아직도 만연되어 있기 때문에, 단기적인 효율만을 따지는 행정조치는 최대한 자제해야 하고, 적어도 정치권의 업적 선전이 되어선 안 된다. 이런 점에서도 백신 부작용에 대해서는 좀 더 관심을 가지고 현황이 잘 알려져야 한다. 공익에 분명 이롭다는 논리로만 소수가 고통받을 수 있는 부작용을 잠재우고 방역 패스(접종증명·음성확인제)를 강제 시행한 것도 문제가 있다. 국민생활과 사고 모두에 장기간에 미치는 잠재적 폐해가 만만치 않기 때문이다.

코로나-19는 계절성 인플루엔자처럼 백신을 맞아도 면역력이 오래가지 않고, 변이마저도 잦아서 1차 접종에 2차 접종, 부스터 샷까지 맞고 나니 이제 4차 접종까지 거론된다. 급한 상황에서 11개월 만에 긴급사용승인이 난 코로나 백신은 그 안전성에 대한 논란이 남아 있다. 백신 자체도 급작스러운 사태에서 충분한 시간을 벌어서 사회적 충격을 막고 대비책을 강구하는 용도로 써야지, 모든 문제의 해결책으로는 오도되어서는 안 되었다.

물론 이 모든 생각은 일이 지난 뒤에 돌아보는 것이므로, 필자가 어떤 그럴싸한 예측을 했다는 그런 뜻은 절대 아니다. 그동안 제대로 대비되지 않은 상태에서 확실치 않은 여러 변수에 대해 어려운 결정을 많이 내려야 했는데, 이 방면에서 정말 권위와 강단이 모두 있는 전문가가 부족해 보이지만 그래도 우리나라는 지금까지 잘 헤쳐 왔다고 본다.

한국사회에서 전문가의 권위와 신뢰에 관한 연구에서 대학교수로 대표되는 전문가집단과 의료인은 최상위 그룹을 차지하며,[99] 21개 직업 집단별 전문가 신뢰 수준에서 의사는 과학자 다음으로 2등의 높은 신뢰 정도를 보였다.[100] 나는 이 말이 우리가 진짜로 권위가 있는 신뢰할 만한 전문가를 만나게 된다면, 올바른 조언을 신뢰함으로써 얻는 이익 자체는 부정하지 않는다는 증거라고 본다.

개인적인 성품이나 활약 말고, 한국의 전문가 집단들은 국가적 위험 상황에서 국민 불안을 해소할 수 있는 정확한 지식을 제공하고 공동체를 결합시키는 응집력을 제안하는 역할을 제대로 하고 있을까? 앞으로는 누군가 나서고 뚝심 있게 정말 폼 나는 일관된 모습을, 나라

[99] '우리나라 국민의 공중보건 위험인식 조사와 정책 활용 방안에 대한 기반연구', 대한의사협회 의료정책연구소 연구보고서 [연구보고서 2016-01]

[100] 김수정, 이명진, 최샛별. 한국사회 전문가의 권위와 신뢰에 관한 연구(A Study on the Authority and Trust of Experts in Korean Society, 2018). 2016년 전국의 성인 남녀 1,500명을 대상으로 수집한 '전문가 권위와 신뢰에 관한 설문조사' 자료를 활용하여, '전문가 동의 수준'과 '권위 수준', '신뢰 수준'을 분석하였다.

를 구하는 영웅까지는 물론 기대하지도 않지만, 전문가다운 모습을 보여주기를 기대해본다.

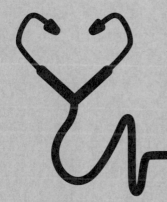

의사 역할의 변화와
의료 개혁의 방향

의료 서비스를 구매하는
당당한 소비자인 환자를 위한 노력들

일반적으로 의료 서비스는 환자가 의사를 만나는 병원이라는 공간에서만 일어나는 일이며, 그 비용은 환자 가족의 지갑에서 나온다는 인식이 일반적이다. 특히, 만약 드라마에서 주연이나 조연을 손쉽게 중도 하차시키는 클리셰로 백혈병이나 유학이 아니라 폐결핵을 떠올린다면 아마도 여러분은 의원이나 동네 병원에서도 많은 필요를 충족하던 옛 세대일 것이고, 이런 생각은 아직 큰 무리는 없을 것이다.

하지만 현대사회에서 환자에게 의료 서비스 전달을 가능케 하는 보건의료 서비스 시스템은 규모와 기능이 상이한 다수의 병원으로 이루어진 진료 네트워크(의료전달체계)뿐만 아니라 건강보험공단, 건강보험심사평가원, 민간보험사 등이 참여하는 비용관리기관과 의료인을 공급하는 교육기관들 및 제약회사와 의료기기회사들, 그리고 마지막으로 수요자인 국민을 모두 복합적으로 포함하는 거대한 국가 시스템

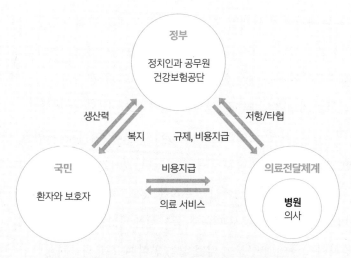

| 그림 16 | **보건의료 시스템 내에서 정부, 국민, 의료전달체계 간의 단순화된 관계**
이렇게 복잡한 보건의료 시스템에서 의사는 더 이상 자신의 진료실에서 환자를 마냥 기다릴
수 있는 존재가 아니다. 사회와의 더 긴밀하고 능동적인 역할이 요구된다.

이다.

보건의료 서비스 시스템의 3가지 주요 기둥들인 진료 네트워크, 교육기관과 비용관리기관 중에서 지금과 같은 형태의 의과대학과 종합병원은 거의 한 세기 전부터 시작된 인프라들이다. 비교적 새로운 세번째 기둥인 비용관리기관은 의료기관의 수익을 결정하기 때문에 진료 네트워크의 운영 방향을 최종적으로 좌우하고 있다.

의사들의 사회적 역할은 점점 더 기대되고 있다. 쇼닥터를 말하는 것이 아니다. 의료 서비스 시스템에서 벌어지는 여러 문제점과 의료기술의 폭발적인 변화 및 급변하는 의료환경 때문에 비용, 소비자 만족도, 의료사고 등을 망라하는 여러 중요한 일에 대한 의사 자신들의 의견과 실천이 중요해지고 있는 것이다.

당장 환자와의 관계만 해도 이전의 일방적인 관계로 인한 정보의 비대칭성이 상당히 무너지고 있다. 앞으로는 정부 정책에서도 지금까지의 수동적인 태도에서 벗어나서 의업 종사자들이 자신들에 대한 상황 분석과 자정 작업 및 국민을 위한 정책 제안이 가능해야 한다.

지금 거의 10만 명에 달하는 활동의사 중 6만여 명은 개인 의원이 아닌 병원의 피고용인으로 근무하고 있다.[1] 2017년 현재 2만 1,915명의 의사가 상급 종합병원에서 근무하는 것으로 파악되고 있다(건강보험심사평가원 자료). 국내에서 의사는 종사자인 피고용인과 소유자이거나 운영자인 고용인의 구분이 되지 않는 인식 때문에 의료체계의 운영에 문제가 생기면 피고용인인 의사까지 비난을 받게 된다.

분명히 한국은 공적인 의료 부담률이 턱없이 낮으면서, 민간기관에 국가 의료체계의 운영을 지나치게 의지하는 나라이며, 국민들은 자신의 건강 위기가 실제보다 심각하다고 인식하고 있다. 정부는 의사를 양성하기 위한 교육비용만이 아니라 계속 엉망진창이 되어가는 의료체계의 운영을 부담하지 않으려 하면서도 의료가 공공재라고 주장하고 있다.

하지만 정작 필요한 재원은 확보하지 못하면서 공공의료에 대한 립서비스만 되풀이하는 나라가 한국이기도 하다. 그런데도 정치권은 이를 인정하지 않고서 같은 OECD 가입국 현황 자료 중에서 상대적으로 낮은 의사 수만 인용하면서 의사 수를 늘려야 한국의 여러 보건의

---

1   활동 의사 9만 8000명…5명 중 2명은 '개원', 메디칼업저버, 2018년 3월 13일자

료 문제가 해결되는 것처럼 주장한다.

정작 문제는 지역발전의 불균형에 의한 여러 인프라 부족으로 서울/수도권과 지방 간의 의사 배치에 실패하고 있는 근원 이유들을 따져야 하는데, 참 편리하게도 의사 수를 늘리기만 하면 지금 의사들이 전공을 기피하는 진료과와 지방 근무만이 아니라 중환자실, 감염관리 및 대학의 연구 분야에서 근무하는 의사들까지 많아질 것이라 생각한다.[2]

지방 병원의 평균 연봉은 서울보다 높은 데도, 비수도권 300~500병상 규모의 2차 종합병원은 인력 부족이 심한 곳이 많다. 인프라가 부족한 곳에서는 누구도 연고가 없다면 선뜻 삶을 누리려고 하지 않는다. 여러분은 수도권의 경쟁에서 밀린 의사들이 지방에서 근무한다는 인식이 생기는 것을 반길 수 있을까?

정치권은 계속 공공의료의 필요성을 제기해왔는데, 정작 아직까지 한국에서는 공공의료가 무엇인지에 대한 정의도 명확하지 못한 상황이다. 이를 시행하려는 공공의대라는 졸속한 행정 시행 때문에 최근의 의사 파업 및 의사국시 거부 사태까지 일어났는데, 여기에 현 상황의 문제에 대한 국민들의 이해도는 불행히도 낮다. 이렇듯 의사들은 정부와 대형 종합병원 그리고 국민들 사이에 끼어 있는 상황이다.

전 세계적으로 급변하는 의료환경은 질환과 사회 구조의 변화 및 증가하는 의료비용 모두에 대한 새로운 대처를 필요로 하기 때문에,

---

2　한국은 의사가 부족한 나라인가, 청년의사, 2020년 6월 23일자

보건의료 서비스 시스템의 3가지 주요 기둥들인 의과대학과 병원이라는 낡은 시스템 및 비용관리기관까지 모두가 새로운 변혁을 앞에 두고 있다.

우리 의료 시스템의 문제점에 대한 지적들은 단절된 지식의 소개나 일방적인 의견의 주장에 멈췄던 점들이 사실이다. 하지만 한 나라의 의료체계라는 거대 시스템은 우리 삶의 질과 안녕에 극히 중요한 기능을 하면서, 그 운영에는 대규모의 경제력이 요구된다. 이 때문에 최대한 다수의 국민이 공유하는 공통된 통합적 이해를 통해야만, 앞으로 의료체계가 어떻게 효율적으로 운영되어야 하는지에 대한 논의와 합의를 끌어낼 수 있다.

앞으로 합리적인 의료비용의 산출과 적용, 의사의 역할 및 의료전달체계의 비즈니스 모델 혁신과 같은 전반적인 시스템 개혁이 요구된다. 이를 가능케 하는 것은 정보통신기술 중심의 의료기술 혁신이다. 그리고 기술 혁신이 가져올 모든 국민에 대한 의료 접근성의 혁신이라는 미래 변혁은 현황에 대한 균형이 잡힌 인식과 변혁의 필요성 모두를 더 많은 사람이 공감할수록 더 빨리 순조롭게 일어날 것이다.

5장

한국에서 현대의학의
시작과 발전에 대한 이야기

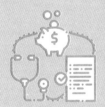

일제 강점기와 독립

소생의 기회: 서울대학교-미네소타 협력 프로젝트

의사 양성의 비용은 얼마이고 누가 지불하는가?

개발도상국 사례로 본 의학교육의 중요성

의과대학과 교육수련병원, 그리고 지역사회 발전과의 관계

일제강점기와
독립

일제강점기 조선총독부의 의료정책은 조선인들에게는 매우 소극적이었고, 일본인 중심으로 수행되었다. 한반도 내에서 일본인과 조선인을 분리한 수업연한과 내용 및 학교 명칭 등이 별도인 차별적 교육이 수행되었는데, 조선인을 대상으로 한 교육은 보통교육, 실업교육과 전문교육으로 한정되었다. 조선인 대상의 의학교육은 '전문학교' 레벨로 조선총독부에 의한 식민지 교육정책과 밀접하게 연결된 형태였다. 전문학교에서는 대학 수준의 고등교육을 수행했지만, 학술적 내용 대신 전문적인 직업기술 및 지식이 중점적으로 교육되었다. 의학전문학교의 기원은 1913년 설립된 조선총독부의원부설강습소(1916년 경성의학전문학교로 개명)가 최초이며, 일제강점기 동안 6개 의학전문학교들 모두가 4년제 학제를 갖추게 된다. 1926년에 설립된 경성제국대학 의학부가 지금과 같은 6년제 학제를 갖추게 되었는데, 이 대학은 일본인 중심의 의학교육 기관이었다.[1] 의과전문학교 및 의과대학의 졸업은 별도의 면허시험이 없이도 의사면허 취득과 바로 연결되었다.[2]

이때 의료기관은 서울과 같은 주요 도시에 위치하였고, 주요 도시외 지방에서는 개업의 중심의 공중 의료보건체계를 갖추었다. 하지만 그 기능은 일본인 관리 및 거주민에 대한 보건과 진료에 그친 것이 사실이다. 식민지 수탈 과정 외에도 패색이 짙어가던 제2차 세계대전의 전화 속에서 모든 생활필수품이 결핍되었고, 군인과 군속들의 남방지역과의 교류로 여러 전염병까지 만연하게 되었다. 이미 1945년 해방될 때까지 중일전쟁부터 거의 8년간이나 지속된 전쟁의 참화는 신생독립 국가인 대한민국 국민들의 생존을 위하여 경제적·보건의료 인프라 모두를 처음부터 설립해야 하는 크나큰 고민을 남겼다.

해방 후, 잠시 조선을 분할통치한 미군정(1945~1948)의 현황 분석에 의하면,[3] 당시 남한의 보건의료 상황은 1) 의료인력, 시설 및 의료품의 전반적인 부족, 2) 각종 전염병과 성병의 만연 및 백신의 부족, 3) 열악한 요양시설, 4) 의료인력 양성을 위한 교육 시스템의 붕괴, 4) 기본적인 상하수도 시설의 부족, 5) 공중변소 등 위생시설의 절대적 부족, 6) 마약 관리 부재 등으로 총체적인 혼돈과 결핍 상태였음을 알 수 있다.

이 중 한국인 의사의 수는 전국적으로 3,881명(1948년 기준)으로 인

---

1 '미래 의학교육을 위한 다섯 가지 제언', Korean J Med Educ 2014 Sep; 26(3): 167-178
2 한국에는 의과대학이 너무 많다(상), 의협신문, 2020년 10월 15일자
3 2012 경제발전경험모듈화사업: 의료인력 재교육(2013), 정부간행물번호 11-7003625-000013-01

건강의 비용

구 1만 명당 1.7명이었고, 1949년을 기준으로 서울에 과반수가 몰려 서울 인구 705명당 의사 1명이었다(주인호, Public Health Reports in Korea, 1951). 참고로 2020년, 전국 현역 의사의 수는 10만 7,976명이고(한의사, 치과의사를 포함하지 않고) 서울에는 3만 1,140명이 근무하여 서울 인구 309명당 의사 1명으로 파악되었다(통계청 자료).

1949~1954년까지 종류별 의사 수를 파악한 보건사회통계연보(보건사회부, 1954)를 보면, 의대 졸업자는 전체 의사 수의 60%대로 그나마 인구 1만 명당 1.4~1.8명 선에 불과했다(2017년 현재, 인구 1만 명당 한의사 포함 의사 수는 24명). 당시 경제 규모를 고려한다면, 인구수 대비 의사들의 숫자가 표면적으로 크게 부족하지 않아 보일 수 있다. 하지만 문제는 상당수 개업의들이 그나마 의과대학을 졸업한 의사가 아니라 제대로 교육을 받지 않은 사람들이 의사를 하고 있었다는 것이었다. 의과대학에서 표준화된 의학교육을 받고 국가고시에 합격한 사람을 의사로 간주하는 지금과는 달리, 당시 의사 직종은 정규 의과대학 졸업자, 이와는 별개로 의과대학을 다니지 않고 의사시험에 합격하여 면허를 취득한 자, 의료 인력이 없는 격오지(의사가 없는 면 단위 이하)에서 제한적 의료행위가 허가된 자(한지의사라고 불렸다) 모두를 포함하는 것이었기에, 붕괴된 의료 인프라 외에도 의사들의 실제 진료 능력은 더 열악했던 것이다.

당시, 서울시 대동병원의 내과과장이었던 박영서는 '조선의 현 단계와 의(醫)의 사명(조선의학신보 제2호, pp26-28(1947)에 실은 사설이다)'에서 해방 직후 한국 의료의 문제점과 개혁 과제들을 생생하게 전달한다. 그는 당시 가장 큰 문제들로 1) 일본인이 독점한 의학 분야에서 한국인들에게는 그동안 학문 향상의 기회가 주어지질 않아, 한국인 의사들은 개업의로서 사회적 사명을 망각하고 상업적 이익에 집중하고 있는 점, 2) 의료시설의 불균등한 지역별 분포 및 고가의 의료비로 다수의 국민이 현대의학의 혜택을 받지 못하여, 비과학적인 봉건적 잔재의술 및 무속에 의존하였으며, 3) 강점기 우민정책으로 인해 국민교육마저 제대로 이루어지지 못해 보건위생의 중추적인 위생 상식마저 저급하고 근대의학의 대중화를 막았으며, 4) 의료기기와 의약품의 국내 생산능력이 전무하고, 5) 일본인 교수진의 일본 송환 후 국내 의학계 전분야의 수준이 질적으로 급격 저하된 것 등을 꼽고 있다.

그나마, 1945년 8월 해방부터 1948년 대한민국 건국까지 존재한 미군정하에서 6년제였던 경성제대의 의학부 외에도 고등교육의 일환으로 4개 의학전문학교(4년제)가 모두 6년제 의과대학으로 승격되었으며 이화여대가 신설되었다. 해방 직후 한국에는 서울대학교, 경북대학교, 전남대학교, 세브란스, 이화여자대학교, 서울여자의과대학교(현 고려대학교 의과대학) 등 6개의 의과대학이 있었다.[4]

부족한 의료인력 공급을 조속히 늘리기 위해서는 단기 의사 양성이 필요하다는 반대의견에도, 고등교육의 표준화 및 확대를 목적으로 이들 의과대학들은 6년제로 모두 승격되었고, 턱없이 부족한 교수요원들의 수는 경성제대 의학부와 경성의학전문학교 출신 의학박사들과

4　해방 후 남한의 의과대학 난립, 〈의학사 산책 14〉에서

해외 유학 후 귀국자들(록펠러 재단의 후원으로 1945년 말 10명의 한국인 의사가, 이후 자비로 33명이 미국 유학을 다녀왔다)을 중심으로 먼저 채워지게 되었다.

하지만 그나마 일본식에서 미국식으로 전격 전환되는 의학교육은 적지 않은 진통을 겪으면서 여러 시행착오를 거듭하였다. 정작 대한민국의 보건의료가 미국 의학의 영향 아래 신속하게 재편되는 결정적으로 중요한 계기가 된 것은 한국전쟁이었다. '고등교육의 표준화 및 자체 확대'라는 정책 목표는 한국전쟁 후 미국에 의한 교육 원조의 방향을 결정하는 중심 키워드가 된다.

제2차 세계대전 후 참전 연합국들만이 아니라, 적군이었던 추축국들의 복구사업 지원과 자국의 군축에 한참 바쁘던 미국에게 절대 방위선이란 '누구든 이 선을 넘어 오면 죽기 살기로 패주는 거고, 바깥에서 심하게 깝죽대면 뛰어나가서라도 역시 팬다'는 정도의 개념이었다. 1950년, 태평양 극동지역에서 미국의 절대방위권의 경계를 알류샨 열도-일본-오키나와-필리핀으로 연결하는 영역으로 정의한 애치슨 선언으로 대한민국은 미국의 절대방위권에서 배제되었고, 곧 한국전쟁이 벌어진다.

선언의 기안자이자 당시 미국 국무장관이었던 딘 애치슨(1883~1971)은 한국과 대만 정도는 외세보다는 내분으로 망할 가능성이 큰 신생국가로 간주했다. 하지만 그래도 그리스나 터키 등에 대한 경제원조 금액보다 한국에 대해서는 더 큰 규모의 경제원조를 미의회에 요청할 만큼 한국의 지정학적 중요성을 인지하였고, 실제 한국전쟁이 발발하자 미국은 즉각 참전하게 된다.

3년간의 한국전쟁은 일제강점기에서 물려받았던 주요 의료 인프라를 철저하게 파괴하였고, 전쟁 기간에 파견된 미군을 포함한 유엔군의 군진의학에 대한 한국인 의사들과의 교류를 가능케 하여, 구시대와 철저한 결별을 가능케 한 것이다.

사회기반시설이 처절하게 파괴된 한국은 1953년 7월 27일 휴전 이후 대규모 해외 원조를 통해 재건의 길을 나서게 되는데, 한국 의료체제의 기본을 이루는 미국식 의학의 국내 도입 및 정착은 이때 대규모의 교육 원조를 통하여 비로소 가능하게 된다.

소생의 기회:
서울대학교-미네소타 협력 프로젝트

1950년대 한국은 서울대학교 협력 프로젝트라는 미국의 교육 원조를 통하여, 1960~1970년대에 한국 의학계를 이끌어갈 새로운 인력들을 육성하는 데 성공한다. 아울러 이들을 통해 도입된 미국식 의학교육과 최신 의학기술은 서울대학교 의과대학에서 다른 의과대학들로 확산되어 정착해 국내 의학교육과 의학연구의 원형을 창출하게 된다.

많은 부분에서 미국 시스템을 원형으로 하였지만, 미국 의학교육 제도는 우리와는 다르게 4년제 일반대학에서 학부전공과는 관계없이 일정 기간 이상의 학부교육을 이수한 자를 선발한다. 한국에서 이와 같은 체계를 도입한 것은 이제는 상당수가 폐지된 의학전문대학원이었다.

미국의 전후 원조의 목적은 제2차 세계대전 및 이후 국지전을 겪은 여러 개발도상국의 복구 과정에 깊숙하게 개입하여, 든든하고 협조적인 우방국가이자 경제협력 파트너들을 키우는 것이었다. 경제 및 사회 발전 외에도 미국의 역사, 문화, 업적에 대한 이해를 촉진시키는 전후 원조를 통하여 세계질서를 자국 이익에 맞게 재편하는 것은 미국의 국익에 효과적이고도 중요한 정책이었다. 때문에 미국은 한국전쟁 이후 대규모의 군사, 경제 및 교육 원조를 시행한다.

특히 냉전체제하에서 공산권의 확장을 저지하기 위해 한국은 동북아 지역 최전선의 친미 동맹국으로써 중요성이 극대화되면서, 지난 3년간의 전쟁으로 초토화된 한국의 부흥이 매우 중요시된다. 이에 미국의 역사, 문화, 업적에 대한 이해를 촉진하면서, 한국의 경제적·사회적 발전을 위해서도 꼭 필요한 교육 원조 차원에서 서울대학교 협력 프로젝트(1954~1961)라 부르는 당시 945만 2,000달러 규모로 시행된 제2차 세계대전 이후 아시아에서 가장 큰 규모의 기술지원 사업이 시작된다. 이 부분의 내용은 보건복지부가 주관한 '2012 경제발전 경험 모듈화 사업: 의료인력 재교육' 보고서와 다른 자료들[5]에서 많은 참조를 하였다.

이러한 기술지원 사업은 '1) 전문가 양성을 도와줌으로써 기술의 축적을 직접적으로 증대시키고, 2) 설비를 제공하거나 교육기관을 세움으로써 기술의 내외 유입을 확대하는 것'을 목적으로 하였다. 특이한 점은 해당 지원 사업이 농대, 공대, 의대 및 기초과학 분야를 우선

---

5 '미네소타 프로젝트'를 아십니까', 한경뉴스, 2015년 9월 15일자
　　서울의대 미네소타 프로젝트(1955~1962), https://m.blog.naver.com/hyouncho/221092382095

하면서 서울대학교에 집중되었다는 것이다. 이는 단지 서울대학교라는 하나의 교육기관의 복구를 목표로 한 것이 아니라 서울대학교의 확실한 재건과 재편을 시작으로, 한국의 교육 시스템 전반을 미국식으로 재편하면서 한국인에 의해 미국 문화와 사상이 한국에 전파되는 것을 목표로 하였기 때문이었다.

개발도상국 교육기관의 역량을 강화하기 위한 이와 같은 기술지원 사업에 미국 정부는 자국의 역량 있는 대학들과 계약을 맺어 장기적으로 개발도상국의 인적 역량 강화를 위한 기술지원을 제공하도록 하였다. 이는 의학, 공학 및 농학 등 특정 기술영역에서는 민간기관이 정부기관보다 더 높은 연구개발 경험과 능력을 가짐으로써, 해외 지원에 자국의 대학들을 동원하는 것이 큰 효과를 거둘 수 있는 방법이라고 판단한 것이다. 사실상 해당 개발도상국의 지도자와 교수들을 제대로 훈련시킴으로써 적합한 현지 개발을 지속적으로 수행 가능하게 하는 역량을 키우는 것이 미국이 직접 관여하는 것보다 훨씬 성공적인 방법이었다.

서울대학교가 지원 대상으로 결정된 후, 협력 파트너로 미네소타 대학이 선정되어 이 프로젝트는 다소 실험적인 대학 간 협력의 형태로 추진되었다. 서울대학교-미네소타 협력 프로젝트는 한국에서는 미네소타 프로젝트라고도 불린다. 미네아폴리스에 위치한 미네소타 대학은 1851년에 설립되었으며, 1950년대 이미 재학생 수가 2만여 명에 달하는 미국 내 10대 주립대학 중 하나였다.

미네소타 대학은 서울대학교의 농학, 공학, 의학 및 간호학 부문에서 교육 및 연구 프로그램을 강화하고 개발하기 위하여 '1) 교환교수들의 교육, 연구 역량을 향상시키는 교육훈련, 2) 서울대학교가 한국 정부나 비정부 기관에 제공할 기술적 자문 서비스를 개발할 수 있도록 기술적인 자문, 3) 특별회의 및 특별 훈련 프로그램, 4) 교과서, 재료, 물품에 대한 자문, 5) 자문관 레벨 스태프들의 한국 파견, 6) 미국 내 전담 교직원의 배정' 등의 서비스를 제공하게 되었다.

미네소타 프로젝트의 단기적·직접적 목적은 교수연수와 자문, 시설 복구를 통한 서울대학교의 역량 강화였고, 중기적·중개적 목적은 고등교육의 중심기관인 서울대학교를 통한 교수인력의 배출 및 교육 시스템의 발전을 통하여 여타 대학들의 역량을 동반 강화하는 것이었다. 또한 장기적이며 간접적인 목적은 한국을 일본의 영향으로부터 탈피한 안정된 친미 동맹국으로 성장시키자는 것으로 볼 수 있다.

이와 같이, 궁극적으로 한국 전체 고등교육을 대상으로 한 서울대학교 협력 프로젝트는 양성된 교수요원들이 전국 대학으로 확산하면서, 한국 내 모든 고등교육기관에 명백한 파급 효과 및 전국적인 산업 인력의 양성을 목적으로 하고 있었다.

전후 한국에 대한 교육 분야 원조 정책의 중심을 이루는 서울대학교 협력 프로젝트는 한국 정부의 요청에 의한 막대한 규모의 시설 원조 및 대규모 교수 교환 프로그램으로 이루어졌다. 시설 원조로 서울대학교 의과대학과 병원의 보수 및 확충을 위하여 약 69만 5,200달러가, 교육연구 및 진료용 기기 도입에 약 61만 4,500달러가 투입된다. 기초의학과 임상의학 양 부문에 배정된 예산으로 의과대학의 교육 및 연구시설이 대폭 보강되었으며, 진료시설들의 현대화가 이루어졌다.

해방 후 한국전쟁 전까지 43명의 한국인 의사가 미국 유학을 다녀온 것으로 파악되는데, 이 프로젝트를 통하여 62명의 서울대학교 의과대학의 교수들과 보건대학원의 교수, 간호사 및 행정직까지 합치면 모두 77명이 6개월에서 2년 이상의 유학을 다녀오게 된다.

프로젝트가 종료된 1962년 당시에 서울의대 교수들이 모두 106명 정도였다는 걸 볼 때, 단시간 내 최소 60% 이상이 유학을 다녀옴으로써 시스템의 변혁을 가능하게 하는 중요한 임계점을 형성하게 된다. 교환교수들의 거의 43%가 기초의학 및 임상의학교실의 강사 및 조교 레벨이었고 2년까지의 학위과정이 제공된 것은 단기적 성과보다는 젊은 신진교수에 대한 교육훈련을 통한 미래의 교수 역량 확보가 본 프로젝트의 목적이었음을 잘 보여준다.

또한, 경직된 유교문화와 일본식 대학문화에 익숙해 있는 부교수 이상 레벨에서는 새로운 교육에 대한 수용 여부 및 언어장벽을 극복하기 힘들다는 현실적인 조치가 있었다. 학장이나 병원장 등의 주요 보직교수에게도 6개월 이내의 단기 연수 및 부교수 이상의 중견들에게 3개월~1년의 단기연수 기회를 준 것은 그들에게 새 안목을 얻도록 하면서, 나중에 귀국한 젊은 신진교수들의 역할을 '방해하는 걸림돌이 되지 않는' 적극적 지지층 형성을 위한 것이었다. 이는 미국이 쌓아온 전 세계를 대상으로 한 풍부한 전후 원조 경험 및 조직 내 거버넌스의 운영에 대한 세심한 배려에 의한 것으로 보인다.

1950년대 미네소타 프로젝트의 가장 큰 성과는 이후 1960~1970년 대에 한국 의학계를 이끌어갈 새로운 인력을 육성한 것이다. 이들을 통해 도입된 미국식 의학교육방식과 최신 의학기술은 다른 의과대학 들로 확산되어 정착하게 되었다. 최신 의학기술을 바탕으로 한 창의적 이며 실용적인 임상과 실험 중심의 미국식 의학교육 방식은 일제강점 기 일본의 이론식 의학교육을 대체하였는데, 강의 위주의 경직된 의학 교육은 증례 위주의 토론 방식과 실습 훈련이 보편화되어 다양한 교육 수련이 시작되었다.

의과대학에서는 기존의 강의 위주의 의학교육보다 급속도로 증례 위주의 토론 방식을 활용하게 되었고, 기초 및 임상의학 분야에서 의 과대학 내 자체 연구들이 활성화되었다. 또한 임상교육에는 실제 환자 를 보면서 증상 및 치료에 대한 교육을 시행하는 베드사이드 교육이 도입되었다. 이 외에도 학생실습제(1957년), 인턴제(1958년), 전공의제 (1959년) 등이 도입되어 현재 병원 중심 수련의 제도의 원형이 갖추어 진다.

고도로 전문화되고 독립적인 분야인 의학은 질환에 대한 진단과 치료 중심이라는 좁은 범위에서 개개인의 질병 관리를 수행하는 것을 주요 목적으로 한다. 그런데 적절한 의료행위가 가능하려면, 최신 의 학기술의 적용 외에도 국가적 의료정책의 수립 및 감독과 의료 니즈를 파악하여 제한된 의료자원을 적절하게 분배 및 소요하게 하는 보건행 정이 수반되어야 한다.

우리가 전후 감염병과 환경 위생을 관리하거나 전 국민 의료보험

제도를 도입하면서 사회보장형 보건의료체계에 가까운 형태로 의료 서비스 체제를 전환한 점 등이 보건행정의 대표적 사례들이다. 이와 같이 개별 환자가 아닌 사회 집단의 건강 및 질병을 관리하면서 보편적인 문제의 해결을 목적으로 하는 보건학의 정립은 미군정 때부터 계속 권유되어오던 사항이었다. 이에 보건대학원은 처음에는 의과대학 소속의 학과였지만, 1959년에 독립하여 독자적인 대학원이 된다.

이와 같이 미네소타 프로젝트는 의학교육과 의학연구 등에서 현 의학계의 원형을 창출하였다. 하지만 일본식 의학 시스템과는 완전히 결별하였지만 유교문화 및 일본식 잔재가 남은 사회 시스템과 결별한 것은 아니었다. 그리고 서울대학교 중심의 교육 원조는 국가 발전에 분명 큰 기여를 했다. 하지만 그 혜택이 의도대로 다른 지방 대학으로 충분히 균등하게 파급되었는지, 지역 발전의 저해 및 대학 간의 계층화에 어떤 영향을 주었는지에 대해서 다양한 의견들이 있을 것이다. 적어도 지금처럼 돌이키기 힘든 수도권 중심의 불균형적인 국가 발전 및 대학 계층화에 간접적으로라도 한 원인이 된 것은 부정하기 힘들 것 같다.

의사 양성의 비용은 얼마이고
누가 지불하는가?

국가 자격증이란 특정 업무를 수행할 수 있는 충분한 개인 자격 여부를 국가가 인정하는 것으로, 크게 국가전문자격증과 국가기술자격증 두 가지로 분류할 수 있다. 의사자격증은 보건복지부에서 관리하는 개별 직무수행에 필요한 지식, 기술과 소양 등의 습득 정도를 일정한 기준과 절차에 따라 인증하는 약 32종의 국가전문자격증들[6] 중 하나이다. 의사자격증을 취득하려면 의과대학에서 표준화된 교육과정들을 끝낸 후 의사국가시험에 합격해야 한다. 의사국가시험은 전국적으로 공통된 연간 1회의 실기시험과 필기시험으로 이루어진다.

한국은 의료와 의사의 공공성·사회적 가치를 높게 평가하고 있지

---

[6] 한국산업인력공단 Q-Net, 국가자격 종목별 상세 정보. https://www.q-net.or.kr/crf005.do?id=crf00502&gSite=Q&gId=

건강의 비용

만, 좋은 의사를 양성하기 위한 재정적인 공적 지원은 고려하지 않고 있다. 즉 의사인력 양성비용을 공적 지원보다는 개인 또는 병원에 의존하고 있다. 이는 결국 의사를 포함한 민간 섹터에서 재정, 그리고 사회적 역할 및 책임이라는 이중 부담을 지게 되는 결과를 가져오게 되는 것이다. 이러한 현상은 의료의 공공성 및 사회적 가치를 고려해볼 때 국가가 지어야 할 부담을 개인 또는 병원 등 민간 영역에 전가하는 것이다. 이렇듯 의과대학·의학전문대학원을 졸업한 학생은 의료기관에서 전공의 교육을 받게 되는데, 한국에서는 졸업 때까지와 졸업 후 의학교육(전공의 교육)에 대한 비용은 학생(물론 그 부모)과 의료기관이 부담하는 것이 당연하게 여겨져 왔다.

최근 드디어 기다리던 의사 한 명을 양성하기 위해 소요되는 비용에 대한 추산이 나왔다.[7] 2년 과정인 의예과 학생 1인당 교육비용은 평균 5,612만 1,000원(최소 2,987만 원, 최대 7,762만 8,000원)이며, 4년 과정인 의학과 학생 1인의 교육비용은 평균 1억 5,980만 8,000원(최소 1억 3,031만 2,000원, 최대 1억 9,407만 6,000원)으로 추산된다. 여기서 주의할 점은 교육비용이 2년간의 의예과와 4년간의 의학과 과정 모두에서 학교마다 큰 편차를 보인다는 점이다. 평균 2억 원의 교육비용이 대학마다 큰 차이를 보이는 것을 볼 때, 국내 의과대학들에서 이루어지는 교육 과정들이 과연 충분한 표준화가 이루어진 것인지, 표준화라는 목표를 위해 아직 노력 중인 과정에 있는 것인지는 의문이다. 유력한 설명 중

---

7   의사 양성비용 추계 및 공공지원 방안 연구, 의료정책연구소, 2020년 1월

하나는 의과대학별로 학생 정원은 균일하지 않으며, 적은 정원을 가진 의과대학일수록 교육비용이 상대적으로 높다는 점이다.[8] 이는 학교별로 고비용에도 불구하고, 상대적으로 부실한 의학교육의 가능성을 시사한다. 물론 해당 보고에서는 이 비용의 차이가 의과대학의 학년 정원과 관련 있는지는 밝히지 않았다.

의사 양성을 위한 교육비용 연구결과를 소개한 몇 가지 기사가 있는데, 유감스럽게도 본 보고서보다 교육비용이 훨씬 낮게 잡혀 있다가 나중에야 수정되었다. 해당 보고서에서는 의예과와 의학과라는 교육단계별 총비용이 아니라 연별 비용으로 기술했는데, 많은 기자가 해당 단계별 연수를 곱하지 않아서, 훨씬 더 적은 비용으로 소개되었다. 아울러, 실제 현장에서 일할 수 있는 전문의 양성비용까지 고려해야 하는데, 의과대학 졸업까지의 비용만을 소개한 기사도 있다. 국내 종합병원에서 일하는 봉직의 대부분은 전문의다. 이는 공군 전투기 조종사가 고등 비행훈련 후에도 다양한 훈련을 받아야 적합한 숙련도를 가질 수 있는데, 전투기를 다룰 수 있는 최저 교육비용만으로 공군전력의 유지에 요구되는 숙련도를 충분히 해결할 수 있다는 잘못된 인상을 주는 것과 같다. 그리고 의사는 피교육자로서 당연시되는 저임금을 감수하면서, 전공의와 전임의 과정을 거치게 된다.

반면, 순수 국비로 운영되면서 민간 영역에 전혀 손을 내밀지 않는

---

8   한국에는 의과대학이 너무 많다(상), 의협신문, 2020년 10월 15일자
      한국에는 의과대학이 너무 많다(중), 의협신문, 2020년 10월 18일자

다른 전문가 집단을 양성하는 경우와 비교해보자. 공군 전투기인 KF-16 하나의 순수 기체가격만 320억 원, F-15K는 거의 900억 원이다. 여기에 한 대당 연간 유지비는 각각 15억, 28억 원씩 들어간다. 공군에서는 KF-16 전투기 조종사 한 명 기준으로 공군사관학교부터 고등 비행훈련 과정까지 마치기까지 약 10억 원, 교관 레벨의 최고 숙련된 조종사를 양성하는 총비용으로는 123억 원까지 소요되는 것으로 추산하는데 이는 전액 국가 부담이다. 그리고 매년 150명 정도의 공군 조종사가 양성되는데, 그 절반인 70~80명이 의무복무기간을 마친 후 민간 항공사로 이직하는 실정이다.[9]

그렇다면 숙련된 전문의 한 명을 양성하는 비용은 얼마일까?[10] 인턴 과정 1년의 수련비용은 1인당 평균 7,302만 1,000원(최소 5,559만 4,000원, 최대 9,395만 2,000원)이며, 일명 메이저 과들(내과, 외과, 산부인과, 소아청소년과, 가정의학과)에서 전공의 수련비용은 연간 평균 1억 4,604만 1,000원(최소 1억 1,118만 8,000원, 최대 1억 8,790만 3,000원)으로 추산된다. 이 비용의 차이가 동일한 전공자일 때 수련 병원마다 차이가 크게 나는 것인지는 명확하게 밝히진 않았다. 간단하게 평균값만 말하자면, 의

---

9 공군, 민간항공사에 조종사 양성비용 분담 요구 방침, 뉴시스, 2011년 11월 9일자
   공군조종사 대량 유출, 어떻게 할 것인가?, 김종탁, 2010년
   10억 들인 공군 조종사, 진급 걱정에 절반씩 민간 항공사行, 동아일보, 2020년 9월 29일자
10 의사 양성 비용 추계 및 공공지원 방안 연구(의료정책연구소 2020. 01). 보고서에서는 교육 단계별 총비용이 아니라, 연별 비용을 기술했는데 〈메디칼타임즈〉 2월 7일자 기사를 제외하고는 많은 기자들이 해당 교육 단계별 연수를 곱하지 않아서, 본 보고서보다 훨씬 더 쩍은 비용으로 소개되었다.

예과부터 전공의 수련 때까지 드는 비용은 1인당 8억 6,700만 원 정도
가 소요되는데, 현재 국내에서 의사 인력 양성에 소요되는 총비용은
연간 2조 7,000억 원(2조 7,175억 4,024만 4,000원)으로 추산된다. 물론, 이
비용의 대부분은 국가가 아니라 학생 등록금, 학교 및 병원과 같은 민
간 영역에서 전적으로 부담하게 된다.

그럼 정부에서는 직접적으로 어느 정도를 지원할까? 2019년의 보
건복지부 예산 72조 원(사회복지 60조 원, 보건 분야 12조 원) 가운데 의료
인력 양성 및 적성 수급관리 예산은 249억 원에 불과하다.[11] 고백하자
면 필자는 의대생 때 받아본 적도 없는 장학금은, 국립대학이라면 국
가 지원이 없진 않았겠지만, 간접적으로라도 학생들이 내는 등록금 부
담을 조금이라도 줄일 수 있는 사립대학교의 장학금 지원이 정부 지원
과 조금이라도 관련이 있다면 누구든 알려주었으면 한다(한국은 사립 의
과대학의 수가 국립 의과대학보다 압도적으로 많다). 그리고 다른 일반학과
보다 최소 2년(의예과 포함 시)에서 4년(의전원생이나 학사편입학생의 경우)
까지 더 공부하는 의대생에게는 BK21[12] 사업같이 대학원생의 학비와
생활비, 연구활동을 지원하는 프로그램도 없다. 코로나-19 사태 이후

---

11 〈의사 양성 비용 추계 및 공공지원 방안〉 연구보고서 발간, 의료정책연구소, 2020년 2월 10일
    [Science] 의료 붕괴 직전까지 경험…의대 정원 확대·원격의료 불 지폈다, 매일경제, 2020년 3월
    27일
12 대학원 과정에는 학생과 학교에 대한 다양한 지원이 있다. 예컨대 BK21은 'Brain Korea 21' 또
    는 '두뇌한국 21'의 약자이다. 석박사 과정 대학원생과 박사 후 연구원 및 계약교수를 집중적으
    로 지원하는 고등교육 인력 양성 사업이다. 1999년부터 2012년까지 약 3조 5,000억 원의 자금
    을 투입하여 세계적 수준의 대학원 육성과 우수한 연구인력을 양성하는 것을 목표로 했다. 이
    후 2013년부터 2020년까지 지속된 후속 사업이 2조 원이 투입된 BK21 플러스이다.

2021년도 보건복지부의 예산은 약 89조 6,000억 원, 2022년도는 거의 97조 4,767억 원이다.[13] 그렇지만 의료인력 양성 및 적성 수급관리 예산은 큰 변화가 없었을 거라고 쉽게 예상이 가능하다.

이렇게 투입되는 교육비용 외에도 개원의의 경우 실제 평균적 소득 수준은 어느 정도일까? 대한의사협회의 자료를 인용하자면, 시간당 소득으로 환산한다면, 16호봉 기준의 7급 공무원보다 다소 낮다가 정답이다.[14] 긴 수련 과정, 평시 근무시간 및 개원비용 등이 시간당 수익을 떨어뜨렸기 때문이다. 정치인들이 잘 들고 나오는 OECD 자료를 기반으로 할 때, 개원비용이 들지 않는 한국의 봉직의(개원의가 아니라 병원에 고용된 의사다)와 일반 근로자 간의 평균 연봉 차이는 2.832배로 35개 회원국 중 29위다. 회원국 평균은 3.578배, 일본의 경우는 4.824배였다. 다른 자료를 통해서도 우리가 평균보다 그 차이가 작다. ERI 경제연구소(ERI Economic Research Institute) 자료를 기준으로 할 때 봉직의 평균 연봉은 일반 근로자보다 4.786배인데 이는 35개 회원국 중 26위다. 회원국 평균은 5.317배, 일본은 6.561배다.[15]

사실 근로자 대비 의사 임금의 차가 정확히 얼마냐는 이견이 많은

---

13 2021년 보건복지부 예산 89조 5,766억 원 최종 확정, 보건복지부 보도자료, 2020년 12월 3일
     2022년 보건복지부 예산 97조 4,767억 원 최종 확정, 보건복지부 보도자료, 2021년 12월 3일
14 개원의사 시간당 소득, 공무원보다 낮다⋯왜?, 의협신문, 2020년 1월 8일자
     의사협회의 의료정책연구소에서 추산했다. 근무시간은 의사는 의협 의료정책연구소가 실시한
     '2016 전국의사 조사'를, 7급 공무원 근무시간은 '근무 혁신 TF 자료'를, 초기 개원비용은 의료
     정책연구소의 '의원 경영 실태조사(2011년)'를, 의사 소득은 보건복지부의 '국민보건의료 실태
     조사(2017)' 자료를 근거했다. 수련 기간 동안의 기대비용과 개원비용 등은 꼭 상대비교 시 고
     려해야 하는 중요한 변수인데, 그동안 많은 언론보도에서 누락되어 왔다.

질문이다. 한 좌담회에서 각자 OECD 통계를 들면서, 전혀 다른 주장
이 나오는 경우가 드물지도 않다.[16] 이처럼 왜 이견들이 나왔는지 '청
년의사'에서 좀 후속기사에서 설명했으면 좋겠다.

현 상황은 의료 서비스의 제공자, 사용자, 의료제도의 기획자뿐만
아니라 정치적인 이해를 통하여 간접적 이득을 추구하는 집단 등 모두
에 의한 첨예한 갈등 상황이다. 그런데 미국에서도 현재 의사 수가 부
족하다는 논의는 이미 20년 전부터 나온 이야기지만, 거의 20년 동안
아무런 가시적인 해결책이 나오질 않았다. 미국에서 의사가 부족하다
는 단적인 이유는 의료 수요가 많은 노년 인구의 명백한 증가에 의과
대학 정원을 늘렸지만 정작 전공의 정원은 그동안 변화가 없었기 때문
이다. 그 이유는 교육비용을 담당해야 하는 교육병원들이 전공의 수를
늘리는 데 주저했고, 연방정부와 주정부에서는 이에 대한 지원책을 따
로 마련하지 않았기 때문이다.[17] 미국은 우리와는 달리 정부가 전공의
교육비용을 떠맡고 있으며 이를 민간 의료보험회사가 보조하고 있는
데, 이들은 전체 교육비용의 거의 70%를 부담하고 있다.[18]

미국은 2007년에만도 국비로 80억 달러 이상을 의대 졸업 후 교육

15 한국 봉직의–근로자 연봉 격차, OECD 회원국 중 하위권, 청년의사, 2021년 5월 28일자
16 한국은 의사가 부족한 나라인가, 청년의사, 2020년 6월 23일자
17 Why doesn't the US train more doctors?, CNN, 2017년 3월 14일
    We're Devastatingly Short on Doctors, Why Doesn't the US Just Make More? Washingtonian,
    2020년 4월 13일자
18 [Science] 의료 붕괴 직전까지 경험…의대정원 확대·원격의료 불지폈다, 매일경제, 2020년 3월
    27일자

비용에 지불했는데도 전공의 정원이 늘지 않았다.[19] 2016년에는 100억 달러 이상의 예산이 확보되었는데 90%가 메디케어에서, 나머지는 메디케이드가 부담했다.[20] 이와 같이 의사 수를 늘린다는 것은 단순하게 의과대학 정원만을 늘려서 될 일은 아니고, 전공의 교육비용은 제대로 의사가 수련되는 병원에서는 경영에 부담이 될 정도로 큰 것이다. 앞에서 언급했듯이 의사 양성비용을 국가에서 거의 부담하지 않는 한국에서는 상상하기 힘든 상황이다. 아울러 미국에서도 의사 수보다는 의사의 적절한 지역적 배치의 실패가 더 문제라는 의견도 적지 않다.[21]

전적으로 민간 섹터 부담으로 양성되는 숙련의 중심으로 이루어지는 의료 서비스를 공공재로 단정하면서 의사의 수, 의료수가 및 심지어 국가 비상상황 시에 동원 여부를 정부 입맛대로 결정할 수 있다는 논리가 과연 한국에서 설득력이 있는지 명확한 정립이 필요하다고 본다.

19 메디케어와 메디케이드를 관장하는 메디케어 및 메디케이드 서비스센터(Centers for Medicare and Medicaid Services)에서만 80억 달러를 지불했다.

20 Why doesn't the US train more doctors?, CNN, 2017년 3월 14일

21 "New Paradigms for Physician Training: For Improving Access to Health Care", 18th Report, Rockville: Council on Graduate Medical Education, 2007

"Graduate Medical Education Research in the 21st Century and JAMA On Call", Journal of the American Medical Association, 2004, 292:2914

"A Call for Outcomes Research in Medical Education", Acad Med, 2004; 79:S68–69

"The Future of Financing Medical Education: Questions about Medicare's Role," Am J Med, 2004; 117:287–90

The Problem with U.S. Health Care Isn't a Shortage of Doctors, Harvard Business Review, 2020년 3월

개발도상국 사례로 본
의학교육의 중요성

의학 수준 및 의료체계가 낙후된 저개발국가에서 의학교육은 어떻게 이루어질까? 아니, 우리가 보건의료의 혁신을 이루지 못했다면 어떤 상황이 벌어졌을까? 필자는 우연찮은 기회에 2018년, 중앙아시아 신생국가(Central Asian Republic, CAR) 중 우즈베키스탄, 키르기즈스탄, 투르크메니스탄 3개국과 의료협력 전략방안 도출을 위한 연구과제 수행을 위해 해당 국가들을 방문한 적이 있다.[22] 이들 국가에서 지난 20세기 말에 벌어졌던 비극들이 좋은 예가 될 수 있다고 생각하여 여기에 소개한다.

　중앙아시아의 카자흐스탄, 키르기스스탄, 타지키스탄, 투르크메니스탄, 우즈베키스탄과 같은 국가들은 과거 소비에트사회주의공화국

22　한-중앙아 보건의료 협력 전략방안 수립 연구(2018)

　　　　　　　　　　　　　건강의 비용

연방(소비에트연방(소련), 1922~1991)에 소속되었다가 1991년 8월부터 12월 사이에 연방이 해체될 때, 독립한 15개의 신생독립국가 중 일부 이다.

소비에트연방은 이오시프 스탈린(1922년부터 1952년까지 최고 권력자였다)의 통치 때부터 강력한 중앙통제 기반의 중공업 우선 경제정책 및 지역적으로 편중된 산업개발정책을 지속적으로 시행했는데, 1991년 소비에트연방 붕괴 시점에서 이미 파탄에 달한 연방 내 경제 문제들은 이들 신생독립국가에 그대로 승계되었다. 이들은 갑작스러운 독립 후, 국가 운영의 목표 및 정체성 확보를 통한 정치적 안정 외에도 사회·경제적 인프라의 자체 확보 및 운영을 위한 경제 성장뿐만 아니라 인력 양성과 빈부격차, 부정부패 등 심각한 사회적 문제들을 스스로 해결해야 하는 상황에 놓이게 되었다.

이들의 의학교육과 의료체계는 우리에게 익숙한 미국식이 아니라, 소비에트연방 때부터 이어온 구소련식 체계에 기반하고 있다. 소비에트연방의 수립 후 연방 내 의학교육, 의료인의 처우 및 의료 전달체계는 서구 선진국가들과는 매우 다른 공통된 형태로 고안되어 지속되어 왔다. 독일, 영국, 미국 등에서 의학교육의 목표가 '환자를 치료하는 의과학자'로서 의사 양성이라는 개념이었다면, 구소련에서는 1차 의료체계에서는 환자의 치료를 돕는 간병인(Care giver) 수준의 의료인을 주로 양성하여 돌봄을 맡긴다는 개념이었다.

이에 의학교육은 인문/자연과학의 비중이 현저하게 작으면서, 단과대학인 의과대학만으로 독립된 학교(종합대학이 아닌) 단위에서 수행되었다. 의사의 낮은 사회적 지위와 함께, 의학교육의 표준화 및 질적 관리기 부실했고, 의사별 전문 진료과목의 선택마저 지나치게 빠르게 (다른 진료과목에 대한 이해와 경험이 부족해진다) 의과대학 재학 중에 하게 된다. 또한, 표준화된 자국어 교과서의 부재에도 불구하고, 주로 영문 인 최신 교과서 및 의학 논문들이 언어장벽 때문에 도입되지 못하면서 최신 의학 문헌 및 기술에 대한 접근이 힘들었다. 이와 같이 심각하게 낙후된 의학 및 교육의 수준, 일반적인 노동자보다 더 낮았던 의사인 력에 대한 처우 등은 유능한 의료인력의 양성을 저하하게 된다.

구소련에서 의료 서비스는 무상의료가 원칙이었고, 철저하게 의료 전달체계가 구분되어 있어서, 1차 의료기관인 응급시설이나 보건소를 거쳐야 상위 의료기관으로 갈 수 있었다. 의료 전달체계의 한 단계인 1차 의료는 여러 가지로 정의되고 있는데, 그 시작은 1920년 영국의 도 슨 리포트(Dawson Report)로 알려져 있다.[23] 이 보고서에 따르면, 1차 의료 는 '지역사회 구성원들을 잘 알고 환자와의 지속적인 관계를 유지하는 의사가 가용한 보건의료자원을 잘 활용한 예방, 치료, 재활 서비스를 통하여 주민들에게 흔한 건강 문제를 해결하는 분야'라고 할 수 있다.

1차 의료 기능이 제대로 발휘되려면 의사의 역할 만이 아니라 다른 여러 보건의료인과의 협력과 주민의 참여, 적절한 의료자원 및 상위

---

23 이 보고서에서 의료제공 단계를 1차 보건센터(primary health center), 2차 보건센터(secondary health center), 교육병원(teaching hospital)으로 구분하였고, 여러 나라에서 보건의료체계 개편 의 틀을 제공하게 된다.
Interim report on the future provisions of medical and allied services, United Kingdom Ministry of Health, 1920

　　　　　　　　　　　　　　　　　　　　　　건강의 비용

의료기관으로 환자를 보낼 수 있는 의뢰체계의 정비 모두가 필요하다. 하지만 1차 의료 중심으로 잘 정비된 의뢰체계를 강조한 세마슈코 모델(Semashko model)을 기반으로 그나마 저비용으로도 작동하였던 의료체계는 1970년대 이후 비효율성과 경제난으로 이미 붕괴되었으며, 구소련에서 독립한 이들 신생독립국가는 국가 수준에서 의료 전달체계의 정비를 적절한 시기에 수행하지 못했다.

무너진 사회안전망을 다시 확보하는 측면에서 의료인력의 양성과 의료체계의 재정비는 경제 위기의 극복과 더불어 국민 생활수준에 가장 직접적인 영향을 미치는 시급한 문제였다. 하지만 필요한 개혁은 충분한 경제 성장 이후에 가능하였기에 적절하지 못하게 너무나 느린 속도로 진행되었다. 이들 국가에서는 독립 직후, 경제난에 의한 식량 부족과 의료체계의 붕괴로 자국민의 사망률과 이환율 모두 공통적으로 심각한 증가를 보였다(그나마 서유럽국가들에 비해서 상대적으로 낮았던 평균 수명이 독립 직후에는 무려 거의 10년이나 더 단축되었다!).[24] 생산 인구의 감소는 다시 경제 성장의 저하라는 악순환의 형태로 이어지게 된다.

우즈베키스탄, 키르기즈스탄, 투르크메니스탄에서 현재 의료 수준은 한국의 1970년대 후반~1980년대 중반 수준으로 추정되는데, 실제로는 이때 우리의 상황보다 훨씬 심각하다. 이는 그동안 첨단기술 중심으로 발전한 의학이 전문화, 세분화됨으로써 21세기 초 현재 국가

---

[24] 소련 붕괴 전후에 관찰된 기대 수명의 연도별 비교와 64세 이하에서 순환기질환에 의한 표준 사망률의 비교를 보면 된다. 출처: WHO Regional Office for Europe, European health for all database (HFA-DB)

간 의학 기술의 격차는 1970년대 서구 선진국들과 대한민국 간의 수준 차이와는 비교가 불가능할 만큼 커졌기 때문이다.

필자는 해당 연구를 통하여 이들 국가에서 의사인력의 수적인 부족이 문제가 아니라 부실한 의사의 역량과 지나치게 단절된 의료 전달 체계가 문제임을 파악하게 된다. 이들 국가에서는 의학교육을 맡아야 할 의과대학, 병원 및 별도의 보수교육기관 간의 알력과 비협조 및 비용 문제로 인하여, 의과대학의 교육혁신을 통한 장기적 접근이 아니라 종합병원의 임상의를 위한 의료기술 위주의 보수교육에 집중하는 근시안적 경향이 심각하였다. 또한, 20세기 초반에 난립한 미국 의과대학들처럼 등록금 수입에 지나치게 의존함으로써 무분별하게 해외 유학생을 받아들이면서, 교육의 질 저하를 더욱 초래하는 현지 의과대학들의 현황을 모두 확인하게 된다.[25]

이 국가들에서 낙후된 의학교육의 실체를 요약하자면 1) 표준화된 최신 교과서, 학생의 학업성취를 평가할 수 있는 시험 문제은행, 기초의학에 대한 관심 및 여건 등의 부재, 2) 의료기술을 취득할 수 있는 수련병원과 교수들의 낮은 자질, 3) 등록금 수입을 위하여 무분별하게 학생들을 받아들이는 학교 운영체계, 4) 낙후된 의과대학 및 교육수련 병원에서 교육을 보완하기 위해서 특정 의료기술 위주로 강조되는 보수

---

25 해외 의대 이용 의사면허 취득 '꼼수' 방지 위해 국시 제도 개선 필요, 의학신문, 2020년 10월 14일자
'의대, 어디까지 가봤니?', MBC PD 수첩, 2019년 3월 19일

건강의 비용

교육 및 해외 연수 과정의 수행, 5) 지식뿐 아니라 의사로서의 업무를 성공적으로 수행이 가능한 전문적 능력 자체를 교육할 수 있는 역량 기반 교수법에 대한 전반적인 이해 부족, 6) 미래 의료환경의 변화에 대비 및 의과학 기술개발 능력 부재 등을 들 수 있다.

이를 개혁하기 위해서 새로운 정부 지원사업의 구상까지 이 연구에서 요구받았기에, 필자는 서울대학교 협력 프로젝트를 모델로 한 시범 교류사업을 제안했었다.[26] 현지에 영문으로 된 교과서, 다양한 교보재와 시뮬레이터를 지원하면서, 이들 국가에서 선발된 교수자원들을 국내 의과대학에서 장기 연수교육을 하는 사업이다. 필자의 일은 2019년 3월 14일 있었던 의학교육 글로벌 교류 협력 포럼에서 국내 2개 의대 학장들과 중앙아시아 3개국의 의대 학장들 간의 상호 의학교육 시스템의 소개 및 의학교육 협력 논의까지 연결되었다.

현재 우즈베키스탄과 키르기즈스탄은 해외 원조를 바탕으로 전방위적인 의료 개혁에 나서고 있다. 하지만 아직까지 해외 원조는 저예산으로도 가능한 교과과정 개편이나 근거중심의학(Evidence based medicine)[27] 교육 도입 등을 통한 교육과정의 개선, 1차 의료를 전담할 수 있는 가정의학과 전문의 양성과 현 교육시스템의 문제점 및 개혁 방안 제시

---

26 한-중앙아 보건의료 협력 전략방안 수립 연구(2018)

27 근거중심의학은 개별 환자 진료 과정 중 판단과 결정을 내려야 할 때 현존하는 가장 좋은 사례 증거들을 평가하여, 양심적이고 명확하고 사려 깊게 사용하는 것을 목적으로 한다. 다만, 전체 환자들 중 어느 정도에서 효과가 있느냐는 것이 알려진 치료법들이기 때문에, 개별 환자에게는 효력이 충분하지 않은 경우가 많다. 개별 환자에서 얼마나 효과가 있을지가 예측되지 않는 문제를 보완 겸 혁신하기 위해 나온 개념이 정밀의학이다.

등과 같은 정책 수행 쪽에 집중되고 있다. 이들 국가에서는 고비용의 첨단의학이 아니라, 지역에 관계없이 고른 수준으로 수행되는 1차 의료와 전 국민을 대상으로 하는 공중보건의 성공적인 관리가 최우선시되는 니즈인 것이다.

아직까지는 최신 교과서와 교보재 및 환자가 없어도 환자의 증상을 공부할 수 있는 시뮬레이터의 도입 및 의료인의 해외 장기 연수 교육과 같이 자체 역량을 강화할 수 있는 예산이 많이 드는 구체적인 지원은 심히 미진한 것으로 파악된다.

그렇다면 왜 대규모 원조를 하지 않는 것이고, 또한 과연 이런 원조가 바로 효력을 발휘할 수 있는 것일까? 대규모 원조가 없는 것은 이 국가들이 전략적인 이점을 가지지 못하기 때문이다. 한마디로 동유럽 국가들과 러시아는 자기들 문제 해결에 급급하고, 부유한 서방 선진국들은 큰 관심이 없는 것이다.

의학교육, 의과대학과 병원의 운영은 해당 국가의 경제적·문화적·정치적 사정에 좌우될 수밖에 없다. 어느 순간에 해외에서 노하우와 인프라를 제공한다 해도 현지 수용은 구소련 체계를 벗어나지 못하고, 낙후된 경제 상황에서 명맥을 이어온 기존의 의료인력이 포함된 의료체계의 저항 또한 극복해야만 하는 것이다. 또한, 이들 국가에서는 소수의 의료기관 중심으로 선별적 원조를 한다면 의료기관별 질적 격차를 오히려 조장하는 부작용을 초래하다가 결국에는 하향 평준화될 가능성도 크다.

우리가 한국전쟁을 통하여 일본의 의학 시스템과 결별하는 것은 성공했어도, 유교사회의 잔재와 결별하지 못한 것처럼, 20세기에 여러 전쟁과 정치적 혼란을 겪은 이 국가들에는 마초적인 남성상이라는 문화가 크게 남아 있다. 남성 지도자를 중심으로 한 공동체 사회는 개개인의 권한과 개성을 무시하면서 구성원들에게 부당한 위계질서를 쉽게 강요한다.[28] 이런 상황은 지역 파벌 및 각종 이해집단의 존속을 가능하게 하고, 학계에서 연구 부정 및 불법행위를 묵인하게 한다. 이런 상태에서 사회개혁이 쉽게 일어나기는 힘들다.

실제로 국립의대만 있던 우즈베키스탄에 처음 설립된 사립의대는 한국의 의학 교육체계를 야심차게 도입했다가, 지금 협력 파트너를 한국 의과대학이 아니라 러시아의 교육기관으로 전환하려 하고 있다. 예상보다 교육 과정의 도입 비용이 많이 들었고, 학생들의 졸업과 취업, 그리고 대학 자체의 생존을 위해서는 자국 내 의료환경을 무시하면서 국외 교육체계의 도입을 고집할 수 없는 것이다.

이런 개혁은 국가가 주도해야 하고, 괄목할 만한 변화는 수십 년의 시간을 들여가면서 많은 시행착오를 거친 뒤에야 가능해진다. 그동안 중국이 겪은 시행착오를 살펴보면, 문화혁명과 개방정책 전후로 정치적 이해관계에 의해서 국가 의료체계를 정비하는 정책 자체가 송두리째 바뀌는 변화를 여러 번 겪은 것을 볼 수 있다.[29]

---

28 Some Aspects of Medical Education in Russia, American Journal of Medicine Studies, Vol. 1, No. 2, 4-7(2013)

이처럼, 한번 자리 잡아버린 의료체계는 기존 질서를 송두리째 바꾸는 전쟁이나 산업혁명 같은 큰 계기가 있지 않는 한, 그리고 기존 질서를 대체할 새로운 체계를 국가적으로 신속하고 과감하게 도입하지 않는 한, 질적인 큰 변화를 기대하기 힘들다. 그만큼 우리에게는 한국전쟁이 가져다준 구시대 의료 시스템과의 결별이라는 유산은 큰 것이다. 이를 볼 때, 서울대학교 협력 프로젝트가 얼마나 보기 드문 대규모 해외 원조이자 성공적인 사례였는지 알 수 있다.

29 History and status quo of higher public health education in China. Public Health Reviews 41:12 (2020)

건강의 비용

의과대학과 교육수련병원, 그리고 지역사회 발전과의 관계

예견되는 의과대학들의 계층화

학년 정원이 거의 100명에 육박하거나 이를 가볍게 넘기는 의과대학도 있지만, 불과 40~50명 정도면 미니 의대라고도 불린다. 충북대, 건양대, 인하대, 동아대, 동국대와 가톨릭관동대는 학년 정원이 49명이며, 대구가톨릭대, 가천대, 인하대, 을지의대, 울산대, 아주대, 차의과대, 성균관대, 강원대, 동아대, 가톨릭관동대, 충북대, 건국대, 단국대, 건양대, 동국대, 제주대 등이 모두 학년 정원이 40명이다(표 5). 이들 중 건양대, 대구가톨릭대, 가천대, 을지의대, 차의과대, 성균관대, 강원대, 가톨릭관동대, 제주대가 1990년대 중후반에 설립된 9개의 신생 의대들이다.

우리나라에서 대학의 수가 대폭 증가하게 된 것은 1996년 도입되

지역 (학교 수, 정원)	학교명 (정원)	지역 (학교 수, 정원)	학교명 (정원)
서울 (8개, 826명)	서울대(135), 경희대(110), 고려대(106), 연세대(110), 중앙대(86), 이화여대(76), 한양대(110), 가톨릭대(93)	강원 (4개, 267명)	강원대(49), 한림대(76), 가톨릭관동대(49), 연세대원주(93)
부산 (4개, 343명)	부산대(125), 고신대(76), 인제대(93), 동아대(49)	충북 (2개, 89명)	충북대(49), 건국대충주(40)
대구 (4개, 302명)	경북대(110), 계명대(76), 영남대(76), 대구가톨릭대(40)	충남 (3개, 182명)	단국대천안(40), 순천향대(93), 건양대(49)
인천 (2개, 89명)	인하대(49), 가천대(40)	전북 (2개, 235명)	전북대(144), 원광대(91)
광주 (2개, 250명)	전남대(125), 조선대(125)	전남 (-)	-
대전 (2개, 150명)	충남대(110), 을지의대(40)	경북 (1개, 49명)	동국대경주(49)
울산 (1개, 40명)	울산대(40)	경남 (1개, 76명)	경상대(76)
경기 (3개, 120명)	아주대(40), CHA의과대(40), 성균관대(40)	제주 (1개, 40명)	제주대(40)

*2018년 서남의대 폐교에 따른 49명 감원분은 전북대(34명), 원광대(15명)에 일시적으로 배정

| 표 5 | **지역별 의과대학 입학정원 현황**
출처: 의과대학 정원도 쏠림…대도시↔지방 '양극화' 뚜렷, 데일리메디, 2019년 11월 8일자

었다가 2013년에 폐지된 '대학 설립 준칙주의'가 그 시작인 것으로 생각된다. 1990년 중반부터 43개 지방 사립대학이 신설되면서 입학 정원은 10만 명 가까이 늘었는데, 공교롭게도 의과대학들도 이때 9개가 개교되었다. 당시 지역 균형발전을 명분으로 의대 신설을 의과대학이 부족한 지역에 허가했는데, 이 중 강원대와 제주도를 제외하면 7개가 사립대학 의과대학들이다.

건강의 비용

당시 대학 설치 기준령에 의하면, 거의 전문대 설립 기준 정도만 충족시켜도 인가를 받을 수 있었다는 분석도 있다.[30] 그나마 1998년에 IMF 사태가 벌어지고 국가 경제가 거덜이 나는 바람에 더 이상의 의과대학 신설 인가가 나지 않았다. 이즈음에는 매년 20~30개의 인가 신청이 쇄도했다고 한다.

의과대학에서 학년 정원 40명은 교육 효율을 감안할 때 허용되는 최소 단위로 생각되기도 한다. 신설 의대의 학년 정원이 기존 의과대학에 비해서 훨씬 적었던 이유는 정원 증가를 강력하게 반대한 의사협회를 의식하면서 정원이 제한된 것이다. 1990년대에 2,880명이었던 의대 정원은 이들 9개 의대가 개교할 때 잠시 3,253명으로 늘었다가 2000년 의약분업 파업 사태를 거치며 2006년 이후 3,058명으로 다시 줄게 된다.[31] 의약분업 파업 때 정부가 내놓은 협상카드가 의대 정원 축소와 의대 편입학의 제한이었다.

학령인구 감소 때문에 대학의 위기가 닥쳐온다는 말은 오래 전부터 있어왔다. 수도권 중심의 대규모 신도시 개발에 의해서 인구가 수도권에 대량으로 몰리게 되었는데, 뒤따른 고속 교통수단의 발달로 이는 더더욱 가속화되었다.

병원과 마찬가지로 대학의 운영도 인구가 많은 지역에 있을수록

---

30 [뉴스 레이더] 의과대학 설립에 '뒷거래' 의혹, 조선일보, 1998년 3월 4일자
31 의대 정원 16년 만에 늘어난다…정원 확대 속 의협은 반발(종합), 연합뉴스, 2020년 7월 23일자

압도적인 이점이 있다. 국내 상위권 대학들은 당연히 소속 지역 도시에 엄청난 인구를 가지고 있는 학교들이다. 대학 상권이 충분히 형성되어 있을 뿐만 아니라, 많은 지역 인구 중에서 신입생 모집이 충분하게 가능하며 졸업생들도 지역 내에 충분한 수가 잔류하는 곳이니 우수한 학생들도 많고 등록금과 발전기금 수익으로 재정이 탄탄하고, 여건이 좋으니 유능한 교수들에 대한 지원도 좋아서 대학은 운영의 선순환이 가능하니 당연히 상위권이다.

반면, 지방의 이런저런 이유로 학생이 찾아갈 만한 경쟁력이 없는 가난한 사립대학들은 학생도 없고, 등록금 수익도 없고, 정부 지원도 받을 수 없고, 좋은 교수도 확보하지 못하고, 지역 회사들과 산학협력도 하지 못하면서 점점 도태되어가고 있다. 어지간한 대학의 운영에는 학생 등록금 수입이 그렇게 중요하다.

지금과는 다르게 김영삼 정권 때부터 지방대학을 위한 지원사업들이 여러 가지 있어 왔고,[32] 이후 대학 간의 통합을 통해 수를 줄여왔다. 지금처럼 교육부에서 대학평가를 통한 재정지원사업을 고삐로 삼고 정원 감축 등 강제적인 대학의 구조조정에 본격적으로 박차를 가한 것은 2010년 중반부터이다.

이렇듯 대학의 운영은 대학 자체의 경쟁력이 중요하지만, 재단의

---

32 김영삼 정권 때는 지방 우수 공과대학 육성을 위한 지원사업들이 수행되는 가운데 건물, 부지, 교원, 수익용 재산 등 4가지의 기본 요건만 갖추면 대학 설립을 자동 인가해주는 '대학 설립 준칙주의'를 통해 지방사립대학 인가 수도 대폭 늘인 것이다.

의지만으로 해결되는 것은 절대 아니다. 대학이 위치한 지역 환경과 재단의 재정 능력이 모두 중요한 것이다. 교육 역시 의료복지와 같이 기본권으로 간주되기 때문에, 지난 10년간의 등록금 동결로 등록금 수입이 오랫동안 제한되어온 대학들은 학령인구가 감소하는 지금에는 폐교되지 않으려고 발버둥을 치면서 교육부의 재정지원사업에 목매고 있다.[33]

대학의 수가 이렇게 많아져 버리면 지역에서 오랫동안 뿌리를 내려온 중견대학도 신입생 모집에 심각한 문제가 생기며 운영 악화를 겪게 되고, 부실대학들이 사라져도 그 후유증은 회복되기 힘들다. 마치 작은 밭에 잡초가 많아지거나 어항에 물고기가 많아지면 마지막에는 모두가 다 죽어버리는 것과 같은 일이 벌어지는 것이다. 이런 이유로 재정지원사업에서 탈락하지 않으려고 서로 눈치를 보면서 필요 이상의 충분한 공격적인 투자를 하지 않으려는 것을 탓할 수만도 없다.

종합대학에서는 단과대학에 불과한 의과대학도 재정에 민감한 것은 마찬가지다. 의과대학의 존재는 분명히 사립재단의 병원 운영에 많은 도움이 되며, 기존 병원의 인프라가 업그레이드되거나 규모가 있는

---

33 2021년 교육부의 기본 역량 진단에서 상위 73%에 해당하는 학교를 대상으로 하는 일반재정지원대학 선정에서 수도권 유력대학이라 불리는 인하대와 성신여대가 탈락한 것은 큰 충격을 주었다. 이들은 국가장학금, 학자금 대출 및 기타 특수목적사업의 지원은 가능하지만, 앞으로 3년간 대학 교육과 발전에 투자할 수 있는 재정지원사업은 정부로부터 받을 수 없게 된다. 이외에도 재정지원 제한 대학으로 따로 분류되는 대학들이 있는데, 이들은 '한계대학'으로 간주되어 모든 재정지원 사업에서 배제되고 퇴출 수순을 밟을 가능성이 크다. 인하대는 2022년 재평가에서 추가 선정되었다.

종합병원이 신설되기 때문에 지역사회에서도 유치를 대거 환영하지만, 만약 대형 병원이 협력병원인 경우에는 병원이 소속된 의료재단과는 달리 의과대학은 별도의 학교재단에 소속된다.

이 경우 의과대학의 존재는 대학의 운영에 만만찮은 재정 부담이 되는 것이다. 그렇지 않아도 대학에서 학생 교육에 대한 투자는 인색한 편인데, 같은 재단 소속이 아니라면 병원 수익이 (적어도 공식적으로는) 학교에 투자되지도 못하니 더욱 몸을 사리게 된다. 의과대학의 운영에 큰 비용이 드는 것은 학생 교육만이 아니라, 소속된 대규모의 기초의학교수와 임상의학교수들까지 관리하며 지원해야 하기 때문이다.

학생 교육을 위해 세워진 의과대학이라는 단과대학은 학생 교육 외에도 전임교원들의 연구 성과까지 관리해야 한다. 학년 정원 40명의 미니 의대라면 대략 200~250명 정도의 임상의학교원을 고용할 수 있다. 이는 교육부에 등록된 전임교원의 정원이며, 등록되지 않는 비전임교원들은 포함되지 않은 숫자이다.

현재 의과대학 자체의 위상은 의학교육의 질이 아니라 교육수련병원의 브랜드명에 좌우된다고 해도 무리가 아니다. 일반인들에게는 교육의 질은 그리 쉽게 체감되지 않는 것이고 병원의 브랜드명이 더 이해하기 쉽다. 학생들은 졸업 후 좋은 병원에서 전공의 수련을 받고 싶어하기 때문에 정말 칼 같은 경쟁을 뚫고서 좋은 교육병원을 둔 의과대학에 진학하려 한다. 이런 상황에서는 표가 쉽게 나는 의사고시 합격률만 적절하게 유지하고 있다면 기존의 교육체계를 개선할 니즈가 없어진다.

건강의 비용

대학	재적	자퇴	자퇴율	대학	재적	자퇴	자퇴율
단국대	40	6	15.00%	순천향대	102	3	2.94%
대구가톨릭대	45	5	11.11%	고신대	76	2	2.63%
건양대	56	6	10.71%	경상대	79	2	2.53%
을지대	49	5	10.20%	울산대	40	1	2.50%
조선대	129	13	10.08%	가천대	42	1	2.38%
원광대	97	8	8.25%	중앙대	90	2	2.22%
영남대	76	6	7.89%	동아대	49	1	2.04%
충북대	52	4	7.69%	경북대	110	2	1.82%
제주대	40	3	7.50%	충남대	114	2	1.75%
한양대	110	8	7.21%	계명대	79	1	1.27%
가톨릭관동대	60	4	6.67%	가톨릭대	97	1	1.03%
인하대	52	3	5.77%	연세대(미래)	103	1	0.97%
전북대	142	8	5.63%	인제대	106	1	0.94%
전남대	125	7	5.60%	연세대	121	1	0.83%
경희대	109	5	4.59%	부산대	125	–	–
아주대	44	2	4.55%	이화여대	76	–	–
한림대	78	3	3.85%	성균관대	44	–	–
고려대	107	4	3.74%	서울대	138	–	–
동국대(경주)	55	2	3.64%	합계	3,058	123	4.02%

*이하 자료=대학정보공시(2020학년)
*의전원 체제 강원대, 건국대, 차의과대 제외

| 표 6 | 2020학년 37개 의과대학 신입생 자퇴율[34]

---

34 '블랙홀 의대도 자퇴생' 37개 대학 123명(4.02%)…단국대 대구가톨릭대 건양대 톱3, 베리타스
알파, 2021년 9월 9일

이렇다 보니 의과대학의 서열은 학생 교육의 질이 아니라, 병원의 서열을 결정하는 병원의 규모와 수익, 환자 수, 매년 의과대학 교수들이 찍어내는 논문과 특허의 수, 이들이 수주한 연구과제 및 산학협력 실적의 규모로 결정되는 것이다. 여기에 전국 4년제 대학에서 신입생들의 자퇴율이 계속 증가하고 있는 것은 이제는 흔한 일이다. 이러한 자퇴생들의 대부분은 일단 합격한 뒤 휴학하면서 대입 재도전에 나선 반수생들이다.

2020년 대학정보공시를 인용하자면, 2020년 4년제 대학에서 이러한 신입생 자퇴 규모는 2만 666명인데, 서울과 수도권에서 거의 절반인 9,226명이 자퇴했다. 그런데 의과대학도 이러한 반수행렬에서 자유롭지 못하게 되었다.[35] 이때 의대 신입생 3,058명 중 123명(전체 신입생 중 4% 정도다)이 자퇴했다.

단국대, 대구가톨릭대, 건양대, 을지대, 조선대 순으로 10% 이상의 높은 자퇴율을 보였는데, 학년 정원이 129명인 조선대는 무려 13명이 자퇴했다. 나머지 네 곳은 미니 의대들이다. 평균 수준인 4% 이상의 자퇴율을 보인 곳이 16개 학교인데 경희대, 전남대, 전북대, 조선대, 한양대를 빼고 난 11개 모두 미니 의대들이다(표 6 참고).

의대 진학을 목표로 한 수험생들은 치열한 입시경쟁에서 간발의 차이로 당락이 결정되곤 한다. 그런데 단순하게 의대 진학만으로는 만

---

35 "대학에 무슨 일이…" 지난해 신입생 2만 명이 자퇴했다…고3 수험생 불리, 매일경제, 2021년 9월 8일자

족하지 않고 상위권 의대나 지방보다는 서울에 있는 의과대학으로 또 진학하려는 학생들 또한 분명 있다. 결국 상위권 의대는 누가 봐도 납득이 갈 만한 대형 병원을 낀 서울 소재 의과대학들인데, 공교롭게도 이러한 학생들은 대부분 서울이나 수도권 출신들로 보인다. 2021년 대학정보공시 자료가 곧 나오게 되면 이 현상이 단지 일시적인지, 또는 이제 고착되어가는 반수생들의 성공 추구나 자아실현을 위한 엑소더스인지가 구분될 것이다. 조심스럽게 전망해보지만, 이러한 점들은 의과대학들도 이제 확연한 계층화가 시작되는 것을 의미할 수 있다.

앞에서 말했듯, 지금 의과대학 교수에 대한 평가는 진료와 연구에 너무 심하게 편중되어 있는 상황이다. 의과대학에서 기초의학교수는 교육과 연구를, 임상의학교수는 교육과 연구, 진료라는 업무가 있고 매년 이런 업무수행에 대한 평가를 받게 된다. 하지만 대학의 주된 관심사가 수익을 낼 수 있는 연구와 진료이기 때문에 학생 교육에 제대로 집중하지 못한다. 교수 입장에서도 수업을 잘하든 못하든 표가 잘 나지 않고 불이익도 없는 교육에 매진하는 것보다는 연구실적에 의한 명예와 소득이나 진료 수익에 대한 인센티브 확보 및 안정적 고용이 보장되는 정교수 진급이 개인적으로 더 큰 이득이다.[36]

대학과 교수들은 교육보다는 연구와 진료에 더 주된 관심이 가게 되며, 앞에서 언급한 교육과정의 혁신은커녕 개선 가능성도 더욱 낮아

---

36 "교수들이 아카데믹 메디신 이끌어야 하지만 현실에선 자괴감", 청년의사, 2022년 6월 16일자

지게 된다. 기존에 해왔던 교육의 틀을 벗어나지 못하며, 그나마 의과대학 인증평기를 대비한 최소한의 노력만 하게 되는 위험이 있다. 이렇게 되면 의과대학의 교수는 후학을 양성하는 학자가 아니라, 정년이 보장된 나름 안정된 직위를 가졌지만, 대학과 재단의 이익을 위해 수익 창출에 내몰리는 봉직의에 불과하게 된다. 의사만큼 또는 더 이상을 벌 수 있는 직종도 지금은 많아졌다. 롤모델이 되어야 할 교수들이 교육, 연구, 진료라는 밸런스가 한참 깨진 역할의 수레바퀴에 쫓기게 되면 후학들은 그대로 선배를 따라가든지 좀 더 쉬워 보이는 다른 길을 찾게 된다.

날로 증가하는 의학지식의 양과 급변하는 의료환경에 대처하기 위한 잠재력과 시간이 헛되이 낭비되어서는 안 된다. 그런데 대학이 학생 교육을 위한 비용 지출에 인색하게 되면[37] 성실한 선생도 부족한 판에 형식적인 교육이 판치게 되는 것이다.

40명의 학년 정원이 의과대학에서 효율적인 교육을 위한 최소 정원이라고 했다. 적절하게 충분한 수의 학생 정원을 가지지 못한 미니의대들은 과도한 교육비용을 떠맡아야 하는 영세학과이기도 하다. 이 무상 교수의 말에 따르면, 우리는 일본과 미국의 의과대학 정원보다 훨씬 낮은 수의 정원을 허용하고 있다.[38]

적정 수준의 교육을 행하려면 적절한 투자가 있어야 하는데, 강의

---

37 "의사과학자 유도하는 의대 기초의학 수업, 실습 감소", 메디칼업저버, 2022년 6월 17일자
38 한국에는 의과대학이 너무 많다, 의협신문, 2020년 10월 15일자

건강의 비용

실에서만 처박혀 공부하는 것이 아니고 실습을 해야만 하고 복잡한 과목들을 관리해야 하니 학생 수가 충분할수록 규모의 경제가 가능해진다. 대학으로서는 재정적 부담이 되니 부실교육의 우려가 있고, 교육투자가 충분하지 못하면 복잡해져가는 의학교육의 변화를 계속 따라가지 못할 수 있다. 실제 이들 미니의대들은 설립 후 초기에는 의대인증평가를 대비해야 한다는 명분으로 의과대학의 기본 인프라와 운영을 위한 투자에 인색한[39] 사립재단으로부터 필요한 지원을 겨우 받아내기도 했다. 지금도 의대인증평가는 개별 의과대학들의 교육수준을 유지하는 데 중요한 명분이 되고 있다.

그만큼 대학에서 교육을 위한 공격적 투자를 먼저 하는 경우는 드문 일이다. 교육의 질이 중요하고, 계속 그 비용이 증가하는 이상, 이부분에 대해서는 앞으로 진통이 생길 것으로 예상된다. 지금은 표면적인 문제가 절실하지 않는 신설 의대들이다.

부실 사립대학처럼 일방적으로 폐교나 통합할 수는 없고, 이들의 교육 효율을 위해서 입학정원을 당장 늘릴 수도 없는 일이다. 40명 정원을 60명으로, 70명으로 늘린다고 영세학과가 부자학과가 될 리가 없다. 아니, 영세학과 하나 운영하지 못하는 대학이 전체 운영을 제대로 하고 있을 리도 없다. 그런데 현상을 유지하고 있는 의과대학들이 병원과 대학재단의 경영에 문제가 생겨서 껍데기만 남게 되면, 서남의대

---

[39] 기본 여건도 준비하지 않고 허가를 먼저 받은 신설 의과대학들의 설립 과정에서 기본 인프라가 어렵게 갖추어지는 과정과 제대로 된 의학교육을 시행하려던 교수들의 분투들이 다음 기사에 소개되어 있다. [뉴스 레이더] 의과대학 설립에 '뒷거래' 의혹, 조선일보, 1998년 3월 4일자

를 이은 부실 의대가 생기게 될 것이고 그 부담은 고스란히 국민 몫이 된다.

개교해서는 절대 안 되었던 서남의대 하나를 겨우 폐교시키는 데 거의 20년의 세월이 걸렸는데, 졸업생들은 전국으로, 상당수가 수도권으로 옮겨갔다. 이제 그 후유증은 고스란히 전북의대와 원광의대로 편입한 재학생들, 졸업생들, 그들의 학부모들과 국민의 몫이 되었다. 앞으로는 의과대학이 제대로 된 기능을 하지 못하고 있다면 결국 의과대학끼리의 통합을 고려해야만 할 때가 올 수 있다.

적어도 의과대학을 유치함으로써 병원과 재단이 그동안 톡톡히 혜택을 본 이상은 학생들의 교육을 위한 투자를 분명하게 하고, 교수들이 학생 교육에 충분한 노력을 하는 것이 옳은 일이다. 이에 현실적인 해결책의 첫걸음으로 정부가 의과대학만을 위한 교육지원사업을 시작하면서 지금의 의대인증평가를 더욱 강화해서 교육 현황을 정확히 파악하고 높은 수준의 질 관리를 강제하는 것이라고 본다. 정부와 재단이 그 비용을 분담하는 방안이 제시된다. 의사가 공공재라 하던 정부가 아닌가?

의과대학, 병원 그리고 지역사회와의 공존

의과대학들은 대형 종합병원 중 대학 부속병원 또는 협력병원을 교육수련병원으로 지정하고 학생 교육을 하고 있다. 의과대학의 부속병원과 협력병원은 엄연히 서로 다른 형태의 교육병원들이다. 협력병원은 대학이 소유한 병원이 아니다. 외부 병원과 의과대학이 교육협력 협약을 맺을 경우 해당 병원은 (교육)협력병원이 된다.

대학부속병원 외에도 서울과 수도권에 협력병원이 따로 있는 간판만 지방의대인 울산의대와 인제의대, 건국의대, 성균관의대, 동국의대, 을지의대, 차의대들은 부속병원을 의료 취약지에 신설하는 것을 조건으로 의대 신설을 인가받은 것으로 알려졌다. 그런데 인가 지역이 아닌 정작 수익이 나는 수도권에 협력병원으로 대형 병원을 설립하여 환자수익을 올리며 대부분의 의대 교육과정까지 하고 있다.

이 중 건국대와 울산대가 최근에 특히 비판을 받고 있다.[40] 의과대학들이 신설될 때만 해도 부속병원과 협력병원의 구분이 법적으로 명확하지 않았기 때문에, 소속 재단이 부속병원을 짓겠다는 각서를 썼음에도 수도권에 대형 협력병원들을 지었다. 이 때문에 많은 비난을 받아온 것이다.

성균관 의대의 경우엔 수원캠퍼스에서 의예과 수업의 상당 부분이, 교육협력병원인 일원동 삼성서울병원에서 의예과 수업의 일부와 의학과 수업이 그동안 진행되어왔다. 2020년 더불어민주당의 고영인 의원은 국정감사 때 성균관의대가 교육부에서 승인받지 않은 불법 교육시설에서 대학교육을 진행해왔다고 밝혔다.[41] 성균관대학교가 교육

---

40 수업은 서울서…이름만 '지방 사립 의대', 경향신문, 2020년 10월 20일자. 20일 국회 교육위원회 소속 서동용 더불어민주당 의원이 공개한 '전국 30개 사립대 의대의 부속병원 현황과 의과대 운영실태'를 인용했다.
　"울산대 의대가 서울에?"…이름뿐인 '지역' 의대, MBC 뉴스, 2020년 10월 19일
　울산대 의대·건국대 의대 지방 환원…이슈 부각되나, 데일리메디, 2021년 09월 30일

부에 신고한 교육용 기본재산이 아닌 삼성서울병원이 임차한 건물(일명 일원 캠퍼스)에서 불법 강의를 신행해왔다는 것이다.

이외에도 재단이 다른 병원이 사실상 대학교 운영비를 지불하는 등 '배임'의혹이 제기되었다. 이후 지금은 의학과 수업까지 포함된 상당 부분의 수업들이 수원캠퍼스 의과대학에서 행해진다. 이는 병원과 의과대학이 공간적으로 멀리 분리되었기 때문에 생긴 일이었다. 다른 의과대학들의 경우까지 전수 조사할 경우 유사한 문제들이 발견될 가능성도 있다.

이들 의과대학에서는 6년의 교육 과정 중 의예과나 본과 1학년 학생까지만 인가된 지역에서 교육하고 이후에는 서울의 협력병원으로 보내는 것은 기본이다. 의대생과 전공의 교육에는 전문인력과 장비가 집적된 대형 병원이 필요하다 해도, 이들은 지역에 의대를 두면서도 정작 대형 병원은 서울과 수도권에서 운영하는 것이 현실이다.

사실 지역사회 입장에서는 부속병원이든 협력병원이든 충분한 규모의 종합병원이 의료 취약지에 들어온다면 문제가 없다. 충분한 규모의 종합병원이 지역사회에 들어오는 경우가 드문 것이 문제이다. 원래 지방의대 정원의 거의 절반을 차지하는 서울과 수도권 출신의 졸업생들이 귀향하는 것은 어쩔 수 없다 해도 지역에 의대를 두면서 수도권에서 대형 병원을 운영한다.[42] 때문에 지역사회에 일할 수 있는 잠재적

41 與, "삼성서울병원, 성균관의대 임차료 등 대납 '배임'의혹" 제기…"검찰 수사 필요하다", 데이리메디팜, 2020년 10월 21일자
42 공공의대 신설과 지역근무 의사증원 이슈에 대한 의견, 정신의학신문, 2020년 8월 30일자

건강의 비용

의사자원인 졸업생들까지도 수도권으로 흡수하고 있고 애초 의대 인가의 조건이었던 지역 의료 니즈를 충분하게 충족시킬 의료 인프라를 마련하고 있는지 의문이다. 지금 의사들의 출신지역(고향)과 근무지역의 일치율은 2016년 기준으로 39% 정도이니, 훨씬 많은 지역 의과대학 졸업생들은 학교 소재지역이 아니라 다른 곳에서 근무한다.

그럼에도 대한민국 의과대학들의 75%가 사립인 상황에서, 그리고 전공의 교육을 병원에 전담시켜 지금처럼 민간 영역에 심하게 의존하는 상황에서는 이들 사립재단이 소속 병원들 중 큰 병원은 수도권에 두면서 작은 부속병원을 의과대학 소재지에 형식적으로 두고, KTX 등 교통발달로 서울에 환자들이 몰리는 판에 지역에 천문학적 예산이 소요되는 대형 병원을 짓는 것이 무리라고 변명하는 것을 함부로 비판할 만한 상황도 아닌 것이다.

미국의 의과대학의 재정은 주정부 23%, 연방정부 연구기금 8% 외에도, 의과대학 자체 부담 18%, 임상진료 수입 28%, 기부금 등으로 다양하게 분담되며, 전공의 교육은 거의 70%를 메이케이드와 메이케어를 통해 국가와 민간 의료보험회사가 부담한다.[43] 그럼에도 의대 정원은 늘려도 병원들이 전공의 정원은 쉽게 늘리지 못하고 있다. 그만큼 전공의 교육에는 많은 비용과 노력이 소요된다.

---

43 [Science] 의료 붕괴 직전까지 경험…의대정원 확대·원격의료 불 지폈다, 매일경제, 2020년 3월 27일자

보건의료 서비스가 우리나라에서 확실하게 공공재 대우를 받는 것은 맞다. 국민건강보험공단이라는 단일 지불기관을 통해서 의료비를 철저하게 통제하고 있기 때문이다. 하지만 의사가 공공재라고 주장하는 건 정부의 만용에 가깝다고 본다.

설명했듯 미국은 의과대학은 학생이 자비로 내는 등록금 외에도 다양한 재원을 확보하여 운영하는데 대학 재정의 31%를 정부가 부담하며, 전공의 교육과정은 거의 70% 정도를 국가가 부담한다. 그래도 미국 의사 누구도 자신이 공공재나 공무원이라는 생각은 하지 않는다.

그런데 우리나라에서는 의과대학부터 전공의 교육까지 기본적으로 자기 부담이다. 전액 장학금이라는 것은 항상 모두가 받고 다니는 것이 아니다. 군 조종사도 국비로 교육과 생활비까지 받는데, 앞으로 고액 소득자가 된다고 자비로 교육과정을 마친 사람들에게 '너희는 공공재다'라고 강요하는 것은 절대 공정한 것이 아니다.

그리고 어떤 정책을 내놓더라도 수도권 집중 현상을 해결하지 않는다면 의과대학만으로는 지역사회에 의과대학 졸업생들을 안착시킨다는 보장은 없다. 지방 거점 국립대학들의 의과대학에 얼마나 많은 타 지역(수도권) 학생들이 등록되었는지를 보면 알 수 있다.[44] 알다시피 의대 신입생 중에서 고소득층 자녀 비중이 높은 것은 높은 정시 비율과 재수 비율, 그리고 수시전형에서도 높은 수능 최저 등급 기준 때

---

[44] 지방 의대 신입생 절반, 해당 지역서 뽑는다, 조선에듀, 2017년 3월 9일자
　　의대 지역인재 할당제 도입 초읽기…지방-수도권 온도 차, 메디칼타임즈, 2021년 6월 3일자

건강의 비용

문이다. 불리한 가정 소득이나 학교 환경을 가진 학생들은 수시에서도 탈락하기 쉽다.[45] 그러므로 지역할당제를 도입했을 때 혜택을 받을 의과대학 신입생들은 아무래도 교육비용을 충분히 지불할 수 있는 지역 내 고소득층의 자녀들일 가능성이 크다. 지역사회 기득권층의 이익을 보호하는 도구가 된다 해도 정말 충분한 수의 의사가 지역사회에 남아 봉사한다면 그나마 다행일 것이다.

의사 수를 증원한다 해도 의과대학의 수는 가능한 조정해야 할 필요가 제기될 판에 공공의대라 하면서 새로 학교를 하나 더 만들겠다고 국민의 세금을 퍼붓겠다는 것은 정말 위험한 발상이다. 오히려 그 발상을 하게 되는 배경을, 국민들이 아닌 누가 과연 그 혜택을 보게 되는지를 자세히 살펴보아야만 한다.

정치권에서 공항, 철도, 그리고 이제는 의과대학이라는 카드를 꺼낼 때는 분명 지역적 이해관계가 크게 걸려 있는 사안이라는 신호다. 의대를 신설한다는 것은 새로운 수련병원을 신설하거나 기존 병원을 신설에 준하게 업그레이드한다는 것뿐만 아니라, 새로운 기능 구현을 위한 대대적인 교직원의 채용과 학교 설비 및 교육 자재의 구입을 요구하는 것이다. 지역사회에는 의료 접근성 및 경제면에서 큰 도움이 되겠지만 국가 차원에서는 경제적인 실효성에 큰 문제가 있는지 짚고 넘어가야 한다. 아마도 공공의대를 신설한다는 이야기 대신 기존 의대

---

45 '개천의 용' 없다…의대 새내기 80%가 금수저, 포모스, 2021년 10월 11일자

들의 정원을 늘린다고 했다면, 적어도 의과대学의 학장이나 병원장들
까지 그렇게 완강히게 빈대하는 가능성은 더 작았을 것이다.

6장

임상의냐 과학자냐: 미래를 대비하는 새로운 의사의 역할

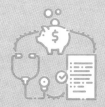

의사과학자

바이오 의료 클러스터

의사과학자
Physician scientist

의사가 아닌 의사의 삶

"의사를 왜 안 하세요?" 필자는 의과대학의 선생인데, 환자를 보지 않는다. 필자는 학부생과 대학원생 대상의 의과학 교육 및 내 연구를 전문적으로 하는 기초의학교실 소속의 교수이다. 다른 단과대학과는 달리 의과대학에서 개별 교수에 의한 학부생 강의는 대개 한 학기를 넘기지 않거나, 학기 내내 혼자 강의를 이끌어가는 경우도 거의 없다. 항상 거의 대부분 의대 졸업생들이 임상과 전공의로 진로를 잡기 때문에 학생 진로상담에 대한 부담도 다른 단과대학 교수에 비하면 훨씬 낮다.

꽤 편하게 산다고 생각할지도 모르겠지만, 의대 졸업생이 의과대학의 기초의학 전공으로 진학하는 경우가 없기 때문에 기초의학교실의

대학원생들은 다른 비의대학교 출신으로 채워야 한다. 여기에 필자가 일하는 의과대학은 다른 학과들이 있는 다른 캠퍼스와는 멀찌감치 떨어진(같은 시내에서 떨어져 있는 정도가 아니라, 서울을 끼고서 서해 앞바다 하고 분당 위쪽 사이에 40km 이상 떨어져 있다) 곳에 있기 때문에, 매년 다른 학교 학생들을 대학원생으로 구해와야만 한다.

다른 학과의 교수들보다 학생 강의 시간이 훨씬 적기 때문에, 대학 본부에서 기초의학교수에게 요구하는 승진이나 승급을 위해 채워야 하는 연구 실적은 더 많고 계속 강화되고 있다. 그나마 다행히도 정교수 진급까지는 늦지 않게 마쳤기 때문에 숨 고를 여유가 있는 편이지만(사고를 치거나 학교가 망하지 않는 한 정년이 보장된다), 예전 은사나 먼 선배 교수들이 누렸다는 전설적으로 편안한 삶은 필자가 교수가 되기도 전에 이미 끝난 지 오래다.

예컨대, 필자가 임용될 때만 해도 좋은 논문을 얼마나 많이 내느냐가 관건이었다면 지금은 국가나 기업연구과제에 딸려오는 연구비를 얼마나 가져오는지가 유능한 교수의 기준이 된다. 편안한 건 그리 기대하지도 않는 필자가 호기심과 자존심을 걸고서 원하는 연구를 하려고 할 때, 대학은 교수들이 규모 있는 연구비를 가져오도록 온 노력을 기울이고(엄청나게 교수들을 푸시하고) 있다.

현실의 여러 현상을 추상적으로 관념화하여 정형화된 이론과 법칙으로 구현하는 데 최고의 사고력이 필요하다면, (우리 현실 속 일상이 아니라, 세포 내부에서 벌어지거나 세포들 사이에서 일어나는) 보이지도 않는 현상

건강의 비용

들을 간접적인 실험으로 관찰하면서, 또 내 이론의 반침이 된 남이 발표한 사실들을 확인해야 하고,[1] 수립한 내 이론이 맞는지를 다시 실험들로 확인해야 한다. 이에는 대학원생과 박사후연구원들이 다년간에 흘리는 피와 땀과 눈물[2] 외에도 교수가 벌어오는 연구비 및 지도력이 모두 요구된다.

이익단체나 유튜버, 언론들이 하는 말만 교차검증을 해서 걸러 들어야 하는 것이 아니라, 가장 공정하고 객관적이어야 할 과학 분야도 이렇다. 그런데 기계가 아니라 인력에 많이 의존하는 실험연구의 성공을 위해서는 최고의 사고력이 아니라 연구자의 근면함, 매서운 관찰력 및 집중력이 먼저 요구된다. 하나라도 빠지면 결과가 재현되지 않는 경우가 왕왕 있기 때문에 '손을 탄다'는 말까지 하게 된다.

하지만 선생의 기대와는 달리 근면함, 매서운 관찰력과 집중력을

---

1 서글픈 진실을 하나 말해야 한다. 기초과학 분야에서 가장 권위 있는 논문들이 실리는 저널들로 셀, 사이언스, 네이처 이 3가지를 들 수가 있다. 이 저널들에서 조작, 편향, 부주의, 과장을 이유로 철회되는 논문만 한 해에 수백 편에 이른다는 발표는 충격적이다. 세상 모든 원리를 설명하는 학문이자 체계적 지식의 근간인 과학에 오류가 있다면 인류가 지금껏 이뤄낸 지식의 결과를 믿을 수 있겠냐마는 비고의적인 실험 방법의 오류나 고의적인 데이터 조작에 의해서 이런 일들이 자주 벌어진다. 반복 재현성은 오랜 기간 과학이 제대로 작동하는지 확인하는 데 중요한 역할을 해왔는데, 그동안 논문들이 대량 생산되면서 이런 관리 기능들이 형편없이 약해진 것이다. 스튜어트 리치의 *Science Fictions*(2020), 국내 번역 도서로《사이언스 픽션 – 과학은 어떻게 추락하는가》(더난출판사)에 이 사실들이 자세히 설명되어 있다.

2 Blood, sweat and tears. 내가 알기론 1837년에 영문으로 번역되었다는 크리스트마스 에반스 (Christmas Evans)의《다양한 주제에 대한 설교들》에서 처음 나온 표현이다. 'Christ the High Priest of our profession, when he laid down his life for us on Calvary, was bathed in his own blood, sweat and tears.' 1940년 제2차 세계대전 중 대독 항쟁 의지를 다짐하는 영국 수상 윈스턴 처칠의 의회 하원 연설 중에 이 표현이 인용되어 전 세계적으로 유명해졌다. 이때는 'I have nothing to offer but blood, toil, tears and sweat'였다.

위해서 성실하게도 충분한 양질의 피와 땀, 눈물을 흘리는 사람들은 많지 않다. 필자는 정교수가 되고 2년 뒤인 2020년 초 과로와 스트레스로 입원한 적이 있다. 시킬 때마다 일관되지 않고 계속 다르게 나오는 실험 결과들로 과도한 스트레스를 받다 보니 학생들 대신 필자가 진짜 피와 땀, 눈물을 쏟아낸 것이었다. 오죽하면 퇴원한 후 컴퓨터 패스워드는 '평온한 마음을 가지자'는 뜻으로 바꿨다. 물론 이때부터 이 책을 위한 구상이 시작되었다.

다시 처음으로 돌아가서, '왜 의사하지 않아요?'는 1998년에 군대를 제대하면서 의과대학의 대학원에 기초의학 전공으로 진학할 때부터 계속 들던 질문이다. 인턴 과정까지 마쳤던 필자는 이 질문을 정말 많이 들었다. 사실 둘 다 '왜 환자를 보지 않는 개고생길을 택한 건가요?'라는 뜻이지만, '왜 의사하지 않아요?'보다는 '왜 의과학을 풀타임 전공으로 하는 의사과학자를 선택했어요?'가 좀 더 정확한 질문이다.

의사과학자는 의사이면서 독립적인 연구가 가능한 과학자로서 충분한 훈련을 받은 사람이다. 의사과학자에는 의과대학을 졸업한 후 의과학을 전문적으로 연구하는 기초의학연구자라는 뜻에서부터 환자를 진료하면서 역시 전문적으로 의학을 연구하는 임상의학연구자라는 뜻을 모두 가지고 있다. 국내에서 기초의학연구자는 의과대학을 졸업한 소수의 박사 연구자나 의사가 아닌 다수의 박사 연구자로 이루어지며, 임상의학연구자는 풀타임이 아니라 병원근무 중 파트타임인 임상의학 대학원 과정에서 박사를 했거나 단기 외국 연수를 다녀온 의사들이 대

건강의 비용

부분이다. 때문에 양쪽 다 충분한 임상수련과 전일제(풀타임) 연구 과정을 마친 경우가 드물다.

이렇게 된 이유는 해방 후 의과대학 체계가 수립되었을 때부터 졸업 후 수련과 교육 과정에서 기초의학이나 임상의학 둘 중에 하나만을 선택할 수밖에 없었다. 그리고 두 과정을 다 마쳤어도 정작 직업은 과학자나 임상의 둘 중에 하나만이 가능했던 경직된 구조 때문이었다.

결과적으로 보면, 선배 기초의학 교수들이 자신들의 영역을 넘나들면서 임상 진료과들과 상호 도움을 주고받는 협력관계가 아니라, 너무 오랫동안 빗장을 닫고 자기 영역만을 고수하며 안주한 대가인 것이다. 기초의학 교수라 해도 의사면허가 있으면 진료 활동이 어느 정도 가능한 일본과 미국과는 완전히 다른 폐쇄적인 시스템이다. 이런 이유로 의과대학 졸업자들이 임상의학과는 달리 진로 선택이 많이 제한되는 기초의학교실로 진로를 잡을 이유가 없고, 자대 졸업생들이 외면하니 경쟁력이 떨어질 수밖에 없는 것이다.

어디에서 교수는 되어야 비로소 기본은 하게 되는데, 이때 봉급 수준은 일반교수 수준이다. 여기에 자기 실험실을 운영하려면 연구 과제를 계속 수주하는 경쟁을 퇴직 때까지 거쳐야 한다.

필자가 기초의학을 선택한 1998년에는 국내에서 의과학은 의과대학의 기초의학교실에서 주로 가능했다. 1990년대 말에는 논문의 질과 특히 수로 본다면 전반적인 의과대학의 의과학 수준은 자연과학대학의 생물학이나 생명공학 수준보다 나을 것도 딱히 없는 때였고, 학문적 차별성마저 모호하던 때였다.

이런저런 이유로 당시 필자는 '임상을 다시 택할까' 하는 고민도 했지만, 2001년 미국의 세인트루이스 워싱턴대학교(Washington university in St. Louis)에서 분자세포생물학 박사과정을 시작했다. 이때도 필자의 관심은 응용과학보다는 순수과학이었다. 이후 서울대학교 의과대학에서는 의과학과를 2008년에 신설하여 대학원 교육 강화를 통한 의과학자(의사과학자가 아니다) 양성에 나서게 되었다.[3]

앞으로 의사과학자가 필요한 이유들

의과학의 필요성은 경험에 의해 발전된 기존 의학의 한계를 넘어서 최적의 치료법을 찾고 부작용을 최소화하기(극복이 아니다) 위해서는 질환의 병리 현상과 치료법의 작용기전을 분자 수준에서 이해해야 하며, 객관성과 정확성을 위해서는 과학적인 접근이 중요하기 때문이다.

그래서 초기의 의과학은 기존의 지식을 활용하는 의술을 넘어선 새로운 의학지식을 생산함으로써 의학의 완성도를 높이고, 그 경계를 확장하는 것이 주요 목적이었다. 그리고 오랫동안 의과대학의 여러 기초의학교실들 중심으로 연구되어왔다.

그런데 환자를 보는 의사들의 직업적 훈련에 집중되는 지식과 기술의 전달 중심 의학이 의사를 중심으로 다양한 의료인들이 참여하는

---

3 국내 최초 '의과학과' 설립, 대학신문, 2007. 10. 06

응용생명과학이라면, 기술 혁신에 의해서 생명공학기술들이 이제는 바로 인간에 적용될 가능성은 비약적으로 커졌다.

생명과학과 생명공학 양쪽에서 기술 혁신들이 1980년대, 1990년 대에 폭발적으로 일어나기 시작했다. 인간의 유전자 분석을 처음으로 시도하는 휴먼게놈 프로젝트가 성공하면서 DNA 정보의 교란이 질환 의 정확한 원인이 될 수 있다는 것을 알게 되었고, DNA 정보를 진단과 치료에 활용하는 것이 가능해졌다. 이즈음부터 나온 개념이 중개의학 이다.

중개의학은 생명과학과 생명공학에서 생산된 지식과 기술, 기존의 의학 생태계를 어떻게 서로 접목시킬 것이냐는 목적에서 시작한 과도 기적인 개념이다. 의사들의 직업적 훈련에 집중되어온 의학을 발전시 키기 위해서 전혀 새로운 지식과 기술, 그리고 이를 전문적으로 구현 하는 사람들을 어떻게 의학에 합류시키느냐는 것으로 시작했다. 지금 은 이 역할을 의과학이 고스란히 물려받았다.

지금의 의과학은 의학 외에도 생명과학, 생명공학 등 자연과학을 주축으로 다른 관련 분야들이 모두 참여하는 융합적 응용생명과학이 며, 의료진 외에 수많은 직종의 전문가가 참여하는데, 거대한 바이오산 업의 근간을 형성하고 있다.

과거에 중공업 위주의 경제발전 정책이 기계공학, 조선공학 및 전 사공학 기반의 제품시장을 창출하며 국가 발전에 크게 기여했듯이 이 제 바이오산업은 미래의 국가 성장동력으로 그 잠재력이 기대되고 있다. 주식시장에서 개미들에게도 바이오벤처들의 상장이 얼마나 중요하게 인식되는지를 보면 본다. 호시탐탐 주식투자를 꿈꾸고 있는 필자의 아내도 바이오벤처들의 상장 소식은 빠지지 않고 탐독한다.

바이오산업은 자원에 대한 의존도가 작지만, 전문인력을 활용하는 기술집약적 지식기반 사업이며 개발에 소요되는 투자 금액이 크고 회수기간도 길어 장기투자가 필요한 고위험 고수익 사업이라는 특징이 있다. 생명공학기술(Biotechnology, BT)을 기반으로 생물의 기능과 정보를 활용하여 다양한 부가가치를 생산하는 산업이기 때문에, 응용 분야가 다양하며 굳이 제품에 따라 분류되지 않고 기술의 적용 대상에 따라 구분된다.

이렇다 보니 연관되어 같이 움직이는 다른 산업기술까지 융합되어 바이오산업의 범주에 포함된다. 대표적인 바이오 융합사업의 예로는 유전자 치료 합성생물학(유전자분석+공학), 정밀의료 디지털 헬스케어(의료 정보+빅데이터), 바이오에너지 및 바이오소재(바이오기술+에너지 소재), 약물전달 바이오 나노로봇(바이오테크놀로지+나노테크놀로지), BMI(Brain-Machine Interface) 바이오닉스(뇌과학+기계공학) 등이 있다.[4]

국내 분류체계를 보자면, 바이오산업은 모두 바이오 의약산업, 바이오 화학·에너지산업, 바이오 식품산업, 바이오 환경사업, 바이오 의료기기산업, 바이오 장비 및 기기산업, 바이오 자원산업과 바이오 서비

4   [바이오산업 이해하기] 국내·해외의 바이오산업 정의 및 분류, 바이오타임즈, 2020년 1월 3일자

건강의 비용

스산업 등 8개의 대분류와 하위 51개 중분류로 나뉜다. 이렇게 다양한 분류로 나뉘지만, 에너지, 화학, 환경, 자원 및 식품산업을 제외하자면 모두 병원이 바이오산업이 최종적으로 소비되는 장소이며, 의약품 개발이 가져오는 경제적 효과가 가장 크다. 이 때문에 바이오산업은 간단하게 바이오 헬스케어라고 불린다.

바이오산업의 최종 소비자는 인간이며, 가장 큰 비중을 차지하는 의약품기술의 궁극적인 목적은 인체 적용이기 때문에 생명과학과, 생명공학과도 의과대학의 기초의학교실도 아닌, 병원이 그 중심이 될 수밖에 없다. 의과대학에서는 기본적인 의과학자의 소양을 갖추도록 학생 교육을 하고, 많은 교수가 승진과 승급을 위해 최소 기준 이상의 연구를 수행하도록 유도한다. 하지만 이 정도는 턱없이 부족하며 정작 의사들은 바이오산업에서 주요 역할을 할 준비가 전혀 되어 있지 않다.

이런 점들이 뭐가 문제인지 궁금할 텐데 이제 대답할 순서가 왔다. 의학 자체가 보건산업이라는 전문인력을 활용하는 기술집약적 지식기반 사업의 기반을 이루는데, 의과학은 더욱 확장된 융합학문이며, 더욱 커다란 바이오산업의 기반이 된다. 의학이 주도하는 보건산업은 국가가 복지 차원에서 관리해야 하기 때문에 다른 산업과는 달리 대개 내수에 머물며 규모가 확장될수록 세수 지출이라는 정부 부담은 늘어날 수밖에 없다.

그나마 병원 인프라의 해외 수출이나 해외 환자의 유치를 노력하는 이유가 기존 보건산업의 한계 내에서 이윤을 내려는 것이다. 때문에 의학은 충분한 규모의 국가 경쟁력으로 연결될 수 없는 것이고, 의대 진학이라는 광풍은 다른 산업 분야의 인재 유출로 고스란히 국가 경쟁력의 소실로 연결되는 것이다.

실질적인 제품을 만들어서 수출이 가능해야 진짜 수익 창출이 가능해지는데, 의과학이 기반이 되는 바이오산업은 대규모 수익 창출이 가능하다. 또한 특유의 확장성으로 다른 산업에 대한 파급 효과가 전례가 없이 크기 때문에 보건산업과는 달리 국가 성장 동력이 될 수 있다. 하지만 지금처럼 의사들이 참여하지 않는 바이오산업은 아직 그 저력을 제대로 발휘할 기반이 마련되지 못한 반쪽에 불과하다.

전 세계적으로 의사과학자의 수는 의생명과학 관련 종사자 중 1.5%밖에 되지 않지만, 1990년부터 2014년 동안 노벨 생리의학상 수상자의 37%를 차지했다.[5] 그리고 노벨 생리의학상의 전 단계라 불리는 라스커상(Lasker Awards)의 지난 30년간 기초 의과학상 부문의 수상자 41%가 의사과학자들이다.[6] 지금 의사과학자의 역할은 자연과학과 의학을 접목하면서 새로운 발견과 혁신을 창출하는 것에서 자연과학, 의과학, 의학 외에도 바이오산업으로까지 확장되고 있다.

그럼에도 지금 국내 바이오산업의 제품 개발 과정에서 의사들의 기여는 회사가 보유한 기술이 임상 현장에서 어떤 활용도를 가질지 임

---

5   "Physician-Scientist Workforce (PSW) Report 2014", NIH RePORT, National Institutes of Health, Retrieved 12 October 2015

6   "Saving the Endangered Physician-Scientist-A Plan for Accelerating Medical Breakthroughs", The New England Journal of Medicine, 381 (5): 399–402. doi:10.1056/NEJMp1904482. PMID 31365796. "NIH RePORT-Physician Scientist-Workforce Report 2014", report.nih.gov, Retrieved 2021-07-20

상의들에게 자문을 구하고, 병원이나 임상시험수탁업체를 통한 임상시험을 의뢰하는 정도가 대부분이다. 간혹 의사들이 직접 창업하는 경우가 있다.

스티브 잡스 시대의 애플처럼 소비자가 인지하지 못하던 미충족 수요를 회사가 파악해서 빅히트 상품을 개발하는 일이나 첨단기술이 아니어도 한 회사에서 소프트웨어와 하드웨어를 모두 다루어서 제품 최적화 수준을 극대화하는 정도의 신공은 기대하지도 않는다. 하지만 어떤 사람들을 대상으로 어떤 제품군을 개발할지 결정하는 기획부터 개발 공정의 모든 주요 단계에서 큰 그림을 이해하고 프로젝트를 지휘하며, 병원과 산업체 모두를 아우를 수 있는 인재는 임상현장에서 수요를 계속 접하고 있는 현역 의사들 중 필요한 과학적 훈련을 받은 사람들이어야 한다.

지금보다 더 많은 의대 졸업생이 의사과학자로서 업무 수행이 가능하도록 교육이나 진로 체계가 바뀌어야 한다. 우리는 지난 20년 이상을 의과대학이 선호되는 대학진학체제를 유지해왔는데 현 상황에 대한 개탄만 있었지 이를 제대로 활용하려는 노력이 없었다.

앞으로도 계속 대다수를 차지할 일반적인 임상의사 말고 충분한 수의 유능한 의사과학자라는 인재들을 계속 발굴해야만 바이오 헬스케어산업을 발전시킬 수 있는 지속적인 산업 경쟁력이 확보될 수 있는 것이다. 지금 바이오산업 체계가 정비되고 있는데 이제는 컨트롤 타워를 채워야 하는 능력 있는 사람들이 많이 필요하다. 바이오산업 각 영역에서 제 목소리를 낼 만한 대장들이다. 의사과학자들이 이런 대장들이 될 수 있다.

의사과학자의 양성

미국이라고 의사과학자가 넘치는 것은 당연히 아니다. 필자가 거의 10년의 미국 생활을 마치고 귀국하기 직전에는 캘리포니아 주립대학교 샌디에이고 캠퍼스(University of California, San Diego)의 마크 긴스버그(Mark Ginsberg) 교수의 박사후연구원이었다.

어느 날, 지도교수의 비서 사무실을 들렀을 때《The vanishing physician-scientist?》라는 책이 눈에 띄었다.[7] 미국에서는 과거부터 의사과학자가 의생명과학에 미치는 공헌도가 지대했고 적정 수를 유지하는 데 성공했다. 하지만 의대 졸업생들이 임상과 연구를 병행하는 경력을 쌓기가 힘들어지면서 1970년대 중후반부터 그 수가 급감하게 된다.[8] 이런 위기감에서 여러 전문가가 오랫동안 고민하면서 해결책들을 찾는 노력을 하게 되는데, 이 책도 그런 노력 중 하나였다.

그런데 우리나라에서도 이런 고민을 당연히 하고 있는데,[9] 유일하

---

7 '사라져가는 의사과학자?'라는 제목이다. 앤드류 I. 세이퍼(Andrew I. Schafer)가 썼고, 2009년 코넬 대학출판사에서 발행되었다. 이때 들고 온 책은 아직도 내 사무실 책꽂이에 있다.

8 Ley TJ, Rosenberg LE(September 2005), "The physician-scientist career pipeline in 2005: build it, and they will come", JAMA. 294 (11): 1343–51. doi:10.1001/jama.294.11.1343 PMID 16174692. The vanishing physician-scientist?, The Journal of clinical investigation 120(5):1367 (2010)

9 카이스트 의과학대학원 왜 안 갈까?, 헬스포커스, 2020년 2월 1일자

게 KAIST(카이스트)가 2006년부터 의과학대학원에서 임상의를 대상으로 한 박사과정을 운영하고 있었는데도 이런 책이 나왔다는 말은 전혀 들은 적이 없다. 애초에 의사과학자라는 인재 풀 자체가 형성되지 않았으니 바이오산업이든 국가에든 공헌한 바가 없고, 공헌한 바가 없으니 그 필요도 못 느끼기 때문에 책 한 권 나올 만한 이유도 없는 것이다.

계속 말하지만, 의사과학자의 양성은 우리가 갖추지 못한 새로운 차원의 경쟁력을 갖추자는 것이다. 의사과학자 없이도 그동안 이렇게 해왔으니 필요가 없는 것이 아니다. 앞으로 충분한 수의 절반이라도 갖추게 된다면 지금은 생각하지 못하는 경쟁력을 갖추게 된다. 그리고 나중에 되돌리기 힘들 정도로 뒤늦기 전에 상위권에 들어갈 수 있는 가능성까지 확보하게 되는 것이다. 하지만 지금 우리는 아무것도 준비되어 있지 않다.

현재 국내 의과대학들은 앞으로 의사과학자를 양성할 수 있는 소수의 대학과 나머지로 구분될 것으로 조심스럽게 전망해본다. 필자가 2021년에 보건산업진흥원이 지원하는 '융합형 의사과학자 양성 사업'의 심사에 참여한 적이 있다. 아직은 규모가 충분히 큰 지원사업이 아니지만, 연세대학의 원주의대가 수행하는 인프라 구축 성과는 나름 주목할 만하다고 본다. 기초의학교실과 임상의학교실이 모두 협력하여[10]

---

10 이렇게 협력하지 않는 경우도 많이 봤다. 대학본부가 운영을 잘못하거나, 의과대학 자체 내에서 뿌리 깊은 영역 싸움의 폐해인 경우가 있다.

전공의들을 위한 의사과학자 양성 인프라를 구축하는 모습에 감명을 받고서 연구책임자에게 이렇게 질문했다. "졸업 후 진로 결정에 대한 어떤 배려나 복안을 귀 기관은 가지고 있는가?"

연구책임자의 대답은 창업보다는 대부분이 대학병원의 교수로 진로를 결정할 것이며, 자신의 학교에서 이 일을 적극 추진하는 이유는 보다 많은 졸업자가 병원에 계속 남기를 기대하기 때문[11]이라는 것이었다. 비록 국가가 의사과학자의 양성을 원하는 목적과 동일하지는 않겠지만, 수련병원의 교수가 되는 사람이 다른 전공의보다 더 높은 수준의 교육을 받았고 소속 의과대학의 기초, 임상교수들 모두를 잘 알고 있다면 그 기관에 분명 큰 공헌을 할 것이다. 이러한 현실적인 이유 때문에 해당 기관에서 관심을 가지고 교육 인프라를 마련하려는 것이다.

앞으로는 이러한 지원사업들을 더욱 발전시켜서, 바이오산업 전반에 영향을 미칠 수 있는 인재 풀의 형성 단계로 넘어가야 한다. 미국의 경우를 봐도 비슷한 이야기를 듣겠지만, 우리나라에서 의사과학자를 양성하려면 먼저 20여 년 전 필자의 고민들을 바탕으로 몇 가지를 제안할 수 있다.

한마디로 시스템과 인식의 개선이다. 자기 능력과 노력에 의해 직

---

11 좀 더 많은 수의 경쟁력이 있고 유능한 교수자원이 주인의식을 가지고 자대의 교수로 남아서 기관 발전에 많은 공헌을 하기를 원한다는 뜻이었다.

건강의 비용

장(대학병원이나 연구소, 회사다)을 잡지만, 시스템의 불합리성은 없애서 경제적·시간적 낭비가 없도록 한다는 것이다. 기초와 임상으로 양분되어서 운영되어온 시스템의 불합리한 점이 줄어들어야 한다. 의과대학은 의학과와 의과학과의 양분체제로 가면서, 졸업생들이 전공의 과정을 거치는 경우에 의학과의 파트타임 대학원 과정이나 의과학과의 풀타임 대학원 과정을 선택할 수 있도록 해야 한다. 이때 의과학과의 풀타임 대학원 과정 선택 시 적절한 유인책과 보상이 있어야 한다.

여기서 원칙은 '무조건 퍼주기식'의 지원은 가능하지도 않거니와 명분이 없다는 점이다. 의학과의 파트타임 대학원 과정은 전공의 수련 중에 병행할 수 있는 수준이기 때문에 전공의 입장에서는 전문의를 취득하기까지 시간의 낭비가 없다. 하지만 풀타임 대학원 과정은 수년의 시간이 더 걸릴 수밖에 없다. 남자의 경우 군복무도 해결해야 한다.

표준화된 수련의 과정과는 달리 풀타임 대학원 과정을 선택할 경우 어떤 역량의 과학자가 될지는 아무도 예측하지 못한다. 때문에 해당과 전공의나 교수로 임용이 더 쉽다는 식의 혜택을 줄 수도 없는 등 진로상의 이점이 명확하지 않기 때문에 지원자는 당연히 적을 수밖에 없다.[12] 게다가 지원자들이 졸업 후 대학병원에서만 안정된 자리를 잡으려 하는 현실적인 문제가 크다.

---

12 "기초의학 교수 더 줄어든다…의과학 기반 양성체계 수정해야", 메디칼업저버, 2021년 12월 1일자

미국에서는 의사과학자 수를 유지하기 위해서 다양한 프로그램들을 가동하고 있다. 1964년에 국립보건원(National Institutes of Health, NIH)이 지원하는 Medical Scientists Training Program(MSTP, 의사과학자 양성 프로그램)에 의하여 의사과학자 풀의 형성이 본격적으로 시작되었다.[13] 현재, 미국 의과대학 중 120여 개[14]가 MSTP를 운영하며 이 중 3분의 1 이상이 NIH에 의한 지원으로 운영된다.

평균적으로 미국의 의대생들은 거의 20만 달러의 학자금 융자를 안고서 졸업하게 되는데,[15] 의사과학자를 양성하는 의대생 대상의 MSTP 프로그램에서 전액 장학금과 생활비 지원하는 것 외에도 교수가 되기 전인 전임의 과정에서나 갓 조교수가 되었을 때 절실한 연구비를 지원한다. 이처럼 전공의 과정을 거치지 않고 바로 의과학과의 풀타임 대학원 과정을 선택하는 경우에는 적어도 일반 대학원생이 받는 장학금과 생활비가 아니라 전공의 월급 수준의 지원을 하고 전공의 출신의 대학원생과 같은 동료의식을 갖도록 해야 한다.

자격 있는 전문의들은 의과학과로 교수 발령 내지 겸직을 내야 한다. 의과학과 교수가 전공의 과정을 거치지 않았어도 인턴 과정을 마쳤다면 의학과 겸직을 주어서 최소한의 진료활동은 참여시켜야 한다.

---

13 Re-examining physician-scientist training through the prism of the discovery-invention cycle. F1000Research 2019, 8:2123

14 미국에는 상대적으로는 비주류지만 의사로서 진료가 인정되는 osteopathic medical school을 제외하고도 주류인 allopathic medicine을 가르치는 130여 개의 의과대학이 있다.

15 '빚 없는 의사 만들자'…코넬대 의대생에 학자금·생활비 준다, 동아일보, 2019년 9월 17일자

건강의 비용

직접적인 진료가 힘들다면, 원내 환자 정보에 접근을 보장하면서 의학과 교수들과 적절한 최소 공동논문 저술을 의무화해야 한다. 이렇게 해야 자기 영역에만 머무르지 않고 끊임없는 상호교류가 가능해진다.

의사과학자는 일반적인 진료 외에도 연구를 해야 하는데, 시간은 제한되어 진료를 덜 봐야 하기 때문에 소득에서 불이익을 받을 수밖에 없다. 이 부분을 병원이나 학교가 보존해줘야 할 명분도, 여력도 없다. 지금은 자기 연구비에서 참여 인력 인건비의 20%까지 청구할 수 있는 연구수당(법적으로 보장된다는 거지 이렇게 다 채워서 청구하지 않고, 혼자 쓰지도 못한다)이나 세미나, 회의 및 자질구레한 경비를 쓸 수 있는 연구활동비에 의존하는 정도지만, 근본적인 해결책으로는 앞으로 자신이 벌어오는 연구비에서 자신이 진료를 보지 못하는 시간에 대한 인건비를 보조할 수 있어야 한다.

여기에 여러 가지 격무가 많은 신임교수 때는 적절한 국가 연구비 지원을 신청하도록 하여 중견연구자가 될 수 있는 기회가 제공되어야 한다. 이러지 않으면 기껏 교육과정을 마쳐 양성한 의사과학자가 계속 현업에 종사할 수가 없다.

그런데 좀비기업이라는 단어를 들어보았는가? 자생력이 약한 신생 중소기업/벤처들이 정부지원을 받으면서 생명만 존속하는 단계를 말한다. 어차피 국내에서 의사과학자 양성이 가능한 역량 있는 병원들은 제한되어 있고, 미국 외의 국가들에서도 의사과학자 양성에 나선 대략 1980, 1990년대부터 훨씬 작은 규모로 하고 있다. 서글프지만 괜히 '빅 5'란 말이 나오게 된 것이 아니다.

보건복지부에서는 연구중심병원사업과 같은 지원사업을 통하여 진료 중심의 운영에서 연구중심의사를 고용하고 병원 내 의과학 인프라를 강화하는 전환을 위해 노력해왔는데, 역량이 부족한 병원은 지원이 끊기면 곧 옛날로 돌아가게 된다. 연구중심병원사업 종료 후 연구중심 의사들을 제대로 양성하지 못하고 의과학 인프라를 운영하지 못하는 병원들은 의사과학자 인력 양성을 위해 혈세로 지원하는 사업들에서 아웃시켜야 한다.

여러 가지 현실적인 이유들 때문에 학부생 때부터 시작하는 의사과학자 양성을 위한 교육과정의 효용성에 대해서는 필자는 다소 회의적이다. 많은 경험이 있는 미국에서는 아직 임상현장과 질환에 대한 개념이 제대로 없는 학생들이 재학 중에 일찍 연구주제를 택하는 것에 대한 실효성이 의심받고 있다. 너무 일찍 고른 연구주제로 학생의 관심이 지속되지 못하여 의사과학자를 계속하지 않는 경우가 많다.

이 때문에 차라리 임상과 로테이션을 다 끝낸 뒤나, 전공의부터 PhD 과정을 시작하는 것이 시도되고 있다.[16] 하지만 적어도 진로선정에서 의사과학자라는 트랙이 존재하며 그 의미에 대한 이해를 충분히 할 정도의 큰 그림을 보게 해주는 수업이나 강좌 정도는 반드시 필요하다. 다만, 의대생이나 전공의들의 몇 주나 몇 달 정도의 실험실 참여가 큰 의미를 가질 것으로 기대해서는 안 된다.

---

16 Re-examining physician-scientist training through the prism of the discovery-invention cycle. F1000Research 2019, 8:2123

건강의 비용

의사과학자 트랙이 특혜라거나, 병원에서 필요한 인력의 유출이라는 인식들을 종식해야 한다. 병역특례라는 제도가 있는데, 이를 KAIST의 의과학대학원의 박사과정처럼 의사과학자 트랙에도 적용해서 적어도 군복무 문제만이라도 해결해야 한다.

전공의들이 병원의 마당쇠 역할을 도맡아 하는 중에 의사과학자 트랙으로 지원하는 경우 인력 유출이라는 기존 교수들의 눈총은 지원자 자신이 느끼는 진로에 대한 불안에 더해 과도한 부담이다. 필요하다면 의과학과 지원을 위하여 전공의 정원을 더 늘이는 방안이나 전공의 때만이 아니라, 이후 전임의 때도 학위과정을 연결할 수 있도록 해야 한다.

이러한 선입견들을 해소하려면 교수들과 학생들 모두에 대해서 먼저 의사과학자 트랙에 대한 지속적인 교육을 통하여 의사과학자 양성의 중요성이 공감되어야 한다. 역량 있는 병원이 제한되듯이, 역량 있는 의과대학의 수도 제한되어 있다. 정말로 하려면 가능성이 있는 곳에서 제대로 해야지 어정쩡하게 모든 의과대학을 대상으로 한다면 시간과 돈 낭비가 되기에 너무 뻔하다.

우리나라 의학전문대학원(의전원)들의 실패 사례를 보면 된다. 의과학자 양성을 노렸던 의전원제는 군복무와 학위제[17] 등 중요한 관련 제도의 정비가 따르지 않는 상황에서 타학과 졸업생들의 의대 입학 관문으로 기능하고 정작 졸업생들이 임상으로만 진로를 선택하는 문제, 기존 의대 교수들의 무관심과 비호응 등의 심각한 문제들로 실패했다.

이로 인해 의전원에서 적게나마 명맥을 겨우 유지하던 MDPhD 프로그램도 끝나게 되었다. 이렇듯 모두를 끌고 가려는 깊이가 얕은 노력은 지난한 것이다.

의사과학자들이 대학병원에만 자리를 잡는다는 것은 너무 획일적이고 국내에선 일자리마저도 제한된다. 그럼에도 처음부터 창업을 시작한 경우를 제외하면, 그나마 많지 않은 의사 출신의 창업자들은 대부분 교수를 겸직하고 있다. 회사에만 전념하기엔 분명 리스크가 크기 때문이고, 개업의, 봉직의, 대학교수로만 의사의 진로가 너무 고정되어버린 영향이 크다.

앞으로는 연구 결과로 창업하고 성공하는 롤모델을 계속 제시하는 것이 의사과학자 풀을 형성하고 유지할 수 있는 핵심 요건이 된다. 임상의의 사회적 지위와 경제적 이득 같은 입지들이 계속 감소하고 있는데, 창업에 대한 가능성과 방법에 대한 충분한 교육과 홍보가 의과대학 및 대학원 재학 중에 지속적으로 이루어져야 한다. 분명 이러한 다양한 시도들은 특혜에 대한 우려 및 기존 의료인들의 경계를 당연히 불러들일 것이다. 하지만 가보지 않은 길을 걸으려는 자는 자신이 원하기 때문에 리스크를 감당하겠지만, 절대로 그 수가 많을 리가 없다.

그런데 우리는 지금 우리를 위해서 가지 않을 길을 대신 가야 할 사

---

17 학사를 마치고서 입학하면 다시 4년을 다녀야 하는데, 이중 PhD 학위를 수여하는 MDPhD 프로그램은 추가로 최소 3년이 걸린다. 군복무를 해결해야 하는데, 의전원생은 병역특례 대상이 아니었다. 그리고 명색이 대학원인데 졸업 후 받는 의무석사 학위는 석사 학위가 아니다. 의학전문대학원을 졸업했다는 뜻에 불과하다.

람들이 정말 많이 필요하다. 가난하고 못 배운 사람이 무모한 모험을 하려면 무시당하고, 배우고 유복한 사람이 같은 모험을 하려면 배부르다는 소리를 듣는 것은, 필요하다면 설득하거나 무시해야 하는 반응이자 저항일 뿐이다. 절실하다면 누구도 구더기 무서워 장 못 담그지는 않는다. 어정쩡한 평등을 고집하다간 어떤 혁신도 이루어지지 않는다.

바이오 의료
클러스터

나는 몇 년 전 한 수도권의 지방자치단체가 발주한 바이오 의료 클러스터를 유치하는 정책과제에 참여한 적이 있다. 그때 여러 공개 자료 검토와 인터뷰를 거치면서 알게 된 사실과 생각들을 바탕으로 이 부분을 썼다.

바이오 의료 클러스터란

산업 클러스터라는 개념은 '상호 연관된 산업군에 속한 지리적으로도 가까운 기업들, 대학 및 연구기관과 같은 생산 주체와 여러 지원 기관이 같은 지역에 모인 것'이라고 정의할 수 있다.[18]

---

18 日本發 IT클러스터 프로젝트 전략, KOTRA, 2006

건강의 비용

클러스터가 필요한 이유는 첨단산업 분야에서 새로운 기술을 개발하기 위한 비용이 갈수록 심각하게 늘어나기만 하기 때문이다. 그래서 기업들은 비용 절감과 높은 개발 효율 모두를 잡기 위해서 기술을 개발하는 모든 단계에서 관련 기관들과의 소통을 확대하는 전략을 취하고 있다. 클러스터는 이해당사자들을 한 지역에 집적시킴으로써 연구와 개발을 위한 비용 절감과 협력을 모두 가능하게 할 것으로 기대되고 있다.

바이오 의료 분야에서는 기업이 먼저 병원과의 임상연구를 강화함으로써 의료 공급자의 니즈를 제대로 파악하고 여기에 맞는 기술과 제품을 개발하면서 시장에서 성공 가능성을 높이는 전략이 강화되고 있다. 때문에 기업·연구소·투자자가 형성한 산업 네트워크를 병원을 중심으로 세계적인 큰 성과를 창출하는 '연구와 혁신의 허브'로 육성하는 것이 필요하다. 이미 선진국들은 바이오산업의 발전을 위해 다양한 지역에서 바이오 클러스터를 구축하여 운영하고 있다.

예컨대 아일랜드, 싱가포르, 스코틀랜드 등 기술 강소국에서 바이오 클러스터 육성을 통해 산업발전과 지역 경제의 성장을 동시에 이끌어낸 사례들을 볼 수 있다. 그 외의 모델로는 하버드 의대와 연계된 매사추세츠 종합병원(Massachusetts General Hospital, MGH), M.D. 앤더슨 암센터, 고베시의 첨단의료복합단지 등이 있다. 고베시의 첨단의료복합단지에서는 병원의 기능이 상대적으로 약하다. MGH와 M.D. 앤더슨 암센터가 중심이 된 클러스터는 자생적으로 생성되었지만 클러스터의 운영을 좌우하는 강력한 병원의 중심 기능이 존재한다.

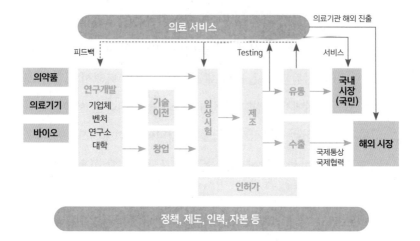

| 그림 17 | **바이오산업 가치사슬에서 병원의 중요성**
연구개발의 모든 단계에서 병원은 중심적으로 관여함.
출처: 의료산업 선진화를 위한 병원 중심의 메디 클러스터 전략 한국보건산업진흥원(2006)

바이오산업은 세계 시장의 규모와 성장률이 모두 높고, 고용 창출 효과가 큰 미래형 신산업이다. 첨단기술 분야인 바이오 분야는 정보통신기술 분야와도 많은 공통점이 있지만, 인체에 직접 적용을 목적으로 한다는 특성 때문에 기술개발 및 상용화 과정이 훨씬 더 복잡하다.

그래서 바이오 의료 기술의 개발 및 상용화에 있어서 의과대학과 병원을 통해 진행되는 의과학 연구와 인체에 적용 가능성을 확인하는 임상시험이 지극히 중요하다(그림 17). 이를 기존의 바이오 클러스터와 구분하여 바이오 의료 클러스터 또는 메디 클러스터라고도 부른다.

임상시험은 인체를 대상으로 한 의료기술과 제품의 상용화 및 시장 진입의 성공을 결정하고, 또한 개발 과정에서 병목지점으로 작용하는 중요한 단계이기 때문에 잘 발달된 바이오 의료 클러스터들은 주요

건강의 비용

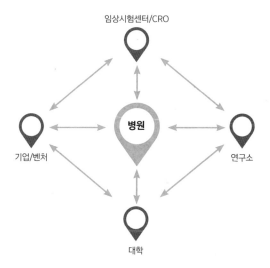

연구병원 혹은 의과학 연구기관들을 반드시 포함하고 있다. 이처럼 바
이오 의료 클러스터는 병원이 보유한 우수한 인적·물적 자원을 중심
으로 기초연구에서 실용화까지 연계된 하드웨어와 소프트웨어가 복합
적으로 결합된 네트워크이다(그림 18).

병원이 중요한 이유들

바이오 의료 클러스터 운영에서 계속 강조되고 있는 것은 기술 개
발부터 사업화에 이르는 모든 단계에서 바이오 의료 제품과 서비스의
수요와 공급이 모두 창출되는 핵심 기관인 병원과 기업들이 지속적으

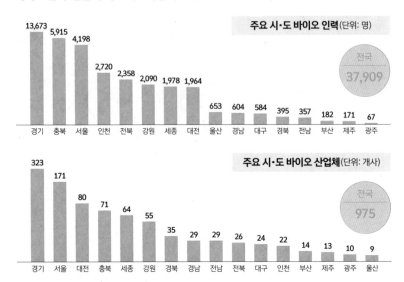

바이오 인력·산업체 어느 시도에 몰려 있나　*2016년 기준, 자료: 산업통상자원부/한국바이오협회

주요 시·도 바이오 인력(단위: 명)

전국
37,909

13,673　5,915　4,198　2,720　2,358　2,090　1,978　1,964　653　604　584　395　357　182　171　67

경기　충북　서울　인천　전북　강원　세종　대전　울산　경남　대구　경북　전남　부산　제주　광주

주요 시·도 바이오 산업체(단위: 개사)

전국
975

323　171　80　71　64　55　35　29　29　26　24　22　14　13　10　9

경기　서울　대전　충북　세종　강원　경북　경남　전남　전북　대구　인천　부산　제주　광주　울산

| 그림 19 | **바이오 인력과 산업체의 지역 분포 현황**
출처: [바이오벤처] 돈·인재 빨아들일 국가대표급 클러스터 먼저 만들어야, 매일경제, 2017년 8월 4일자

로 협력할 수 있는 환경이다. 사실, 바이오 의료 클러스터에서 어떤 신기술을 개발해야 할지를 결정하는 미충족 수요는 실제 환자를 돌보는 과정이나 질환을 연구하는 과정에서만 생길 수 있는 것이다. 병원과 연결된 의사, 간호사, 연구자, 행정인력 모두, 그리고 때로는 환자나 환자 보호자까지 이러한 미충족 수요를 파악하고 개선할 수 있는 의견을 내놓고 기술 개발에 참여할 수 있다. 여기에 클러스터 내부에 형성된 네트워크를 이용하여 기업, 연구소, 대학 등의 상호 연계 및 시너지 창출이 가능해지고 새로운 지식과 기술을 개발하여, 기술 이전과 창업이 활발해지는 효과가 기대되는 것이다.

건강의 비용

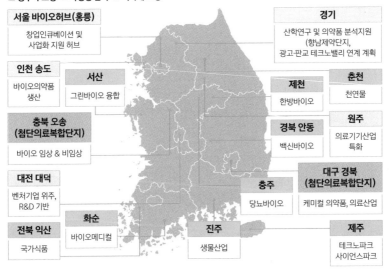

전국 지자체에 조성되었거나 계획 중인 바이오 클러스터   *자료: 보건복지부/각 지자체

■ 정부 주도형   ■ 자생형 단지   ■ 지자체 조성

서울 바이오허브(홍릉)
창업인큐베이션 및
사업화 지원 허브

경기
산학연구 및 의약품 분석지원
(향남제약단지,
광고·판교 테크노밸리 연계 계획)

인천 송도
바이오의약품
생산

서산
그린바이오 융합

제천
한방바이오

춘천
천연물

**충북 오송
(첨단의료복합단지)**
바이오 임상 & 비임상

경북 안동
백신바이오

원주
의료기기산업
특화

대전 대덕
벤처기업 위주,
R&D 기반

충주
당뇨바이오

**대구 경북
(첨단의료복합단지)**
케미컬 의약품, 의료산업

전북 익산
국가식품

화순
바이오메디컬

진주
생물산업

제주
테크노파크
사이언스파크

| 그림 20 | **국내 바이오 클러스터의 지역별 현황**
출처: [바이오벤처] 돈·인재 빨아들일 국가대표급 클러스터 먼저 만들어야, 매일경제, 2017년
8월 4일자

〈그림 19〉와 〈그림 20〉에 국내 바이오 클러스터들의 지역별 분포
와 인력 현황이 소개되어 있다. 그런데 이들은 엄밀한 의미의 바이오
의료 클러스터들이 아니다. 병원과의 집중적인 협력관계가 없는 바이
오회사들과 지자체에서 마련한 지원기관의 집합체인 바이오 클러스
터들이다.

우리나라에서는 우선 바이오 클러스터의 인력 부족 및 이탈, 자원
의 부족과 비효율적인 운영 등의 어려움과 한계도 지적되고 있다. 바
이오벤처들은 계속 생기고 있고, 상장에 성공하는 기업들도 많아 보인
다. 하지만 전반적으로 자생력을 확보할 정도의 클러스터 발달의 성숙

정도에 아직도 부족한 점들이 계속 지적되고 있다. 이러한 어려움을 극복하지 못한다면, 그동안 정부와 지자체의 많은 투자와 조성 노력에도 불구하고 국내 바이오 클러스터들은 성장과 발전에 어려움을 겪을 것으로 보인다. 한마디로 돈 낭비가 되느냐는 것이다.

이렇게 된 중요한 이유들 중 하나는 바이오 의료 클러스터 형성에서 의사과학자들과 대학병원들의 역할이 중요하지만, 지금의 종합병원들은 원내·외 기업을 위한 네크워크 지원에 심각한 한계를 가지고 있기 때문이다. 이는 지금 종합병원들의 역할이 너무 진료에만 치우쳐 있어서 바이오 클러스터에 대한 현실적인 기여도는 심히 제한될 수밖에 없는 상황을 의미한다.

필자가 보기에는 이를 개선하기 위해서는 클러스터를 형성하기 전에 진료만이 아니라 클러스터 운영이라는 특수 목적을 위해 운영되는 새로운 병원이 필요하다. 형성되는 바이오클러스터에 대학, 연구소 중심 또는 진료 중심의 기존 종합병원을 뒤늦게 참여시키는 것이 아니라, 처음부터 클러스터 지원을 목적으로 한 신생 병원을 중심으로 클러스터를 형성하고 운영하는 전략이다.

참여 병원은 의료진의 질적 우위를 바탕으로 대학병원급의 진료 능력, 과다하게 환자 진료를 하지 않아도 되는 병원의 재정 건실성과 정부와 지자체의 지원, 국내·외 다른 산업 클러스터들과의 협력 네트워크가 가능한 산학연병 지원 체계를 모두 확보해야 한다. 클러스터 내에서 임상시험센터를 운영하면서, 예를 들어 비침습 의료기기의 경우에는 생활체험관에서 제품을 공개 테스트하는 형태로 소비자 만족도 조사를 수행할 수 있다.

이러한 중심 병원들은 클러스터 지원 기능이 명확하지 못한다면, 수익구조 개선을 위하여 다시 진료 중심의 기존 병원처럼 운영될 것이다. 그리고 해당 바이오 의료 클러스터는 다른 국내 클러스터들과의 차별성을 상실하게 될 것이다. 또한, 클러스터 형성 초기에 시범적으로 요구될 모범적인 선행 협력관계를 갖춰서 외부 기업을 유인해야 한다. 코어에서 네트워킹을 선도할 리더십과 지역 혁신을 주도하며 '지역적 뿌리를 내릴 수 있는 기업'인 챔피언 기업과 병원을 유치하는 것은 중요하다.

또한, 클러스터의 형성에는 장기간 시간이 소요되기 때문에 민관 차원에서 클러스터 내 기술 이전, 제품개발 활동을 모니터링하면서 중앙정부로부터 재정적·제도적 지원을 지속적으로 확보해야 한다. 이에 클러스터의 가치사슬(Value chain)[19]의 형성에 중요한 지원 서비스는 병원을 중심으로 시작되어야 한다.

신경제연구원의 '해외 성공적인 바이오 의료 클러스터 현황 분석 편'[20]에서는 성공적인 클러스터별로 연구지원, 출구지원 전략 등이 얼마나 중요한지가 잘 정리되어 있다. 클러스터별로 가치사슬의 모든 단계에 대한 광범위한 지원을 하거나 초기인 연구개발 단계에 대한 지원하는 것이 아니다. 여기서는 연구개발 단계 이후의 고비용 단계인 전

---

19 가치사슬은 기업이 최종소비자에게 상품을 전달하기 위하여 특정 산업 플랫폼에서 수행하는 업무 프로세스인 여러 생산과정과 활동들의 순서이자 흡을 의미한다.
20 바이오 클러스터 활성화를 위한 효율화 방안 연구, 신경제연구원, 2017

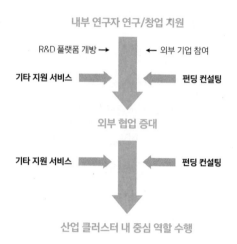

내부 연구자 연구/창업 지원

R&D 플랫폼 개방 →   ← 외부 기업 참여

기타 지원 서비스 ➡   ⬅ 펀딩 컨설팅

⬇

외부 협업 증대

기타 지원 서비스 ➡   ⬅ 펀딩 컨설팅

⬇

산업 클러스터 내 중심 역할 수행

| 그림 21 | 클러스터 내 병원의 연구개발 기능의 단계적 숙성 개념

임상/임상시험 및 인허가 등 보건산업 중 시간적·비용적 부담이 많은 부분에 대한 민간 공공 전문 서비스의 확보를 위해 지원하는 것을 볼 수 있다. 열심히 성실하게 일하려는 기업들이 많은데, 돈 낭비를 막아서 이들을 더 지원해야 한다.

필자가 생각하는 클러스터 내에서 이루어지는 병원 중심의 연구개발 기능의 단계적 숙성 개념을 보자면(그림 21), 1단계에서는 병원 내 중개연구의 충분한 활성, 2단계에서는 내부 연구자에 의한 기업의 창업 및 제품 개발이 이루어진다. 3단계에서는 해당 제품의 시판 및 시장 점유의 성공을 통하여 외부 기업을 클러스터 내로 유인하며, 4단계에서 클러스터 내 네트워크의 심화 숙성 및 타 클러스터와의 연결이 이루어진다.

클러스터 형성에서 가장 중요한 중심인 병원을 통한 클러스터 파

건강의 비용

급 효과를 계속 유지하기 위해서는 기술개발 수익이 다시 병원으로 재투자되어 선순환되어야 한다. 하지만 현 의료법에는 연구개발 수익이 병원 수익으로 재투자되지 못하기 때문에 바이오 의료 클러스터가 특별법 적용이 가능한 지역특구로 지정되어 기술 수익이 병원에 재투자될 수 있도록 해야 할 것이다.

바이오 의료 클러스터 운영을 위한 착안점들

클러스터 정책은 이미 어느 정도 산업기반이 형성된 지역의 경쟁력을 향상하는 것이다. 이에 클러스터 정책은 상대적으로 저발전된 지역의 혁신역량을 증대시키는 것이지만, 너무 낙후된 지역은 발전된 지역에 비해 잠재력이 낮아 공공투자가 더 많이 요구된다. 때문에 비용 대비 편익이 낮아지는 모순이 존재하게 된다. 예컨대 차별적 강점이 없는 중소도시에서 클러스터를 운영하는 것은 성공 가능성이 작은 것이다.

저발전 지역에서 예상되는 클러스터 발전의 저해 요인은 다음과 같다.

1. 혁신 수요를 창출할 지역 내 기업 역량과 과학기술 기반의 부족
2. 지역 기업외 혁신 요구를 찾아내고 연계할 기술 중개 역할기구의 부족

3. 금융 시스템의 취약

4. 사업 서비스의 부족

5. 공공부문과 민간부문, 기업 간 협력의 부족

6. 전통기업의 영세화와 특화로 인한 혁신수요 부족

7. 시장수요의 부족

8. 국제적인 연구개발 활동 연계의 부족

9. 대기업의 부족

10. 공공부문의 지원 부족

클러스터를 유치하는 지자체에서는 네트워킹 및 산학연병 협력 체계, 모험자본 유치 등에 대한 보장을 통하여 유치된 기업들과 지원기관의 수, 바이오 산업 분야에 대한 연구와 개발활동의 양이 모두 충분하게 늘어나서 클러스터가 자생할 수 있는 임계치를 넘도록 유도해야 한다. 임계치를 넘어야 사람이 사람을 부르고, 돈이 돈을 부르며, 기술개발이 가능해지고 시장점유가 일어난다.

이를 위한 클러스터의 운영은 다른 클러스터와 차별적 운영을 통한 개별 정체성의 확보가 중요한다. 중소기업의 창업 및 운영을 위한 최고의 보육 전문 기지라는 정체성을 위해서는 참여기업과 기관이 유기적으로 협력하며 공생을 위한 새로운 혁신을 지속적으로 이룰 수 있는 기업환경을 지원하는 것을 클러스터 조성의 핵심 원칙으로 삼는다. 지금처럼 기반시설 투자나 자본 투자에 그치면 안 되는데, 이런 자세하고 지속적인 지원책은 아직 유례가 없다.

건강의 비용

전문가들의 지속적인 참여를 통해 지역 내 특성의 이해 및 약점 극복을 가능하게 하며, 지역 내 네트워킹과 기업 간, 기업과 제도 간의 협력을 강화하기 위한 정책, 다양한 기업지원 서비스와 지역의 사회문화적 협력 조성을 위한 정책(사원 기숙사 및 문화공간 등)이 모두 동원되어야 한다.

지금 상황에서는 투자 유치와 제품판로의 개척을 위해서는 바이오 기업들의 본사가 수도권에서도 서울에 가까운 곳에 위치해야 하는 것이 현실이자 룰이다. 그만큼 모든 자원의 수도권 집중현상은 극복하지 못하는 기정사실이다. 실제 생산부서인 공장은 집중적으로 바이오 의료 클러스터에 두고 영업, 기획과 투자유치를 맡는 본사는 물리적인 유치 대신 수도권에 두지만 가상 집적 및 가상 네트워킹을 이용하여 기업의 지역적 연계성을 강제하는 방법도 가능하다. 또한, 지자체 차원에서 클러스터가 자생력을 갖출 때까지는 참여기관들 간의 연계성을 보장할 수 있는 인센티브 및 강제수단이 있어야 한다.

필자는 한 지자체가 유치하려는 바이오 의료 클러스터 조성계획에 참여한 적이 있다. 지자체의 행정력으로는 유치와 관리 모두에 한계가 있기 때문에, 지금 선호하는 방식은 지자체는 관할 용지를 일정 기간 무상이나 저렴하게 임대하고, 신탁회사와 건설회사, 병원 등 여러 기관으로 이루어진 컨소시움이 클러스터를 조성하여 운영하는 방식이다.

이 경우 지자체의 수익은 지방세와 유입 인구들이 지역에서 쓰는 돈이다. 컨소시움을 유치하기 위해서는 용지의 가격이 매우 중요하다.

그런데 해당 지자체가 묵히던 땅에 대규모 아파트를 건설하려는 갑작스러운 계획 때문에 모든 용지 가격이 급등했다. 이렇게 되면 지자체가 과감한 특혜를 주지 않는 이상은 들어올 컨소시움도 나가 버린다.

상급 종합병원들은 병상 수의 강력한 통제를 받기 때문에 수익 증가를 위해서 분원 설립을 노린다.[21] 지자체와 협상을 통해서 새로운 종합병원을 세우는데, 상급 종합병원만 아니면 중앙부처인 보건복지부의 동의 없이 지자체장이 병원 설립을 허가하기 때문이다.

당시 이런 분위기에 맞춰서 해당 지자체가 과감한 의지와 정치적인 영향력을 가지고 있었다면, 수도권의 다른 곳에 들어가려는 상급 종합병원의 분원을 충분히 유치할 수 있었을 것으로 생각한다. 그만큼 위치도 괜찮았고, 지자체가 단순하게 지금처럼 병원이나 오피스빌딩만으로 채우는 의료 클러스터가 아니라 연구·생산기능을 가진 바이오의료 클러스터를 유치하려는 참신한 의욕을 필자는 높이 평가했다. 하지만 중앙정부에 로비할 수 있는 정치력, 행정력 및 지자체장의 의지 모든 면에서는 분명 소규모 지자체의 한계를 넘지 못했다. 물론 구체적인 운영계획을 수립할 수 있는가는 또 다른 문제였다.

한편, 의약품의 개발은 산업화에 시간 및 자원이 매우 많이 소요되며, 신약개발의 성공률은 계속 현저하게 낮아지고 있다. 이에 바이오

---

21 대학병원 분원 경쟁 러시…환자는 환영 중소병원은 울상, 메디칼타임즈, 2021년 7월 19일자
대학병원 수도권 분원 설립 경쟁…5,000병상 증가 예상, 청년의사, 2021년 8월 5일자

건강의 비용

의료 클러스터에서는 디지털 의료에 적합한 의료기기 중심의 신의료기술이나, 기존 기술을 응용한 새로운 헬스케어 솔루션들의 개발 및 테스트 베드가 되는 것이 성공 가능성이 커 보인다. 현재 우리나라는 고령화사회 가속화, 기대수명의 증가, 질병의 다양화 등으로 의료 수요가 증가하고 있어 의료기기 산업은 국내에서 성장이 예상되는 주요한 산업 중 하나로 부상하고 있다. 특히 국제적으로 경쟁력을 확보한 것으로 평가받고 있는 정보통신기술과의 융합을 통한 의료기기라면 글로벌 시장에서의 성공 가능성도 크다는 평가를 받는다.

그동안 주사기 등 의료용 소모품부터 외과용 수술장비, 치료장비 및 MRI, CT 등 영상진단기기 같은 하드웨어 제품들이 의료기기 시장의 주류를 이루어 왔다. 하지만 디지털 기술에 기반한 세품들의 개발에는 혁신 기술과 창의적인 아이디어를 가진 벤처기업의 참여기회도 커져서 의료기기산업 생태계는 더욱 확대될 가능성이 크다.

최근에는 사물인터넷(IoT), 인공지능(AI) 기술 등의 융합을 통한 의료용 로봇, 인공지능기반의 진단 제품과 3D 프린팅 기술, 가상현실/증강현실(VR/AR) 기술 등 신기술을 이용한 다양한 제품군으로 확대되고 있으며 복잡해지고 다양화되는 추세가 지속하면서 의료기기 개발에는 의학, 전기전자, 기계, 광학 등 기술이 융합되는 특성을 보이고 있다.

다음은 이에 맞춰서 당시 필자가 제안했던 디지털 의료기기 중심의 연구주제들이다.

1. 암질환, 혈관질환 진단을 위한 유전자 진단 키트 개발: Genome

(게놈) 의료기술의 접목을 통한다.

2. 화상 진단(내시경 영상, 영상의학 등)에서 타깃 병변의 검출 기술 개발, 신약 제조 효율의 증대, 간병 기술 개선, 문진 업무 효율화를 통한 EMR 개선: 기존 기술에 AI 기술의 접목을 통한다.

3. 재활치료를 위한 로봇 보조기 및 증강·가상현실 기술 개발: 디바이스 구동을 위한 신경접속기술이 개발되어야 한다.

4. 정교하고, 조직별 촉각 구분이 가능한 차세대 수술 지원 로봇 개발: AI 및 인공센서 기술 접목을 통한다.

5. 보이지 않는 부위의 조직을 선별적으로 절개/천공할 수 있는 인텔리전트 드릴 시스템: AI 및 인공센서 기술 접목을 통한다.

6. 골재료, 금속재료, 세포 등의 복합재료를 이용한 장기 복원 기술: 3D 프린팅 기술 개발

7. 의료인, 간병인의 실습 및 실무 교육을 위한 작업 내비게이션 시스템 개발: X reality(증강현실+가상현실)와 AI의 융합 기술을 통한다.

8. 의료 진단 및 치료를 위한 포터블·웨어러블 즉응성 화상 회의 시스템: IoT 기술과 광대역 통신기술의 접목을 통한다.

9. 의료 진단 및 치료를 위한 포터블·웨어러블 컴퓨터: IoT 기술, 광대역 통신기술과 AI기술의 접목을 통한다.

10. 일상생활에서 재활 치료를 가능하게 하는 Interactive(인터랙티브) 재활케어 솔루션(AI, X-reality & IoT 기술)

11. 글로벌 세균성, 바이러스성 감염질환[22] 진단 키트의 신속한 개

발 플랫폼: WHO를 통한 일정 구매 수요를 확보하고, 진단 키트는 가정에서 사용할 수 있도록 간편한 형태로 제작한다.

12. 전자약(Electroceuticals)의 개발: 제약산업에 IT/전자기술을 접목한 차세대 의약품 개발 아이템이다. 기존의 약물이나 주사 대신 치료가 필요한 특정 신경만을 골라서 전기 자극함으로써 질병을 치료한다는 새로운 개념이며, 체내 이식의 형태로 적용된다. 체내 특정 신경을 전기적으로 타깃팅하는 본 기술은 국내에서는 한의학 부문의 침구학과 접목 시, 국가 연구개발사업의 지원 및 상품성에서 차별성을 가질 수 있을 것으로 보인다.

13. 병원에서 사용하는 것이 아니라, 가정에서 간단한 스크린용으로 사용할 수 있는 건강 보조 및 자가 진단 제품들의 개발: 전문의약품과 건강보조식품 간의 관계 같이 의료기기에 대응할 수 있는 의료기기 인증이 필요 없으며, 진입장벽은 낮지만 가정에서 사용도가 높은 제품군을 지칭한다. 웨어러블 디바이스와 바이오센서가 융합된 제품을 이용한, 만성질환, 수면(무호흡증 포함), 피트니스, 식생활(칼로리 판정 및 심혈관 리스크 예측) 관리 솔루션, 전문의 매칭 서비스 등이 포함될 수 있다.

14. 뇌종양 수술 3D 가이드 솔루션

15. 다기능 내시경 개발, 초소형 캡슐형 내시경

---

22 코로나-19 외에 신종인플루엔자, 다제내성균(슈퍼박테리아), 설사, 인수공통감염병, 만성감염질환, 기후변화 관련 감염병, 생물테러, 원인불명 감염병 등이다.

16. 인공관절 및 관절 뼈재생 치료제

17. 신소재 스텐트

18. 스마트 청진기

19. 스마트 석션기

　더 상세한 정보가 필요하다면 IRS Global(IRS 글로벌)에서 출간한 《바이오헬스 육성으로 주목받는 차세대 의료기기 국내외 시장 전망과 유망기술 개발 전략》을 참조하기 바란다. 목차만 봐도 차세대 의료기기 기술 개발을 위해 현재 진행 중인 국가 개발 사업의 연구 테마들을 찾아볼 수 있다.

　그리고 보건산업진흥원이 출판한《2019년 의료기기산업 분석 보고서》(보건산업진흥원)에서는 국내 의료기기의 시장 동향과 품목 분류, 제조·수입업체 현황 및 주요 국가별 수출·수입 품목 등이 자세히 소개되어 있다. 2022년 9월 기준 신의료기술 평가가 완료 또는 진행 중인 의료기술 856건의 여러 형태의 평가보고서가 담긴 목록을 신의료기술평가사업본부 홈페이지의 신의료기술평가보고서에서 확인할 수 있다.[23]

---

23 https://nhta.neca.re.kr/nhta/publication/nhtaU0601L.ecg

7장

의료 개혁의
필요성

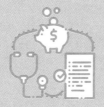

현 의료전달체계의 문제점들

치솟는 의료비용과 이에 대한 대처

앞으로 의료전달체계가 탈중심화되어야 하는 이유들

전문직업성과 의료부권주의 간의 차이

현 의료전달체계의
문제점들

우리나라에서 보건의료 시스템은 적절한 의료 서비스 전달을 위하여 규모와 기능이 상이한 다수의 병원들로 이루어진 진료 네트워크(의료전달체계다)만이 아니라, 건강보험공단, 건강보험심사평가원 및 민간보험사 등이 참여하는 비용관리기관과 의료인을 공급하는 교육기관들 및 제약회사와 의료기기회사들, 그리고 마지막으로 수요자인 국민 모두를 복합적으로 포함하는 거대한 국가 시스템으로 필자는 정의해본다.

의료전달체계의 운영은 한정된 의료자원을 효율적으로 배분함으로서 필요한 때에 적정한 의료 서비스를 적정한 곳에서 이용 가능하도록 하는 것을 목적으로 한다. 2020년 국민권익위원회에서 실시한 의견 수렴결과에서는 우리 국민들이 현 보건의료체계의 가장 큰 문제점으로 '의료전달체계의 이상', 즉 '진료 네트워크의 이상'을 꼽았다.[1]

이 조사는 2020년 8월 11일부터 27일까지 두 차례에 걸친 설문조사로 7만 2,375명이 참여했다. 참여자 44.1%가 '지역 간 의료 불균형 해소', 39.9%가 '특정 분야 의사부족', 36.2%가 '건강보험 수가체계', 17.3%가 대형 병원 집중 등 '의료전달체계 왜곡', 9.1%가 '간호인력의 열악한 처우'를 문제점으로 지적했다. 복수응답이 가능했는데, '지역 간 의료 불균형 해소', '의료 전달체계 왜곡' 및 '특정 분야 의사 부족'은 모두 지금 의료전달체계의 왜곡과 관련된 문제점들이다. 이런 점들은 일반 국민들도 인지하고 있는 문제점들이다.

1989년에 국민의료보험과 함께 도입되었던 환자의뢰체계는 환자 집중 현상을 막고 합리적인 의료 서비스를 제공하기 위해 환자가 병·의원을 거친 다음에 종합병원으로 가도록 하는 진료권을 구분한 제도였다.

개업의가 운영하는 동네 병·의원마다 고가의 장비 및 시설을 모두 구비할 수는 없고, 반대로 감기약·소화제 처방을 받으려고 미어터지는 대학병원까지 가는 것은 심각한 낭비기 때문에 의원과 병원급인 1차 → 100병상 이상의 구색을 갖춘 종합병원인 2차 → 500~700병상 이상의 대학병원이나 대형 종합병원인 3차 의료기관까지의 환자 교통정리를 위해서 도입된 제도였다. 2, 3차 의료기관을 이용하려면 1차 의료기관에서 발행한 진료의뢰서를 제출해야 했다.

하지만 거의 10년 만인 1998년, 공급 불균형에 따른 불평등을 해소하기 위한 규제개혁 차원에서 진료권의 개념이 폐지되었다. 지금의 환

---

1 우리나라 보건의료 체계의 가장 큰 문제는 '지역 간 의료 불균형', 한의신문, 2020년 9월 1일자

건강의 비용

자의뢰체계는 상급 종합병원을 제외한 1단계 요양급여와 상급 종합병원(2단계) 요양급여로 구분되어 있는 것이 전부다.[2]

이 중 상급 종합병원은 종합병원 중에서도 암이나 이식 수술 등 중증질환에 대해서 난이도가 높은 의료행위를 전문적으로 시행하는 종합병원이다. 현재는 11개인 진료권역[3]별로 인력·시설·장비, 진료, 교육 등의 항목을 종합적으로 평가하여 지정하는데 2012년부터 3년마다 지정해왔다. 2020년부터 중증종합병원으로 명칭이 바뀌었지만, 아직은 계속 상급 종합병원이라고도 불린다. 규모가 큰 대형 병원들은 상급 종합병원의 지정에 사활을 걸게 되는데, 이른바 병원비가 제일 비싼 병원으로 공식 인정을 받을 수 있기 때문이다.

현재 의과대학과 연관된 모든 교육병원이 상급 종합병원은 아니지만, 상급 종합병원은 모두 의과대학과 연계된 부속병원이거나 협력병원이다. 이렇게 상급 종합병원 지정은 대형 병원들에게는 의과대학과 연계된 부속병원이나 교육협력병원으로 지정되었을 때 기대되는 재정적 인센티브 및 우수한 의사자원을 확보하기 용이함과 더불어 여러 시너지를 창출하는 놓칠 수 없는 중요한 포석이다. 교원이 되면 사학연금 및 사회적 지위를 포함한 혜택이 크고 적절한 근무시간 및 전공의와 전임의들을 활용할 수 있기 때문인데, 우수한 의사자원들은 대학병

---

2 의료전달체계 현황과 분석 및 개선방안, 김계현 등, 의료정책연구소 Working Paper 2015-2, 2015년 9월

3 서울권과 경기서북부권, 경기남부권, 강원권, 충북권, 충남권, 전북권, 전남권, 경북권, 경남권 등 10개 권역에서 2020년부터 경남권이 경남동부와 서부권(거제시, 김해시, 밀양시와 양산시를 제외한 경상남도)으로 양분되어 11개 권역이 되었다.

원 근무를 선호하게 된다.

그런데 대형 종합병원에 환자가 몰리게 되는 것은 무제한으로 자유로워진 의료기관 선택권과 KTX나 비행기라는 고속 이동수단을 충분하게 활용하는 전 국민을 대상으로 이들 의료기관들이 고도의 중증 질환을 치료하기 위한 전문 인력과 시설, 장비를 갖추고서 성능과 신뢰성을 확보하는 경쟁을 하면서 다른 질환들까지 다루기 때문이다.

의료기관들이 제공하는 고객의 가치와 질 관리 및 가격 적정성 등에 대한 정보가 어두운 환자에게는 좋은 학교 출신의 경험과 명성이 높은 의사와 좋은 첨단장비들이 있는 브랜드가 확실한 대형 종합병원을 찾아가는 것이 양질의 의료를 바로 의미하게 된다.

문제는 이러한 병원 간 경쟁이 진단 및 치료 방법의 표준화 및 최적화와는 관계없이 비체계적으로 이루어지고 있으며, 중요하게도 환자의 건강 회복 정도와 비용절감을 의미하지는 않는다는 점이다. 또한, 상대적으로 비용이 저렴하고 지역 내 위치한 병원과 의원에서 해결할 수 있는 일을 이들 대형 종합병원에서 하게 되면 당연히 의료전달체계의 효율은 떨어진다. 대형 종합병원이 늘어날수록 의사는 기관의 이익을 위해 사용되는 고용인이 될 뿐만 아니라, 주변의 중·소형 병원과 의원의 생존까지 위협받게 된다. 이렇게 되면 오히려 환자의 선택권이 제한되는 것이다.

최근 2018년에 문재인 케어라고도 불리는 건강보험 보장성 강화 정책이 시행된 후, 여러 이유로 상급 종합병원으로 환자쏠림 현상이 심화되고, 건강보험의 재정부담이 증가하면서[4] 의료전달체계 개선을 위한 단기 대책이 나왔고 이에 대한 논의가 다시 시작되고 있다.

2019년도 발표된 보건복지부의 단기대책은 "의료기관의 종류별 기능에 맞는 역할을 정립하고 환자가 합리적인 선택을 할 수 있는 개선을 목적으로 한다"이다.[5] 이때 지금 의료전달체계의 문제로는 1) 의료기관 역할이 중복되며 경쟁 구조를 가지는 것, 2) 형식적인 상급 종합병원 의뢰절차와 소극적인 회송률(환자를 지역 병원으로 돌려보내는), 3) 양질의 회복기, 말기 의료 서비스가 부족하며, 4) 병상관리체계 미흡에 의해 비효율적인 의료 기간별 경쟁의 야기, 5) 지역별로 의료 접근성이 크게 차이가 나는 점 등이 지적되었다. 한마디로 아무리 자유경쟁사회지만 의료전달체계의 제 기능을 위해서는 적절한 교통정리가 필요하다는 뜻이다.

문재인 케어의 문제는 의료전달체계가 지금처럼 제대로 정비되지 않은 상태에서 현 정책의 시행으로 상급 종합병원의 비용 문턱이 더 낮아져서 환자쏠림 현상이 심화되고, 보장성 강화를 뒷받침해야 하는

---

4 혹자인 건강보험 재정을 바탕으로 2022년까지 전 국민의 의료비 부담을 평균 18%까지 낮추면서 2017년 기준으로 62.7%인 건강보험 보장률을 2022년까지 70%로 높인다는 '건강보험 보장성 강화 정책'을 발표하면서 2019년 6월부터 시작됐다. 미용·성형·라식같이 생명과 크게 상관없는 의료행위 외에는 모두 건강보험을 적용하고, 환자의 부담이 큰 3대 비급여(특진·상급병실·간병)를 단계적으로 해결하는 방안을 담았다. 소득수준에 비례한 연간 본인부담 상한액 적정관리와 노인·아동·여성·장애인 등과 같은 취약계층의 의료비 부담을 완화시키고, 재난적 의료비 지원 대상 확대 등 의료안전망 확대도 제시되었다.

5 2019년 9월 적정 보장과 효율적 운영을 위한 '의료전달체계 개선 단기 대책'으로 발표되었고, 10월 대한의사협회 폴리시 세미나 겸 워크숍에서 '의료전달체계 현황 및 개선 방향'이란 주제 발표를 통해서도 발표되었다.

국민건강보험 재정의 악화 여부 등이 계속 부작용으로 제시된다는 점이다. 아울러, 의료 공공성의 확대 미진과 불충분한 적정수가의 책정 등이 계속 비판되고 있다. 실제, MRI와 초음파 등을 건보 적용 이후 의료기관의 수익이 늘었는데 과다한 손실보상액을 지불해오는 등 재정 관리에 문제가 있는 것은 계속 지적되고 있다.[6] 현재, 이 정책이 과연 성공적으로 진행되는지 실패했는지에 대한 명확한 결론은 아직 없지만, 정책의 부작용에 대한 논의들은 계속되고 있다. 다만, 문재인 케어 시행 후 재정부담이 증가했는데도 그동안 건강보험 재정의 적자가 그래도 예상보다 적은 것은 코로나-19에 의해 불필요한 병원과 의원 이용률이 역설적으로 크게 줄어든 이유가 크게 작용한 것으로도 추정되고 있다.

아픈 환자는 병의 증세와 기능 회복의 정도에 따라서 급성기, 회복기와 만성기/말기 등으로 구분할 수 있는데, 각각 종합병원, 재활의료기관과 요양병원 등에서 연계하여 관리하는 것이 이상적이다. 한국에서는 상급 종합병원이 급성기 중 중증 입원환자를 전담해야 하는데 경증 및 만성기 외래환자가 많아서 충분한 심층 진료가 미흡하며, 반면 중·소 병원은 의료 서비스의 질과 인프라가 상대적으로 부족하다 보니 상급 종합병원으로 쏠리는 환자들을 흡수하지 못하고 있다.

아울러 의원급 의료기관과 요양병원 등에서는 지역사회 내 구성원

---

6 "文케어, 총체적 부실…초음파·MRI 두 번 병원에 900억 손실 보상", 조선일보, 2022년 7월 28일자

의 만성질환의 예방 및 관리 기능을 맡아야 하는데, 정작 만성질환자가 종합병원급 이상의 의료기관에서 외래 방문 및 입·퇴원을 반복하면서 제대로 관리가 되지 않는 상황이다. 실제로 OECD 평균치와 비교할 때 예방 가능한 질환임에도 결국 입원하게 될 확률은 천식과 당뇨병의 경우 우리나라는 거의 2배이다.

게다가 2015년 기준, 우리나라는 OECD 32개국의 평균값(인구 1,000명당 4.9병상)에 비해 훨씬 많은 숫자(11.5병상)를 보유하고 있는데, 급성기 병상 7.3병상(64%), 재활병상 0병상(0%), 요양병상 4.2병상(37%), 기타병상 0병상(0%)이다.[7] 요컨대, 재활의 개념 자체가 없는 것이다. 때문에 급성기를 담당하는 종합병원들이 회복기 환자들까지 맡고 있는 상황이다.

지금의 의료전달체계에서는 전원 의뢰는 지극히 형식적이기에 환자가 상급 종합병원으로 옮기기는 그렇게도 쉽고, 또한 경증 환자를 상급 종합병원에서 지역으로 돌려보내고 싶어도 환자들은 거부하고 있다. 상급 종합병원에서 입원 대비 회송 건수는 4.87%, 외래 대비 회송 건수는 0.19%에 불과하다.

우리나라에는 1개의 특별시, 6개의 광역시, 1개의 특별 자치시 및 1개의 특별 자치도를 제외하고도 75개의 시, 82개의 군과 101개의 구

---

7   OECD 보건통계(OECD at a Glance 2019, 2015년 기준). 같은 자료에서 급성기 병상 3.8병상(77%), 재활병상 0.5병상(9%), 요양병상 0.6병상(12%), 기타병상 0.1병상(2%) 등이 OECD 평균치였다.
    [신년특집] 재활의료기관제도 정착 방안, 의학신문, 2020년 1월 2일자

가 있다.[8] 심각한 지역불균형은 의료자원의 분배에서도 예외가 없이 수도권이나 대도시에 집중되어서 300병상 이상의 종합병원이 없는 시군구가 140군데, 응급의료센터가 없는 시군구는 141개나 된다. 아울러, 비수도권의 300~500병상 규모의 종합병원에서는 인력 부족이 심화되어 그 기능을 유지하는 데 고전하고 있다.[9]

이런 현황에서 보건복지부는 우선 상급 종합병원들에서 경증 환자가 늘수록 이익이 되는 지금의 구조를 줄이기 위한 처방들을 내놓은 것이다. 상급 종합병원의 기능에 맞지 않는 환자 증가 문제를 우선적으로 해결하는 단기 대책을 우선 추진하고, 의료의 제공과 이용을 위한 의료전달체계를 전반적으로 검토하는 중장기 대책 마련을 병행한다는 것이다. 그 내용을 보자면 중증 환자 위주로 진료를 편성하도록 2021년부터 새로 지정되는 상급 종합병원 지정기준을 우선 확정하였고, 의료의 질 평가에서 환자의 회송률을 평가하고 경증 환자에 대한 수가절감 및 중증진료에 대한 수가보상이 시작했다.

환자의 경우에서도 무조건(서울과 수도권) 상급 종합병원으로 쏠리는 것을 억제하기 위해서, 경증 외래환자인 경우에는 본인 부담률이 100%로 상향 조정되어 의료비가 오르게 되었다.[10] 장기적인 대책으로써 환자가 아니라 의원과 병원의 의사가 직접 상급 종합병원에 진료를

---

8   지방자치단체 행정구역 및 인구 현황, 행정안전부, 2020년 5월

9   한국은 의사가 부족한 나라인가, 청년의사, 2020년 6월 23일자

10 복지부, 당뇨병·고혈압·비염 등 100개 경증질환 상급 종합병원 본인부담률 60 → 100% 상향 예정, 메디게이트 뉴스, 2020년 9월 30일자

의뢰할 수 있도록 하며, 진료 정보 교류를 강화하여 불필요한 검사를 방지하면서, 아울러 전문 진료과목이 다른 의원 간의 의뢰 및 해당 지역 내 의뢰가 활성화되도록 수가를 시험 적용하려고 한다.

여기에 상급 종합병원으로부터 회송된 환자가 받는 불이익을 최소화하기 위해서 적정한 후속진료의 보장이 가능한 기준들을 마련하면서, 상급 종합병원에 다시 내원할 때는 신속예약제를 운영할 계획이다. 자신이 경증질환자로 간주되는지 아닌지는 보건복지부의 경증질환 목록을 보면 된다.

이외에 지역별로 크게 차이가 나는 의료 접근성을 개선하기 위해서는 진료권별로 공공병원 또는 공익적인 민간병원 중에서 책임의료기관을 지정·육성하면서, 책임의료기관과 역량 있는 의료기관 중 지정된 (가칭)지역우수병원을 중심으로 공공-민간 협력을 강화시키겠다는 계획을 발표했다.

이와 같은 계획이 앞으로 어떻게 구체화될지는 계속 관심을 가지며 지켜봐야 할 것이다. 우선은 상급 종합병원의 경증 환자쏠림을 막기 위한 개선 대책이 먼저 나왔는데, 당연히 구체적인 실현에는 많은 고민과 시행착오가 예상된다. 대한병원협회에서는 정부안을 절대 수용하지 못하며, 경증 환자 유도를 위해서는 상급 종합병원이 아닌 다른 의료기관의 역할이 먼저 명확해야 한다는 성명을 냈지만, 전반적으로 의료계에서도 개선 대책에 공감하는 반응들이 많다.[11]

---

11 의료전달체계 개선 대책에 술렁이는 병원들, 청년의사, 2019년 9월 6일자

하지만 우려되는 바로는 상급 종합병원으로 환자가 쏠림을 막는 데 우선 포석을 두었는데, 의도대로 의원/병원급에 환자가 분산되는 효과를 볼 수 있는지, 오히려 지역에서 상급 종합병원의 역할을 하고 있는 대형 종합병원으로 대신 환자가 쏠리지 않는지, 정부는 의원/병원급 간의 진료 의뢰 활성화를 위한 강한 의지가 정말 있는지, 진료 의뢰에 대한 환자의 불만 및 법적인 조치에 대한 대응 같은 세부적인 법적인 배려의 필요성 등이 제시되었다.

지역사회에서 오랫동안 주민들과 그 가족까지 돌보면서 암묵적으로 전담의의 역할을 수행하는 의원과 병원들이 많은 일본만 해도 의료법 중 의료전달체계 관련 내용은 무려 54개 조가 있다.[12] 그만큼 공급자와 수요자 간의 관점 차가 큰 부분이 의료 서비스다.

소비자 입장에서는 억지로 상급 종합병원을 가지 못하게 하는 것이 지금의 개혁 내용이라면, 앞으로는 최대한 빨리 동네의원을 자연스럽게 선택할 수 있게 해야 한다. 이 말은 앞으로는 지역사회 내의 의원과 병원들의 기능을 확장하면서 제 역할을 하도록 해야 한다는 것이다.

'의료전달체계 문제는 하루아침에 발생한 게 아니라 보건의료체계가 만들어진 이후 계속된, 가까이는 진료권이 없어지고 보장성이 강화된 20년 전부터 발생한 문제이며, 어떤 대책 하나만으로 만족스러운 개선이 이뤄질 거라 보는 것은 과대한 기대'라고 한 정경실 보건의료정책과장의 발언이 다시 돋보인다.[13]

---

12 의료전달체계 합리적 개선 방안, 의학신문, 2020년 4월 6일자

건강의 비용

이규식 건강복지정책연구원장이 지적했듯이, 그동안 그나마 대도시 집중을 막을 수 있었던 진료권 설정과 환자의뢰체계를 철폐한 뒤에 환자와 의료공급자인 의사 및 병원 모두가 서울로 집중되면서 서울/수도권과 지방 병원 간의 격차 등 온갖 국가적 문제가 발생[14]한 것을 인정한 것이다.

---

13 2019년 10월 대한의사협회 폴리시 세미나 겸 워크숍에서 '의료전달체계 현황 및 개선 방향'이라는 주제발표에서 언급함.
14 "의사 늘린다고 지방병원 안 간다", 의협신문, 2020년 7월 22일자

치솟는 의료비용과
이에 대한 대처

절대 웃을 수 없는 의료시장의 확대가 부르는 명암
그리고 의료비용의 산출이 필요한 이유

어떤 특정 산업이 국가 전체 생산량에서 차지하는 비중이 커진다는 것은 대개는 좋은 소식이다. 이는 그 수요가 커질수록 고용창출과 소비자 만족 및 국가적 이익이 늘어나면서 해당산업을 중심으로 산·학·연[15]이 모두 동원되는 국가의 성장동력까지 확보되기 때문이다.

의료 서비스 산업은 전국민 또는 세계를 대상으로 약품과 의료기기를 개발 및 판매하는 연관된 산업까지 생각하면 당연히 거대한 규모를 가진다.[16] 하지만 의료 서비스 산업과 연관 산업들은 생산된 재화를

---

[15] 세품 연구개발을 위한 산업체, 대학교, 연구소 간의 협업체계를 말한다.

시장경제의 원리에 따라 적정한 가격에 팔아 이윤을 남기는 일반적인 산업이 아니다.

오히려 국가가 국민복지 보장을 위하여 엄청난 비용을 세수에서 부담해야 하는 소비적 활동의 성격이 강하다. 예컨대 공무원을 대거 채용한다면 실업률은 낮아 보여도 국가 경쟁력은 도리어 감소하는 것과 같다. 외국인 환자를 국내에서 치료하거나 국내에서 개발된 약품과 의료기기를 수출하는 경우라면 수익으로 비로소 연결될 수 있다. 여기에 '의사과학자'에서 언급했듯이, 의대 진학이라는 광풍은 다른 산업 분야에서 유용할 수 있는 인재 유출로 고스란히 국가 경쟁력의 소실로 연결되는 것이다.

그런데 취약계층을 대상으로 한 공보험이 없지는 않지만, 민간보험의 비중이 더 큰 미국에서 의료비용의 천문학적 증가는 국가 위기설을 부르고 있고(현재 GDP의 18% 정도를 의료비로 지출하고 있다), 복지 천국이라는 서유럽국가에서도 공보험이 커버하지 못하는 고비용 의료 서비스를 제공하는 민간 의료보험의 비중은 커지고 있다.

그렇다면 개발도상국에서는 어떨까? 한국에서 건강보험이 도입되기 이전을 생각하면 된다. 부자는 자기 돈으로 양질의 의료 서비스를 이용하겠지만, 여력이 없는 사람들은 그럴 기회가 없다.

---

16 외료 서비스, 제약, 의료기기 및 화장품 제조 산업 모두를 지칭해서 보건산업 또는 헬스케어 산업이라고 부른다. 국가별 경상의료비 지출 규모는 세계 평균은 약 6.8% 정도인데, 미국의 경우는 전체 GDP의 18% 대 한국은 8% 정도, OECD 평균은 8.8%이다. 국가지표체계 자료, 2019

수명 연장, 환경오염, 신종 감염병 유행 및 인권신장 등에 의해 의료 수요는 증가하고, 과학기술의 발전으로 (더 나은 효과든 아니든) 더 비싼 신의료기술의 제공 건수도 늘고, 건강에 대한 관심이 높아져서 경증에도 예전보다 강도 높은 치료를 하게 되고, 소득 수준이 높아져서 이를 감당할 수 있는 여러 이유로 의료비용은 이래저래 더 늘어나고 있다.[17]

때문에 현재 많은 국가에서 의료 서비스 체계는 파국을 향해 달리고 있다. 국가 체제의 유지를 위해서 의료가 기본권으로 인정되기 시작하면서 수요자가 전액을 지불하는 것이 아니므로 국가 부담이 대폭 증가했다. 쓸 곳은 많은데, 의료 서비스의 비중이 늘어날수록 다른 곳에 들어갈 예산이 줄게 되고, 이런 돈들을 만들어낼 만한 충분한 경제발전은 항상 가능하지 않다. 그렇다면 효율적인 병원 경영을 통하여 의료비용을 줄일 수는 없을까?

의료에서 높은 효용가치(Value)란 적은 비용으로도 환자에서 좋은 치료 결과를 가져오는 것으로 정의할 수 있으며, 이는 효율과 연관된다.[18] 하지만 거대해진 의료 시스템에서는 비용 대비 전달 효율이 계속 감소되기 때문에 비용은 증가하게 된다.

의료 시스템의 심각한 문제들의 근원에 있는 의료비용의 증가라는

---

17 OECD(2009), Achieving Better Value for Money in Health Care. OECD Publishing.
   건강보험 노인의료비의 효율적 관리방안, 연구보고서 2012-17, 한국보건사회연구원
18 What Is Value in Health Care?, New england journal of medicine, 363(26):2477-81, 2010

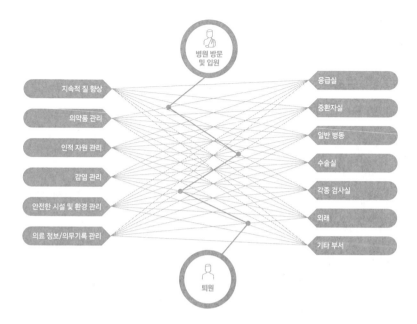

| 그림 22 | **일반적인 종합병원에서 볼 수 있는 작업의 흐름(Work flow)**
입원부터 퇴원까지 다양한 단계의 작업들이 수행된다. 이 중 환자와 보호자가 전혀 느끼지 못하는 레벨에서도 많은 작업들이 진행된다.
출처: 의료기관평가인증원 자료

공통분모는 당연히 효용가치를 점점 감소시키게 된다. 이를 개선하기 위해서는 정확하게 환자별로 소요되는 의료비용과 건강 회복 정도를 통한 효용가치가 산출되어야 한다.

　의료비용을 줄이려는 노력들에 의해 입원 기간 동안 제공된 검사, 수술, 투약 등 의료 서비스의 종류나 양에 따라 진료비가 보상되는 행위별 수가제(Fee for service)에서 질환마다 정해진 진료비를 보상해주는 포괄수가제(DRG, Diagnosis related group)를 계속 도입하는 중이다. 의료비용 감축만 아니라 일부 병원에서 과다한 의료행위를 하는 경우를 막는 목적이다.

하지만 놀랍게도 의료망 내에서 환자를 첫 진단부터 완치하는 데
까지 소요되는 의료비용을 우리는 현재 정확하게 산출하지 못하고 있
다.[19] 이는 한국뿐만 아니라, 다른 의료 선진국에서도 공통적으로 생기
는 일이다.

환자가 내원 시 같은 병원 내 상이한 부서들 간에 이루어지는 진료
과정에서 생기는 비용만이 아니라 환자가 진단과 치료를 위하여 여러
다른 병원들을 계속 다닐 때 상이한 병원들 간에 이루어지는 환자 돌
봄 및 이에 대한 의료보험기관의 비용 심사와 지급 간의 복잡한 상호
작용으로 인해서 환자별 의료비용이 어떻게 발생하는지는 정확히 파
악하지 못하는 것이다(그림 22).

의료비용을 산출하지 못하는데, 병원은 어떻게 운영되고 건강보험
공단에서 의료수가는 어떻게 산정되는 것일까? 당연하게도 수가는 정
확하게 의료비용을 반영하는 가격이 아니라, 임의로 적당한 선에서 결
정된 숫자인 것이다. 정부는 수가를 낮추거나 삭감하여 지급할 때는
의료비용을 억제했다고 생각할 것이다. 하지만 이것은 정부 부담을 억
제한 것이고, 병원에서 비용절감을 위한 노력이 없다면 실질적으로 환
자에게 소요되는 의료비용은 변함이 없다. 불행히도 지금은 이런 부담
은 성공적인 비용절감을 통하여 향후 진료 방법이 바뀌거나 진료환경

---

19 The Big Idea: How to Solve the Cost Crisis in Health Care, Harvard business review(2011년 9월)

건강의 비용

이 개선될 여지도 없이 대개 병원이 고스란히 지게 된다.

병원은 정확히는 의료비용의 감소가 아니라 기기, 공간, 인력 등에 대한 비용 지출을 억제하면서도 더 많은 환자를 보기 위한 운영을 한다. 기기, 공간, 인력 등에 대한 삭감을 통한 비용지출이 병원의 경쟁력 강화에 효과가 있을까? '전혀 아니다'가 정답이고, '(병이 잘 나으려면) 환자가 깨끗하고 편안한 환경에서 쉰다'라는 선입관에 인테리어 개선같이 효용가치와는 관계없는 곳에 많은 비용이 쓰이는 게 현실이다.

환자 및 보호자와 같은 고객들에게는 깨끗하고 첨단인 현대적 병원이라는(실력은 사실 별개지만), 그리고 눈에 보이는 부가서비스와 같은 단기적인 가시적 효과를 기대하겠지만 병원 내 업무는 적절한 비율의 의사, 지원인력(기타 의료인 및 행정인력), 의료기기, 공간(수술장, 외래진료실, 병동, 기타 서비스 공간)의 구비에 의해서 최적화될 수 있다.

때문에 환자의 만족도인 효용가치에 대한 적절한 비전도 없이 눈에 쉽게 보이는 비용 억제만을 시도할 때는 오히려 생산성의 감소로 환자의 건강은 위협받고 의료비용은 오히려 증가하며 병원의 경쟁력은 감소하게 된다. 필요한 특정 의료 서비스를 더 제공하여 신속한 치료가 가능할 때, 그리고 합병증의 발생 및 만성 질환이 되는 것을 막음으로써 의료 시스템 내에서 효용가치와 병원 경쟁력 모두가 향상될 수 있다.

문제는 의료비용과 치료 결과의 계량(측정)에 아무도 관심이 없기 때문에 환자 진료에서 효용가치를 산출할 수 없고, 이렇다 보니 병원 내 복잡한 작업 프로세스의 구조나 순서나 서비스를 적절하게 개선할 근거가 없는 것이다. 환자에 따라서 장비 사용시간이 수술시간이 크게 다를 수 있고, 수술할 때 사용되는 비품도 일정하지 않는데도 병원 내 고가장비 사용료나 수술비용은 개별 환자에서 실제 소요된 비용을 산정하는 것이 아니라, 평균적인 비용으로 개별 환자별 의료비용을 추산한다. 특히 여러 부서에 의해서 공유되는 진단 및 치료기기를 사용할 때는 환자의 컨디션이나 동반 합병증 여부에 따라 추가적으로 비용이 나올 수도 있는데도 평균적인 비용을 추산하여 사용하고 있다. 여기에 환자가 동일 질환의 재발 등으로 오랫동안 이환하는 경우, 비용 산출은 더더욱 힘들어지게 된다. 그동안 지표로 사용되어온 병원에서 이루어지는 개별 서비스 비용의 합은 정확한 환자별 의료비용이 되지 못한다.

그리고 계산되지 않는 외래나 고객 서비스의 상담원 및 환자를 옮기는 인력도 많다. 이처럼 수가에는 병원별로 다른 관리비용이 감안되지 않는다. 정확한 의료비용의 추산이 어렵거나 불가능하기 때문에 이렇듯 수가 판정은 비현실적인 경우가 많고 계속 개선 중이다. 중증외상센터를 도입한 초기 단계에서 비현실적인 수가로 병원들이 환자를 볼수록 손해를 봤다고 언급했다.

여기에 환자가 특정질환으로 내원하여 완쾌될 때까지 외래나 응급실로 내원, 입원, 퇴원 후 외래 방문, 재활, 합병증이 발생하거나 재발 시 치료 과정 모두에서 비용이 발생하는데도 의료 시스템 내가 아니라 진료과별, 병원별로만 비용을 산정하려 한다. 그래서 병원은 정직 중요한 의료비용을 억제하면서 환자의 예후를 개선하는 것이 아니라, 의료비용이 아닌 기기, 공간, 인력 등에 대한 비용지출을 억제하면서도 어떻게든 더 많은 환자를 이익이 나는 방법으로 진료하거나, 가치와는 관계가 없는 눈에 보이는 부가서비스를 높여서 환자의 건강 자체가 아니라 당장의 편안함을 증진하며 빨리 퇴원시키는 근시안적인 운영을 하게 되는 것이다.

알다시피 퇴원한 것이 병의 끝인 완치를 뜻하는 게 아니다. 하지만 특정 질환을 가진 개별 환자를 중심으로 첫 진단부터 해당 질환의 완치 및 합병증과 후유증 관리까지 전체 진료 과정에서 생기는 비용을 산출하지 못하고, 의사나 진료과 중심으로 행해진 의료 서비스의 추산된(그나마 정확한 게 아니다) 총비용과 환자 수를 따지고 있다. 또한 환자의 치료 결과가 좋고 나쁨에 관계없이 일관적으로 의료행위에 대한 지급을 행하여, 적절한 의료행위가 행해지는지 확인하고 개선하는 피드백을 통한 효용가치의 관리는 전혀 일어나지 않고 있다는 점 모두가 의료비용이 억제되지 못하는 심각한 문제다. 의료망 내에서 전체적인 비용을 산정하지 않으면 국가적으로 정확한 총 의료비용이 나올 수 없다. 때문에 환자에 대한 치료가 제대로 되었는지도 파악되지 않고 치료법에 대한 효용가치를 개선할 수도 없다.

대형 종합병원이 붐비는 이유는 의사의 자질이나 의료장비의 질 같은 의료 신뢰성이 문제인가, 환자의 중환도가 문제일까? 분명 유능한 의사에 의한 제대로 된 진단 가능성은 환자의 안녕과 비용설감 측면 모두에서 매우 중요하다. 하지만 대형 종합병원에서 외래 수익이 그렇게 높은 이유는 진단검사의학과, 병리과 및 영상의학과와 같은 검사 인프라에 대한 대규모 투자를 하고 많은 환자를 진료하기 때문이다.[20] 여기에 다른 병원에서 전원 시 이미 했던 검사를 다시 중복 시행하는 경우는 말할 나위도 없다.[21]

다시 말하지만, 이런 식으로 환자를 많이 보는 것은 절대 환자에게 이로운 일이 될 수 없다. 치료 결과를 좋게 하여 전체적인 의료비용을 줄이려면 의사가 지금보다 다른 의료기관에서 먼저 시행한 검사가 신뢰되며, 의료기관 간에 환자 정보가 쉽게 공유되어야 하고, 더 오랜 시간 동안 세밀하게 환자를 돌볼 수 있어야 한다. 또한, 정확한 진단을 통한 체계적이고 시행착오가 보다 적은 치료 전략이 시행되어야 한다. 같은 병원의 같은 진료과 내에서도 의사들이 유사한 질환에 대해서 다른 치료법을 쓰는 경우도 흔하다. 자신에게 익숙한, 그렇게 수련을 받았기 때문에, 치료법을 임상의마다 임의로 사용하는 게 아니라, 해당 과에서 효능가치 우선으로 선정되어 표준화된 치료법을 선정하여 공통적으로 쓸 수 있도록 한다.

---

20 종합병원 의료수익 1위 '검사료', 메디게이트, 2018년 4월 8일자
  '빅5' 종합병원 외래진료수익 20% 늘었다…입원보다 외래?, 메디칼업저버, 2021년 2월 22일자
  문제는 '저수가' 아니라 대형병원의 외래 독식이다, 레디앙(Redian), 2018년 4월 26일자
21 '여전한 CT 재촬영, 가이드라인 절실' 데일리메디, 2015년 2월 4일자
  병원 옮기면 또 CT촬영…10%는 "이유 없어" 한겨레, 2015년 2월 4일자
  CT·MRI·PET 재촬영으로 매일 4800만 원 낭비, 헬스코리아 뉴스, 2015년 9월 22일자

건강의 비용

그럼 병원이 이러한 사태에 대한 책임져야 하는 것일까? 이는 병원의 내외적인 시스템 에러이다. 지금과 같은 의료전달체계에서는 수도권 대형 병원에 부분별하게 많은 환자의 접근을 쉽게 하고 있고, 이래서 병원 간의 경쟁은 환자의 안녕이 아니라 병원 수익만을 위하며 의료비용을 높이고 있는 것이다.

병원은 법적인 허용 한도 내에서 환자의 만족이라는 효용가치와 이윤 모두의 창출을 목적으로 일하는 기관이지만, 국민건강보험공단과 민간 보험회사와 같은 비용관리기관에서 허용하는 기준에 맞춰서 일해야 한다. 하지만 그럼에도 가격 및 치료 효능이 투명하게 공개되지 않는 경우를 악용하는 경우가 더러 있다. 실손의료보험회사들은 실제 지금 보험가입자들의 도덕적 해이를 이용한 일부 병원들의 과도한 보험청구에 불응하여 줄 소송을 하고 있다.[22] 예컨대, 무분별한 도수치료와 백내장 수술비용의 청구는 실손의료보험사들에게 만만찮은 골칫거리다.

실제 환자의 니즈 및 치료효능에 관계없이 비용청구를 하고 환자와 보험금을 나눠 갖는 사례들이 심하다. 이렇기 때문에 정확한 의료비용과 효능가치를 산출하는 것은 국가적 의료비용의 낭비를 막을 뿐만 아니라, 현실적인 수가를 보다 정확히 산출하여 국가 의료전략의

---

22 '실손보험' 회사들이 병원 상대로 줄줄이 소송하는 이유, 조선일보, 2021년 12월 27일자
백내장 '실손사기' 해도 너무하네…의사 한 명이 수백억 뜯어먹었다, 매일경제, 2021년 12월 13일자
"PT 20회 500만 원인데, 380만 원 환급" 이 꼬드김, 진짜였다, 중앙일보, 2022년 2월 12일자

수립 및 병원경영 및 진료의 질 향상 모두에 공정하게 기여할 수 있는 것이다. 그리고 앞으로는 돌봄비용만이 아니라, 환자 예후에 대한 판정까지 모두 비용 추산에 들어가야 한다. 환자가 입원과 퇴원을 반복하면서 전원까지 되면 그 환자의 장기적인 건강 상태를 파악할 수가 없으니, 비용을 제공한 환자와 국가는 환자가 얻은 가치를 판정할 수 없다. 환자의 상태를 파악하지 못하게 되면, 의료기술의 효능을 판단할 수도 없으니 제대로 치료를 받고 있는지 확인할 수 없고, 의료비용도 조절할 수 없는 것이다.

건강의 비용

앞으로 의료전달체계가
탈중심화되어야 하는 이유들

건강이 사회적 문제가 되는 사회들

2017년 기준 미국인 1인당 GDP는 6만 62달러인데 보건의료산업이
차지한 비중만 해도 1인당 1만 739달러였다. 그런데 높아진 의료비용
이 실질적인 임금 하락과 고용 저하를 일으키면서, 이에 교육수준이
낮은 미국 백인들이 좌절하여 자국 내 다른 인종들보다 더 많이 아프
고 일찍 죽는 일들이 벌써 약 20년 전부터 벌어지고 있다.

대학 진학을 하지 않아 교육수준이 낮은 이들은 과거 미국 경제가
번영했을 때라면 제조업 분야에서 중산층의 삶을 누릴 수 있었다. 하
지만 미국도 제조업이 쇠락하고 내수 경기가 꺾이면서 산업 구조가 서
비스업으로 전환된 지금에는 충분한 소득 확보와 사회 참여를 하기 위
해서는 대학 졸업이 필수가 되었다.

현대사회의 많은 사람에게 직업은 생활비를 확보하기 위해서만이 아니라, 사회적 동물인 인간이 가정을 이루고, 자아실현을 하고, 다른 사람들과 상호작용을 하는 등 다양한 사회생활을 하기 위해서 필요하다. 충분한 교육을 받지 못한 사람들은 불경기 때는 저소득의 일용직이나 아웃소싱된 일자리로 하루하루 살아가면서 고정된 사회활동에 참여하는 기회까지 박탈당하고, 더욱 좌절하게 된다.[23]

이 모든 과정이 앵거스 디턴의 《절망사와 자본주의의 미래》에 상세하게 기술되어 있다.[24] 저자들은 건강은 개인의 책임이라는 자유주의 가치하에 국가가 의료 개입을 하지 않는 미국의 특수성과 고도의 산업 변혁에 따른 불공정, 양극화, 가족 해체로 인해 이런 일들이 생긴다고 분석하고 있다. 또한, 이는 절대 미국만의 문제가 아니라, 미국이 먼저 혹되게 겪는 사회문제로써 다른 국가들도 앞으로 대비해야 한다고 이야기한다.

여기서 의료비용이 상승하지 않도록 조절하는 것이 중요한 이유는 기업들은 자동화와 글로벌화를 통해 단가를 낮추면서 최대한의 이익을 확보하기 때문에, 높아진 의료비용은 자국인의 고용률과 실질적인

---

23 프라시스 맥도맨드에게 2021년 아카데미 여우주연상을 안겨준 〈노매드랜드(Nomad land)〉라는 영화가 있다. 제시카 브루더의 원작은 《노매드랜드: 21세기 미국에서 살아남기》이다. 원작에는 없던 영화 속의 여주인공인 펀은 아마존의 물류창고에서 배송분류 작업과 일용직으로 생활비를 벌면서, 친구들과 가족의 권유를 뿌리치고 계속 방랑한다. 영화에서는 펀의 시각을 통하여 중산층의 안락함에서 2018년 금융위기 후 까마득한 밑바닥으로 추락한 희망을 잃은 노동자들이 고향을 떠나 정착하지 못하고 떠도는 이야기를 보여준다.

24 원제는 *Deaths of Despair and the Future of Capitalism*(2020)이다.

건강의 비용

임금 수준 모두를 떨어뜨린다는 점이다.

미국만 해도 백인 프리미엄을 누리던 시기가 끝난 후 백인 저소득층은 사회적 지위 측면에서는 다른 인종에 비해 더욱 좌절하게 되었다. 이들은 운동부족과 저렴한 정크푸드와 같은 건강하지 못한 생활습관과 쉽게 구할 수 있는 주류나 마약 등에 의존하면서 건강이 악화되었는데, 턱없이 높아진 의료비용 때문에 이들의 건강은 더욱 악화된다.

악화된 건강은 사회적 불안요소가 되면서 이들에 대한 복지 부담이 증가하고 자국 노동력을 쓸 수 없게 되면서 경기에 부담이 된다. 이렇듯 복지와 경제 성장은 따로 노는 것이 아니라, 상호적인 것이다. 미국에서는 결국 제값을 못 하며 비싸기만 한 의료비용이 사회적 악순환의 고리를 형성하는 것이다.

반면, 우리는 그동안 건강보험공단이라는 단일 비용청구기관을 중심으로 의료비용을 철저하게 억제해왔다. 때문에 상대적으로 적은 비용으로도 그나마 지금의 보장률을 유지하고 있다. 그런데 복지국가는 증세를 통해서야 가능하다는 말처럼 핵심적인 문제는 돈이다. 우리는 턱없이 비효율적인 의료 시스템을 가진 미국과는 약간은 다른 이유에서 합리적인 의료비용의 책정이 가능하게 해야 한다. 경제성장이 둔해지며 고령인구가 폭증하는 지금, 앞으로는 의료복지의 질과 양 모두와 기타 복지의 동반 향상, 그리고 경제 성장을 모두 성공할 수 있을까?

지금 대부분의 종합병원은 진단과 치료 기능이 섞여 있으며, 급성기, 회복기 및 만성기, 말기 환자까지 섞인 채로 지나치게 복잡한 구소로 운영되는 것이 당연시되고 있다. 이 구조가 얼마나 비효율적이냐면, 다른 기업에서는 상식화된 경영합리화가 병원에서는 일어나질 못한다. 지금의 대형 종합병원들은 전혀 다른 생산설비들이 과밀하게 혼재한 큰 공장과 같다. 관리가 제대로 될지는 뻔하다. 종합병원들이 환자마다 실제 소요되는 비용의 산출이 불가능하게 복잡한 구조로 운영되는데,[25] 어떤 부분을 고쳐야 할지 어떻게 알겠는가? 또한, 첨단의료기술의 도입이 역설적으로 의료비용을 계속 증가시키고 있다.

의료전달체계의 극적인 개선이 필요하다고 언급했는데, 이를 위한 구체적인 방안이 무엇이 있을까? 언급했듯 의료전달체계 내 모든 공급자 간의 이해관계들이 심하게 상충됨에도 이들 대부분이 저수가 및 의료자원의 지역적 불균형 배분 외에도 공통적으로 지적하는 부분이 있다.

바로 지역사회 (여러분이 사는 동네다) 병원과 의원으로 이루어진 1차 의료체계의 붕괴이다. 이 때문에 한때 도입했던 1, 2, 3차 의료기관들로 이루어진 의료전달체계의 기저를 담당한 1차 의료를 활성화시키면서 재정 낭비를 막고 의료자원의 균형 배분을 이루어야 한다. 병원 자체의 경영을 합리화하면서 의료전달체계의 개선을 가능하게 하는 그동안 시도되지 않았던 새로운 방안이 과연 있을까?

---

25 The Big Idea: How to Solve the Cost Crisis in Health Care, Harvard business review(2011년 9월). 이는 한국뿐만 아니라, 다른 의료 선진국에서도 공통적으로 생기는 일이다.

건강의 비용

동네 병원과 의원에서도 충분한 의료 니즈를 충족시키는 것이 확실하게 가능해지면 어떨까? 더 많은 의료 니즈를 큰 병원이 아니라 동네에서 편하고 경제적으로 충족할 수 있는 신의료기술들이 도입된다면, 오래된 시스템의 자발적인 개혁은 가능할까?

이런 신의료기술들은 지금처럼 고가이며 훈련받은 전문인력만이 구사할 수 있는 대형 종합병원의 점유물이 분명 아니다. 이 경우라면 자연스럽게 지금의 많은 문제가 해결될 것이다.

파괴적 의료 혁신

2020년 작고한 하버드 비즈니스스쿨의 클레이튼 크리스텐슨 (Clayton Christensen) 석좌 교수의 《파괴적 의료 혁신》[26]에는 의료 개혁을 위한 좋은 시사점들이 많이 제시되어 있다.

크리스텐슨 교수는 오랫동안 다양한 산업 분야에서 제품생산기술의 발전이 특정한 여러 단계를 거치는 경우들을 관찰했다. 고가의 신제품이 개발되면 이를 지원하는 자본, 전문기술 및 고가장비들이 집적된 장소에서만 고가의 신제품이 제대로 사용될 수 있는 중앙화 (Centralization) 단계가 먼저 오는데, 이후에 충분한 기술적 진보가 일어나면 거의 같은 일을 할 수 있지만 보다 경제적이면서도 전문가가 아

---

26 *The Innovator's Prescription: A Disruptive Solution for Health Care*, 2nd ed. 2016
   초판은 2009년 미국에서 출간되었는데, 한글판의 제목은 《파괴적 의료 혁신》으로 2010년 청년의사에서 간행되었다.

닌 일반인들도 편하게 사용할 수 있는 후발 제품들에 의해 기존의 고가제품들은 대체되게 된다.

다시 말하면, 업계를 장악한 1류 기업은 계속 대규모 투자를 통해 개발한 고가의 첨단제품을 소수의 소비자에게 팔아 이윤을 남기려고 하지만, 현실에서는 다수의 소비자가 원하는 중요한 기능만을 가진 더 싸고 단순한 제품을 만드는 새로운 기업이 출현함에 따라 시장을 점점 빼앗기면서 몰락한다는 것이다. 이처럼 더 싸고 단순한 제품 생산을 가능하게 하는 것이 바로 기술적 진보이고 이에 의해서 심지어 산업구조까지 바뀌게 되는 것이다.

기술적 진보를 통해서 이전의 제품들이 이렇게 좀 더 간단하고 흔해지면서,[27] 새로운 제품들은 일반적인 환경에서도 전문가가 아닌 일반 사용자들도 쉽게 사용하는 탈중앙화(Decentralization)가 이루어지게 된다. 여기에 기존의 주요 생산자는 후발 주자들과 경쟁을 위해서, 과하게 비대해진 생산능력을 정리하고 아웃소싱하면서까지 이익을 유지하려 하기 때문에 경쟁력은 더 약화되면서 결국 후발 주자에게 시장을 내어주게 된다.

이렇게 어떤 기술적 진보가 기존 시장을 파고들면서 새로운 시장을 창출함으로써 산업구조를 통째로 바꿔버리는, 한마디로 '잘 나가는 기

---

27 경제학에서는 이를 범용화(Commoditization)라고 한다. 처음에 출시되었을 때는 소비자의 가슴을 설레던 어떤 혁신적인 신상품이라도 시간이 지남에 따라서 경쟁 유사제품도 늘어나면서 평범하고 표준화된 특별할 것 없는 일상제품이 되는 현상을 말한다. 이제, 이 단계에서 해당 제품이 경쟁력은 가격밖에 남지 않는다.

　　　　　　　　　　　　　　　　　건강의 비용

업들도 한방에 날아갈 수 있다'는 현상을 크리스텐슨 교수는 '파괴적 혁신'이라 했는데, 여러 산업 분야에서 이러한 파괴적 혁신이 벌어지는 것을 증명하였다.[28] 물론 모든 산업 분야에서 항상 이런 '파괴적 혁신'이 확연하게 일어나는 것은 아니지만, 지금까지 '파괴적 혁신'만큼 기업경영에 영향을 미친 경영이론이 별로 없다는 것은 이 이론을 비평하는 학자들도 인정하는 바이다.[29]

과거에는 집적된 정밀기기들이나 숙련된 장인들로 가득 찬 (중앙화된) 공장에서 생산되던 많은 고가 제품들이 이미 21세기에는 보다 저렴하게 생산되고 있다. 이렇게 저렴하게 생산되는 제품들은 여러분이 쿠팡이나 아마존에서 주문하는 공산품만을 의미하는 것이 아니다.

예컨대 교육 같은 서비스만 하더라도 1단계에서는 누구든 가르칠 수 있는 사람이 있는 곳에서 소수의 학생을 대상으로 산발적으로 이루어졌다. 2단계에서는 정규 교육기관에서 교사, 교수 같은 전문교육자들에 의해 대량의 학생들을 가르친다. 이미 실현화된 3단계에서는 온라인 대학들이 학생들에게 각종 수업을 제공하고 있으며, MOOC(개별 온라인 공개수업이 웹 서비스를 기반으로 이루어지는 상호 참여적, 거대 규모의 교

---

28 관련된 저서들로 *The Innovator's Dilemma*(1997), *The Innovator's Solution*(2003), *The Innovator's prescription*(2008), *Disrupting Class*(2008), *The Innovator's DNA*(2011), *The Innovator's University*(2011), *The Prosperity Paradox*(2019) 등이 있다.

29 How useful is the theory of disruptive innovation? MIT Sloan management review pp 77-90, Fall (2015)
'Aiming high', Economist, June 30, 2011. https://www.economist.com/books-and-arts/2011/06/30/aiming-high

육) 등에서는 온라인 교육을 이수 시 수료를 인정하고 있다. 단순히 아마추어 강사들에 의한 수업이 아니라, 최고 수준의 교수들에 의한 강의가 제공되고 있다.

3단계는 코로나-19에 의한 비대면 수업의 성행으로 그간 미진했던 온라인 강의플랫폼들까지 혁신되면서 더욱 확장되면서 가속화되고 있다. 플랫폼이란 공급자와 수요자가 같이 참여하면서, 각자가 얻고자 하는 가치를 거래할 수 있도록 만들어진 환경을 뜻한다.

마지막 4단계에서는 앞으로 온라인 수업에 참여하는 학생들 간의 토의 활동이 태블릿과 스마트폰에서 가능해지면서 강의실 수업을 상당히 대치할 것이다. 그동안 정규 교육기관에서 교육자와 학생, 교육자료들이 중앙화되어 수행된 교육 분야에서도 스마트폰과 개인 공간으로의 탈중앙화가 이루어지고 있는 것이다.

그렇다면 의료 서비스 분야는 앞으로 어떻게 될 것인가? 크리스텐슨 교수의 《파괴적 의료 혁신》은 바로 비싸고 복잡한 현 의료 시스템을 대체할 수 있는 보건의료계에서 일어나고 있는 변화와 앞으로 미래 변화, 그리고 이를 가능케 하는 기술적 진보의 중요성을 설명한 책이다.

그의 논지는 지금처럼 대형 종합병원이 수용하다 남은 환자들을 작은 병원이 챙기고, 의원들은 작은 병원이 수용하다 남은 환자들을 챙기는 의료생태계의 먹이사슬 구조가 앞으로는 기술혁신에 의한 경쟁력을 바탕으로 대형 종합병원들은 작은 병원들에게 지금의 역할과 환자들을 빼앗기고, 작은 병원들은 의원들에게 그 역할과 환자들을 빼앗기게 되면서 의료기관들은 역할과 기능을 전면적으로 재정립한다는 이야기다.

그렇다면 이미 커질 대로 커진 대형 종합병원들은 앞으로 어떻게 되는 것일까? 지금의 대형 종합병원들은 전혀 다른 고가의 생산설비들이 과밀하게 중앙화된 큰 공장과 같다. 관리가 제대로 되는지는 물어볼 필요도 없이 뻔하다. 이 중 상당수는 지금과 같은 백화점식 운영이 아니라, 질환들에 대한 정밀 진단이나 특정질환의 치료 중 하나에 집중하면서 하위기관이 절대 갖추지 못하는 경쟁력인 전문성을 가지고, 비효율적인 내부 복잡성까지 낮추는 것이 가능해지는 경영 합리화를 이루게 될 것으로 전망되었다.

반면, 의원이나 병원과 같은 하위 의료기관들은 현재 상위 의료기관에서나 가능한 진료와 치료기술을 갖춤으로써 지금보다 다양한 환자를 많이 보면서 경쟁력을 갖추게 된다. 이처럼, 의료기관들의 역할과 기능의 재정립을 통하여 고효율과 비용 절감만이 아니라 그는 지역사회 내 건강관리 서비스가 제대로 강화되면서 만성질환의 관리가 가능해질 것도 예견하였다.

크리스텐슨 교수는 간호사가 일하는 미국의 리테일 클리닉[30]을 예로 들면서, 의사와 의료기관의 기존 업무를 수행할 수 있는 안전하고

---

30 리테일 클리닉(Retail clinic)은 미국 시장을 중심으로 대형마트, 슈퍼마켓, 약국 등에서 감기 치료 및 예방접종 등 비교적 간단한 진료 서비스를 제공하는 곳이다. 간단한 진료 기능만을 담당하지만, 기존의 복잡하고 고가의 시간이 많이 걸리는 의료 시스템을 거치지 않고도 필요한 의료 서비스를 받을 수 있다.

저렴하며 표준화된 신기술의 개발이 의료계에서 파괴적 혁신이 일어나는 극히 중요한 전세조건이라고 주장했다.

그가 언급한 기존 병원체계를 위협하는 다른 한 형태는 기업들이 직원들을 위해서 병원보다 규모가 작고 입원 병상이 없는 클리닉을 직접 또는 위탁으로 사내에 운영하는 경우다.[31]

미국 기준으로 볼 때 의사 2명, 간호사, 약사, 의료기사들을 모두 갖춘 사내 클리닉은 700명 이상의 종업원들과 그들의 가족들이 함께 이용하게 되면 충분하게 운영되는 것으로 알려져 있다. 직업복지 차원에서도 효율이 좋고, 직장에서 일하다 진료를 받을 수 있고, 과잉진료를 막으며 고용된 담당의가 충분한 시간을 들여서 환자를 돌볼 수 있다. 여기에 회사가 직접 운영하기 때문에 보험회사와 다른 병원을 거치는 과정을 생략하고 불필요한 서비스를 피하면서 과도한 의료비용의 절감 효과까지 얻는다. 이들 사내 클리닉들은 작업장의 유해 요인에 의해 발생하는 손상, 질환의 예방 및 치료를 다루는 산업안전보건 프로그램(Occupational Health Service, 우리의 직업환경의학에 해당한다)까지 운영하기도 한다.

2006년 조사 결과는 같은 규모의 지역사회 병원보다 사내 클리닉을 운영하는 경우 환자 1명 당 비용이 절반 이하가 드는 것을 보여준

---

31 More Companies Adding In-House Medical Clinics, ABC뉴스, 2013년 7월 17일자
Is an On-Site Clinic Right for Your Firm? The Commonwealth Fund, 미국 오하이오주 글래트펠터(Glatfelter) 제지공장에서 운영하는 클리닉 이야기다.
Corporate Research Group, Best Practices of On-Site Employee Health Clinics: Strategies for Success(New York: Corporate Research Group, 2008)

다. 또한, 만성질환을 조기 발견하고 효율적으로 관리함으로써 이러한 사내 클리닉에서 1달러의 의료경비가 소요될 때, 40% 이상의 회사에서는 사내 클리닉이 없는 경우보다 1.5달러 이상의 의료비용 절감 효과를 최종적으로 얻는다. 무려 3달러 이상의 절감 효과를 얻은 경우도 12%였다.[32]

우리나라에서는 회사나 산업체의 종업원을 위한 부속의원이 사내 클리닉의 역할을 하고 있다(의료법 35조). 우리에게는 아직 생소하지만, 미국에서는 회사들이 이렇게 운영하는 1차 진료체계인 사내 클리닉이 많다.

2013년에도 1,000명 이상을 고용한 미국 내 회사의 32%가 이러한 사내 클리닉을 운영하고 있었고,[33] 2021년 자료[34]에서도 5,000명 이상의 직원을 고용한 미국 회사의 3분의 1에서 운영하고 있는데, 코로나-19 사태 후 미국 내 원격진료에 의한 초진이 허용되자 원격진료를 적극적으로 활용하여 코로나-19의 영향을 거의 받지 않은 것으로 나와 있다.

기업이 사내에 클리닉이 아니라 종합병원을 운영하려면 이보다 더 큰 규모로 환자들을 유치해야 하기 때문에 쉽지 않다. 위스콘신주의 밀워키에 위치한 쿼드/그래픽스(Quad/Graphics)는 미국에서 손꼽히는 대규모 인쇄업체이다. 직원들을 위해 지불해야 하는 늘어나기만 하

---

32 Worksite health centers(Merce), 2021 survey report
33 More Companies Adding In-House Medical Clinics, ABC뉴스, 2013년 7월 17일자
34 Worksite health centers(Merce), 2021 survey report

는 의료비용을 감당하지 못하게 되자 창립자인 해리 쿼드라치(Harry Qudracci)는 1990년에 발상의 전환을 하게 된다.[35] 1991년 쿼드/그래픽스는 사내 클리닉을 처음으로 열게 되었는데, 지금은 사내 클리닉의 규모를 넘어서 800명 이상의 의사, 간호사, 의료기사들을 고용하고 서비스 가입자 3만 5,000명의 건강을 관리하는 쿼드메드(QuadMed)라는 자회사로 성장하게 된다.

쿼드메드는 쿼드/그래픽스만이 아니라 다른 회사들에서 사내 클리닉들을 운영하며 3만 명 이상의 회원을 둔 큰 회사다. 환자당 무조건 30분간의 진료시간, 미국에서 보기 드물게 높은 EMR 도입률을 통한 자사 의료망의 모니터링, 일괄적인 의료 물자들의 구입을 통한 경비절감, 아픈 환자를 치료하는 것만이 아니라 질환을 예방하는 관리사업을 수행하는 의사들에게 인센티브 지급, 다른 보험회사를 배제하고 직접 회사가 의료망을 운영함으로써 운영 효율을 극대화하는 등 개원가와 종합병원 양쪽에서 보기 힘든 이상적인 운영을 하고 있다.

이러한 사내 클리닉들이 보여주는 사실은 우리가 무시하게 된 지역사회와 밀착한 1차 의료체계와 여기서만 가능한 예방사업의 중요성이다. 이처럼 질환이 더 심해지기 전에 선관리를 하는 것만으로도 많은 의료수요가 해결되는 것은 지금보다 훨씬 적은 환자들이 대형 종합병원을 필요로 하는데도 우리 스스로가 왜곡된 의료전달체계로 환

---

35 Quad/Graphics' Successful QuadMed Health Care Program. Printing Impressions, 2017년 8월 7일자. QuadMed 홈페이지 https://www.quadmedical.com/about-us

자쓸림 현상을 유발했고, 계속 방치하고 있다는 것을 여실히 보여주고 있는 것이다. 이렇게 활성화된 소규모의 클리닉들은 첨단기술의 발달에 의해 이전까지 대형 병원에서만 사용 가능했던 의료장비와 더 진보한 원격진료기술을 갖추게 된다면 앞으로 엄청난 파급력을 가질 것으로 기대된다.

지금 원격진료가 의료계를 예상치 못하게 바꾸고 있는 것을 소개하려 한다. 아마존은 원격진료를 수행하고, 처방전은 주거지 약국으로 보내주는 사내 복지 서비스인 아마존케어를 2021년 하반기부터 다른 기업들에 대한 의료지원 서비스로 확장했다. 확장된 서비스에서는 원격진료 후 필요하면 가장 가까운 의료진을 환자가 있는 곳으로 보내주는 재택 서비스도 포함된다.

원격진료 전문기업인 텔레닥은 175개국에 진출했고, 이미 포천 500대 기업의 40% 이상이 유료 구독하고 있다. 텔레닥의 원격진료 서비스에는 450개 세부전공의 의사들이 5만 명 정도가 참가한다. 다행히 이런 사내 클리닉이나 원격진료는 먼 나라들의 이야기만이 아니다.

우리나라에서는 네이버가 직원 4,300명을 대상으로 한 200병상 규모의 사내 병원을 제2사옥에 설립하고 건강검진, 가정의학과, 재활의학과, 이비인후과, 비뇨의학과, 내분비내과를 운영하고 있다.[36] 정보통신 플랫폼 기업답게 회사 복지 차원에서 의료 서비스만을 제공하는 것

---

36 네이버, 제2사옥에 200평 AI병원 들어선다, 매일경제, 2021년 12월 22일자

이 아니라 헬스케어 사업을 위한 테스트베드로 사용할 계획이다.

OECD 가입국 중 32개국이 원격진료를 허용하는 추세와는 달리 우리나라에서는 원격진료가 공식적으로 허용되지 않는다. 하지만 코로나-19로 2020년 2월부터 전화 상담과 비대면 진료가 한시적으로 허용되자 2021년 10월까지 누적 150만 명이 312만 건의 원격진료를 경험했다.[37] 이를 기회로 원격진료 스타트업만이 아니라 정보통신기술을 가진 대기업들이 원격진료기술 개발에 뛰어들고 있다. 이들은 방대한 의료 정보의 수집과 분석이 가능한 기업들이다. 웨어러블 디바이스의 개발로 환자들의 데이터가 실시간으로 수집되면서 기존의 진단과 처방과 같은 치료 중심의 의료 패러다임이 예방과 건강관리로 바뀌고 있다. 이러한 점들은 기존 의료계에서는 전혀 가능하지 못했던 중요한 변화들이다.

그런데 앞으로 대기업이 병원만이 아니라 의과대학까지 운영하면서 의대생들을 직접 교육하며 의사들을 고용한다면 어떨까? 지금 의과대학의 교육은 지극히 표준화되어 있고 일반적인 상황의 환자 진료에 맞춰진 것은 사실이다. 사실 의료인이 기업의 국내, 해외 현장에 맞는 의료니즈에 대응하려면 다시 교육을 받거나 만만찮은 시행착오를 거쳐야 하는 것이다. 앞으로 의료비의 상승 및 특수한 의료 니즈에 맞춰서 과연 이런 가능성이 얼마나 현실화될지는 모르겠지만, 군에 의한

---

37 네이버·카카오 움직인다…코로나가 키운 원격진료, 판 커지나, 중앙일보, 2022년 1월 13일자

건강의 비용

의과대학의 운영이 이루어지듯 거대기업에 의한 소수의 의과대학 운영은 앞으로 가능할 것으로 필자는 본다.

크리스텐슨 교수는 기존의 치료법 기준으로만 의료비용을 지불하려는 의료보험체계가 신기술이 시장을 점유하는 데 필수적인 새로운 비즈니스 모델의 형성과 파괴적 의료 혁신을 방해할 것으로 보았다. 그리고 새로운 변화를 받아들이지 않는 의료계의 경직성 및 신기술의 안정성과 효용성을 오랜 기간에 걸쳐서 확인해야 하는 임상시험 같은 규제가 파괴적 혁신의 걸림돌이 될 것이라고 예견하였다. 그럼, 이제 의료계의 경직성에 대해 잠깐 살펴보겠다. 또한, 파괴적 의료 혁신이 현실화될 가능성에 대해서도 설명할 것이다.

전문직업성Professionalism과 의료부권주의Medical paternalism 간의 차이

영어로 일반적인 직업은 잡(job)이라 하고, 좀 더 격식을 갖추면 오큐페이션(occupation), 훈련과 기술이 필요한 직업은 트레이드(trade), 많은 교육이 특별히 필요한 전문적인 직업을 프로페션(profession)이라고 한다. 그리고 프로페셔널(Professional)이라는 단어는 특정한 분야를 직업으로 하는 전문가나 최고 수준의 전문가를 모두 뜻한다. '프로페셔널리즘(Professionalism)'이라는 개념은 특정 전문 직종에서 그 종사자가 수행하는 업무의 특성, 수행 태도 및 철학을 모두 의미한다.

한국에서는 프로페셔널리즘이 전문성, 전문직업성, 전문가주의 등으로 다양하게 번역되고 있는데, 필자는 '전문 직종 종사자의 사회와의 신뢰계약(전문직 신뢰계약)'이라고 부르는 것이 풀어 쓴 해석이라고 보는데, 여기서는 전문직업성이라고 부르겠다. 전문직업성이란 일을 의뢰하는 일반인이 해당 전문가의 의뢰자 이익을 위한 도덕적이며 충

건강의 비용

분히 전문적인 역량을 신뢰하며 존경해야만 특정 업무의 수행을 전적으로 맡기면서 또 그 결과를 인정할 수 있다는 뜻이다.

이와 같이 전문가 집단에 대한 신뢰에는 지식 전문성과 권력성뿐만이 아니라 법과 규정의 준수, 윤리성, 공익성으로 대별되는 도덕성의 준수 모두가 매우 중요하게 요구된다. 이러한 전문직업성은 전문가의 역할과 능력에 걸맞은 사회적 역할과 지위를 설명하고 정당화할 때 사용되어왔다.[38]

의사와 환자의 관계에서 전문직업성이라는 전문직 신뢰계약을 가능케 하는 신뢰성이 중요한 이유는 '의학의 불안정성',[39] '정보의 비대칭성' 및 '의료기관의 비효율성'에도 불구하고, 의사는 환자를 포함하는 대중의 신뢰를 잃지 않아야만 환자를 위한 치료 전략을 의사 의지대로 결정하는 의사의 자율권(Autonomy)과 법적인 안전, 그리고 사회적 존경과 수익을 보장받아서 적절한 의업의 수행이 가능하기 때문이다. 그리고 의사는 환자의 권리인 '안전과 이익'을 위해서만 자율권을 행사해야 한다.

의료 서비스가 이렇게 된 중요한 이유 중 하나는 우리는 의료진에게 모든 조치를 위임했기 때문이다. 훈련되지 않은 우리는 최신 고급 승용차, 아니 항공기나 우주선과도 비교하지 못하게 극히 복잡 다양하

---

[38] 그 과정에 대한 자세한 내용은 백한주 교수의 신의료전문가주의 'Journal of Rheumatic Diseases Vol. 19, No. 6, pp 316-325(2012)'를 참조

[39] 간단히 말해서, 남들은 잘 낫는 병이라도 나는 쉽게 낫지 않는 이유를 모른다는 뜻이다. 여러분의 몸이나 생활습관의 특이성이 그 원인으로 작용할 수 있다.

고도 아직도 밝혀지지 않은 부분이 많은 인체의 생리, 병리현상에 대한 이해가 충분히 되기 어렵기 때문이다. 이러한 정보의 비대칭성 때문에 환자들은 의료 서비스의 세부적 내용을 이해 및 관리할 수가 없고, 의사들은 그동안 다분히 일방적인 권위주의로 환자를 대해온 것이 사실이다.

부권주의(Paternalism)라는 단어는 마치 아버지가 자식을 대하듯 정부가 국민을 가부장적으로 보호하고 간섭한다는 뜻인데, 의료부권주의(Medical Paternalism)라 하면 의사의 판단은 전적으로 환자에게 도움을 주기 때문에 환자는 의사의 결정을 믿고 따라야 한다는 뜻이 된다.

이 말은 어느 정도 국민적인 공감대를 얻으면서 그동안 의사들의 권위의 근거가 되었는데, 지식전문성뿐만 아니라 법과 규정의 준수, 윤리성, 공익성으로 대별되는 도덕성을 모두 준수함으로써 전문가 집단에 대한 암묵적인 신뢰와 권위를 얻는다는 전문직업성과는 엄연히 다른 이야기이다. 전문직업성은 사회적 의무의 전제가 중시되지만, 한국에서는 의사라는 직종이 가져야 하는 자동적인 권력으로, 의료부권주의로 혼동되어 온 면이 있다.

그런데 국내에서는 정부, 사법제도 등 공적영역에서 신뢰 부재 및 탈권위 경향으로 전반적인 전문가 집단의 급격한 신뢰 상실과 권위 하락이 특징적이다. 한 국내 연구[40]에서 국내 전문가의 권위에는 사회적 지위, 영향력, 소득 수준으로 대변되는 '권력성'만이 유일하게 강력한 영향을 미쳐 한국 사회에서는 권위가 지배를 위한 권력이라는 개념으로 잘못 이해되고 있음이 드러났다.[41]

건강의 비용

한국에서는 권위와 권력이 분리되어 이해되지 못하는 가운데, 이러한 권력성은 그동안 전문가 집단이 보여준 도덕적 해이, 부정부패, 공익에 반하는 이기주의 및 비윤리적인 행동으로 신뢰 수준에 부정적인 영향을 미치고 있다. 때문에 현재 한국에서는 전문가들의 권력기반에 대한 정당성이 부족하며, 시민들이 전문가 집단에게 바라는 것과 현실 상황 사이에 상당한 괴리가 존재하는 것이 확인되었다. 이는 신뢰계약 관계의 형성을 저해함으로써 전문가 집단이 스스로 기대할 수 있는 사회적 역할과 지위를 위협하고, 사회 응집을 위해 필요한 신뢰받는 중심 지식집단의 형성을 저해함으로써 심각한 사회적 비용과 불안의 증가까지 야기한다.

우리는 권력이 '지배'를 국민의 이익을 보호하는 최상 수단이라고 주장하면서 사회적·경제적·정치적 불평등을 합법화하면서 권리를 억압하는 것을 역사에서 많이 보아왔다. 또한, 이윤추구가 목적인 병원에서 환자의 권리가 자연스럽게 항상 소비자 기준으로 적절하게 보장되지는 않을 거라는 것과 국민을 보호해야 할 국가가 병원, 제약회사, 의료기기회사 등으로 이루어진 보건산업의 성장을 통한 경제 발전과 국

---

40 김수정, 이명진, 최샛별, 한국사회 전문가의 권위와 신뢰에 관한 연구(A Study on the Authority and Trust of Experts in Korean Society, 2018). 2016년 전국의 성인 남녀 1,500명을 대상으로 수집한 '전문가 권위와 신뢰에 관한 설문조사' 자료를 활용하여, '전문가 동의 수준'과 '권위 수준', '신뢰 수준'을 분석하였다.

41 표준국어대사전에 따르면, 권위란 정당성을 기반으로 '남을 지휘하거나 통솔하여 따르게 하는 힘'인데, '일정한 분야에서 사회적으로 인정을 받고 영향력을 끼칠 수 있는 위신'으로도 정의될 수 있다. 반면 권력은 강제력을 기반으로 '남을 복종시키거나 지배할 수 있는 공인된 권리와 힘'을 의미한다.

민의 건강권의 확보와 국가 재정의 지출 사이에서 균형을 잡는 줄타기를 하고 있는 것은 명확한 사실이다.

완벽하게 상업화된 현대적 종합병원은 24시간 돌아가지만, 환자는 그 안에서 자신이 보살핌을 받는다는 느낌을 받기 힘들다. 때문에 우리의 대형 종합병원환경에서 환자가 스스로 자신의 존엄성과 의료진에 대한 존경을 계속 충분하게 유지하는 것은 힘들다. 환자들에게 훌륭한 이상적인 의사는 사무적인 태도로 공장의 효율을 유지하면서 여러 환자를 처리하는 병원이 원하는 성실성을 가진 모범 의사가 아니다. 환자의 불명확한 상황을 제대로 파악할 수 있도록 모든 정보를 제대로 이해하는 능력자이면서 환자가 나을 수 있도록 동정과 영감을 주는 조력자이자 힐러라는 두 가지 다른 역할을 해야 하는 것이다.

의료부권주의는 변혁을 저지하는 규제의 근거가 되고 있다. 환자가 의사의 판단에 모든 것을 위임한다는 것은 기존 의사의 업무 범위를 지켜야 한다는 주장의 강력한 근거가 되고 있으며, 건강관리 서비스를 통하여 충분히 환자들이 자기 힘으로 또는 간호사의 도움으로 스스로를 돌볼 수 있는 경우마저도 저지하고 있다. 이는 앞으로 기술 발전에 의해 정밀의학이 충분하게 구현되고 여러 형태의 의료 개혁이 일어날 때 불필요한 의사의 개입을 정당화하는 근거가 될 수 있다.

그동안 의료부권주의는 내 이름을 걸고 내게 기대되는 전문성의 발휘와 사회적 책무를 다하는 전문직업성의 대가로 기대되면서 의사들 권위의 근거가 되기도 했고, 환자의 권리를 협소하게 규정하기도 했다. 미국만 해도 1957년에야 외과의는 수술에 관한 모든 정보를 환자에게 공개하게 되었고, 신약이나 새로운 시술을 시험할 때는 충분한 설명을 거친 후 환자의 자발적 동의를 받는 것을 필수적으로 규정한 '사전통고승인(Informed consent)'이 미국의사협회인 AMA의 윤리강령에 나타나게 된다.[42] 이때만 해도 환자 권리에 대한 논의가 시작되었고, 임신중절은 불법이었고, 존엄사에 대한 논의는 막 시작하고 있었다.

그 후 이 윤리강령은 여러 번 개정되었다.[43] 지금은 상상하기 힘든 일이지만, 1960~1970년대까지 대개 미국에서는 암환자에게 암에 걸렸다고 알리지 않았고(이런다고 암이 어디 가는 것도 당연히 아니다), 우리나라에서도 필자가 의과대학을 다니기 전까지는 암환자에게 직접 암에 걸렸다고 말하지 않고 보호자에게만 말하는 경우도 있었다.

에릭 토폴(Eric Topol)은 미국의 심장내과 전문의이자, 여러 베스트

---

[42] American Medical Association, Principles of Medical Ethics, 1957. https://www.encyclopedia.com/science/encyclopedias-almanacs-transcripts-and-maps/principles-medical-ethics-1957

사전통고승인의 의무는 1947년의 뉘른베르크 의료윤리강령과 1964년 헬싱키 선언에서 제안된 윤리강령에서 기원한 것으로 알려졌다. 인체를 대상으로 한 실험들은 피험자가 실험의 목적과 절차를 이해해야 하며, 피험자의 의사에 의해 언제든 실험을 중단할 수 있다는 내용의 뉘른베르크 의료윤리강령은 제2차 세계대전 종전 후 뉘른베르크 전범재판 과정에서 드러난 나치독일이 행한 잔혹한 인체 실험들에 대한 충격에서 나온 것이다. 이때 미국도 사실 별 차이가 없던 것이, US 공중보건서비스(Public Health Service)와 미국 질병통제예방센터(Centers for Disease Control and Prevention) 같은 정부 기관에 의해서 1932년부터 1972년까지 40년간이나 터스키기(Tuskegee)에 사는 수백 명의 흑인 남성들이 매독에 걸렸다는 것을 통보받지 못하고 치료도 받지 못하면서 매독 질환의 경과를 관찰당한 사건이 있다. 그들의 가족들이 겪은 고통은 말할 나위도 없다.

[43] AMA 윤리강령의 세부 내용은 다음 링크에서 확인할 수 있다.
https://www.ama-assn.org/delivering-care/ethics/code-medical-ethics-overview

셀러들의 저자이기도 하다.[44] 그는 2012년 월스트리트 저널과의 인터뷰에서[45] 환자는 자신의 유전 정보를 의사를 거치지 않고 접할 수 있어야 하며, 의사를 거쳐서만 환자가 자신의 유전 정보를 접할 수 있어야 한다는 AMA의 주장은 의료부권주의에서 나온 시대착오적 발상이라고 비평한 적이 있다. 인터뷰 직후에 그는 AMA 부회장인 제임스 마데라 박사에게 항의 전화를 받게 되면서, 새삼 이 의료부권주의가 얼마나 뿌리 깊게 미국 임상의들의 의식에 박혀 있음을 확인했다고 한 적이 있다.[46]

미국의 경우에는 20세기 초반 플렉스너 보고서[47]에 의거한 대대적인 의과대학의 개혁 때 처음으로 전문직업성의 개념이 국가적으로 정립되어 수용되었다. 이때만 해도, 전문직업성은 의사의 이타심에 의한 사회봉사를 위한 자기 헌신과 상업성의 배척에 의해서 충분히 가능하다고 간주되었다.[48] 의사 스스로 정한 권위에 맞는 책임과 의무를 다하는 것으로 전문직업성은 충분히 인정되었던 것이다. 이후 자신들의 도

---

44 스크립스 중개의학연구소(Scripps Research Translational Institute)의 창설자이자 소장이었다. 본인의 심장내과 전공 외에도 *The creative destruction*(2011), *The patient will see you now*(2014), *Deep medicine: How Artificial Intelligence Can Make Healthcare Human Again*(2019)과 같이 미래의학의 양태를 예견하는 베스트셀러들의 저자이다.

45 R. Winslow, "The Wireless Revolution Hits Medicine", Wall Street Journal, February 14, 2013

46 *The patient will see you now*, p22에서

47 의학교육위원회(American Medical Association's Council on Medical Education)의 요청으로 카네기 재단(Carnegie Trust)의 후원을 받은 교육학자 에이브러햄 플렉스너(Abraham Flexner)가 발표한 플렉스터 보고서(Flexner report, Medical Education in the United States and Canada, 1910년)를 기반으로 의과대학의 수와 질 모두에서 대대적인 개혁에 나서게 된다. 미국은 건국 후부터 2019년까지 363개의 부실한 의과대학을 계속 폐교시켜왔다.

덕적 위상의 쇠퇴(바로 앞에서 설명한 몇 가지 예에서 보듯이)에 대한 의사들의 자성에 의한 오랜 노력 끝에 1980년대부터는 새로 정의되고 있는 중이다. 이는 미국만이 아니라, 유럽의 의료 선진국에서도 마찬가지로 탈권위적이고 환자의 이익을 보다 우선시하는 등 사회에 대한 책임과 의무를 충실히 수행함으로써 대중의 신뢰를 회복하려는 조직적인 노력이다.

여기에 그동안 의사 중심의 의료환경은 환자 중심, 의사 간 협업 및 다른 의료직종 종사자와의 협업 위주로 변하고 있다. 여기에 환자 진료 과정에서 의사의 이해상충(Conflicts of interest)[49]과 수련의의 삶의 균형을 위한 근무시간 제한[50] 및 거대화된 종합병원의 운영을 위한 근무환경 등의 변화에 의해 전문직업성은 대중의 신뢰를 새로운 방식으로 재획득해야만 하는 상황이 되었다.[51]

---

48 1925년 미국 작가인 싱클레어 루이스(Sinclair Lewis)가 그의 책 《애로스미스(Arrowsmith)》에서 의사 교육에는 성경, 셰익스피어의 책들과 그레이의 해부학 교과서 이 세 가지가 중요하다고 낭만적으로 기술한 것도 이런 맥락이다. 참고로 이 책은 총명함과 과학적 인식 그리고 난봉군 기까지 모두 가지고 반항적이면서 다소 모순되어 보이는 마틴 애로스미스(Martin Arrowsmith)라는 청년이 의사가 되면서 겪는 일대기이다. 1920년대에 마틴은 자신의 사생활과 의사직무 모두에서 지금도 어색하지 않을 정도의 여러 가지 이해상충을 겪으면서 실감나는 갈등을 한다. 특이한 점은 마틴은 사생활에서 분명 문제가 있었지만 단순한 임상의가 아니라, 의사과학자로서 인류에 대한 공헌을 꿈꾼다. 이 책은 플렉스너 보고서에서 분명 많은 영향을 받았으며, 당시 진로 갈등을 겪던 의대생들과 의사들에게 많은 영향을 준 것으로 알려져 있다.

49 이해상충은 예를 들어 제약회사에서 지불하는 인센티브, 근무하는 병원의 운영 정책, 본인의 연구를 위한 환자 정보 활용, 본인이 관련된 제약, 의료기기 개발 등과 관련된 자신이나 기관의 이익관계에 의해서 환자의 권리를 적절히 추구하지 못하는 것을 의미한다.

50 수련 과정 중에 흔한 저임금, 고강도의 노동을 제한하면서 삶의 질을 보장하기 위해서 주당 근무시간을 제한한다. 반면, 전통적인 수련 과정에서 당연시되던 초과 근무가 법적으로 제한됨으로써 수련교육의 질 저하 및 교육 모델의 변화가 당연시된다.

한국에서는 전문직업성이라는 개념이 2000년 의사들의 집단 파업 이후 비로소 거론되었는데, 의사의 기본권 혹은 진료권 능이 이에 상응하는 개념이다. 유감스럽게도 국가적인 논의 및 합의가 아직 되지 못하고 있으므로 그 개념을 모르는 사람들이 많다.[52] 이 말은 그동안 정부 정책의 옳고 그름을 떠나서, 한국에서는 아직 이런 조직적인 노력이 없었다는 것이다.

단언컨대, 전문직업성은 사회 구성원들의 동의를 전제로 신뢰성을 우선 인정받아야만 가능한 것이며, 여기에 필요한 권위는 전문가들 자신이 아니라 사회가 주는 것이다. 의술이 필수적이고 어려운 기술이자 학문이라고 해서 과거에 많이 익숙한 일방적 의사의 이미지는 대중이 더 이상 허용하지도 않거니와 이를 자성하며 비판하지 않는 한 계속 의사들에게는 업으로 남게 된다.

의사와 환자와의 관계가 절대로 갑과 을의 관계가 아님에도 그동안 고압적인 권위, 부패 등에 대한 전설적인 예들은 쉽게 찾아볼 수 있다. 필자가 의과대학생일 때만 해도 수련병원에서 환자와 보호자에게 반말을 당연시하며 촌지를 받던 교수들이 분명 있었다. 교수가 같은 직종의 종사자인 수련의들을 함부로 대하는 경우도 쉽게 볼 수 있었는데, 폭언이나 폭행은 절대 드문 편이 아니었다.

---

51 The Increasing Complexities of Professionalism. Academic Medicine, Vol.85, No.2 pp. 288~301 (2010)

52 그나마 대한의사협회의 주도로 출간된 '2014 한국의 의사상'이라는 연구자료가 있다. 한국의 의사가 전문직업인으로서 추구해야 할 가치와 역량을 '환자진료', '소통과 협력', '사회적 책무성', '전문직업성'과 '교육과 연구'라는 5가지 영역으로 나누어 분류한 것이다.

이렇게 되면 업무 수행을 위한 전문가 간의 수평관계에서도 군대처럼 상호 폭언이나 폭행이 가능하게 되고, 대중의 의사에 대한 신뢰성은 저하된다. 물론, 비슷한 시기의 타과의 대학원 교육과정 중 교수와 제자라는 갑과 을의 관계에서 폭행이나 폭언 같은 인권무시 및 교수채용에서 금품요구는 계속 있어 왔다. 때문에 이것은 우리 사회 전반의 위계적인 문화의 문제인 것이지, 의사들만의 문제는 절대 아니었다.

만약 대형 종합병원이라고 쓰고 회사라고 읽는다면, 그리고 예전에는 상업성의 배척이 전문직업성이라는 신뢰계약의 근간이었다고 생각하면 이윤을 중심으로 한 거대 종합병원의 운영은 의사 직종 전체에 대한 신뢰를 저해함을 이해하게 된다.

특히 한국에서는 대형 종합병원의 경영자와 근무자가 모두 의사인 경우가 많아서[53] 외부적으로는 직장인 대형 종합병원과 근무자인 봉직의와 개업의 간의 상호 구분이 잘 되지 않기 때문에 이러한 신뢰계약 관계는 더 큰 타격을 받을 수 있다.[54] 여기에는 '환자쏠림 현상'과 같이 대형 상급 종합병원으로의 환자 집중과 의원의 외래진료 기능의 약세 등에 의한 일반 의사들의 어려움까지 있다. 재벌기업은 욕을 먹어도 그 직원들이 욕을 먹지 않는 예를 생각해보자.

우리는 그동안 자신의 건강에 대해서는 큰 관심 없이 방치하거나

---

53 대통령자문 고령화 및 미래사회위원회, 《보건의료체계 개편방안》, 비공개 국정과제회의 보고, 2004
54 사회집단으로서의 의사에 대한 이해, 의료전문주의, 김용익(의료관리학교실) 강의자료, 2003

의료진에게 전적으로 일임해왔다. 하지만 이제 우리는 나날이 의료비용이 높아지고 새로운 질환과 만성질환의 위험이 커지는 지금에는 자기 몸의 상태를 이해하면서, 어떻게 관리해야 하는지를 능동적으로 결정하며, 질환을 예방할 수 있는 방법을 알아야 한다. 아울러 의사들은 전문가집단으로서 국민들에 신뢰를 받을 수 있는 모든 의무를 자신들이 하고 있다는 것이 잘 알려져야 한다.

환자와 의사의 관계는 한쪽이 더 이상 종속적인 관계가 아니다. 권위와 권력이 혼동되어온 한국에서 앞으로는 의료부권주의에서 유래한 자세들이 보이지 않기를 희망한다.

의료 개혁을 위한
착안점들

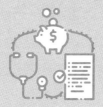

전문직업성의 성립 조건과 21세기에서 의미

앞으로 지역사회와 밀착하는 의사의 역할

의료전달체계를 탈중심화하는 방법들

진료보조인력의 활용: 의사 탈중심화를 위한 노력

전문직업성의 성립 조건과
21세기에서 의미

해방 후 일본인이 독점한 의학 분야에서 한국인들에게는 학문 향상의 기회가 주어지질 않아서 한국인 의사들이 개업의로서 사회적 사명을 망각하고 상업적 이익에 집중하고 있다는 박영서의 지적을 앞에서 소개한바 있다.

그런데 《차별 없는 평등의료를 지향하며》[1]를 보면, 일본에서는 개화기 때부터 지금까지 서민들을 위한 의료복지제도의 도입 과정이라는 100년을 훨씬 넘는 긴 세월 동안 일본 정부뿐만 아니라 자국 의사회들의 무관심과 반대가 얼마나 심각했는지, 그리고 일본 국민들의 고민까지 잘 살펴볼 수 있다. 일본은 제2차 세계대전 이후에야 기본권 보장

---

1 《차별 없는 평등의료를 지향하며》, 전일본민주외료기관연합회 50년의 역사, 전일본민주의료기관연합회 저(2011), 건강미디어협동조합

차원에서 의료 서비스를 제공하게 되고 건강보험제도를 개혁한다.[2]

일본의 경우만 봐도, 일본식 의학교육과 의료제도를 그대로 답습한 당시 한국인 의사들이 이익을 탐닉하는 이유가 학문적 기회의 부재 때문만은 아니라는 것을 알 수 있다. 사회보장 성격이 강한 의료 서비스 제공 과정에서 국가 지원 및 의료자원의 조정이 충분하지 못하면 국민 건강권이 위협받게 되는데, 여기에 상업적 이익에 치중된 의료행위와 정치적 결정까지 판을 쳐서 다시 건강권을 위협할 수 있다.

미국은 어떨까? OECD 가입국들 중 미국은 총 의료비용 중 민간 부담이 멕시코 다음으로 높은 나라다. 미국은 개인의 책임과 자유를 중요시하는 자유주의적 자본주의 원칙에서 건국한 나라이다. 자유주의적 자본주의가 원칙인 미국에서는 의료 서비스가 공공 서비스로 간주되지 않아 왔다. 자국 역사상 최초로 자유주의적 자본주의를 수정하는 노력들이 뉴딜정책에서 시도되었지만, 의료보험제도가 제외되는 바람에[3] 아직도 우리나라나 서구 선진국처럼 의료 서비스를 국민 기본권 보장을 위한 공공사업으로 간주하지 않는다. 때문에 오바마 케어의

---

2 日本 厚生省, 《厚生白書》, 平成 8年版, 1996
3 영화 〈식코〉가 말하지 않는 미국의 공공의료, 오마이뉴스, 2008년 8월 14일자
   From the New Deal to the New Healthcare: A New Deal Perspective on King v. Burwell and the
   Crusade Against the Affordable Care Act, UNIVERSITY OF MIAMI BUSINESS LAW REVIEW
   Vol. 23:317
   Soon or Later On: Franklin D. Roosevelt and National Health Insurance, 1933-1945, Presidential
   Studies Quarterly, Jun., 1999, Vol. 29, No. 2(Jun, 1999), pp. 336350

도입에도 불구하고 지금까지도 전 국민이 혜택을 받는 국가의료보험 제도가 없다. 이렇게 된 이유로는 당시 미국의사협회인 AMA의 철벽 로비가 큰 역할을 한 것으로 알려져 있다.

AMA는 1950년대에는 미국 내 전공의가 아닌 현역 의사들의 75% 정도를 회원으로 두었지만, 지금은 현역 의사들의 15% 정도만이 가입되어 있다.[4] 그래도 2010년 기준으로 아직도 10만 명 정도의 현역 의사들에 의과대학생과 전공의까지 합치면 21만 5,000명이 가입한 AMA의 어마어마한 영향력은 미국 내 보건정책을 좌지우지하고 있다.

AMA는 전 국민의료보험제도를 도입하려던 루스벨트 정부의 1938년의 의료 개혁만이 아니라, 뒤이은 트루먼 정부가 1948년에 시도한 의료 개혁을 격렬한 저항으로 좌초시켰다. AMA는 "의료 서비스의 비용은 수혜자인 개인 스스로 해결해야 하는 것이다. 국가가 세수로 운영해야 하는 공공의료는 자유경제사상과 시장원리에 입각하지 않은 공산주의국가에서나 실행하는 시스템이며, (미국에서는) 모스크바당 (소련 공산당) 추종자들이나 할 생각"이라는 강력한 로비를 주도하였다.

이 때문에 두 민주당 정권이 연달아 주도한 의료 개혁들은 2000년 우리나라에서 의약분업 때와는 비교가 불가할 정도의 격렬한 반대[5]와 의료보험의 비용 확보를 위한 증세에 대한 중산층 이상 계층과 대기업

---

4 R. Collier, "American Medical Association Membership Woes Continue", Canadian Medical Association Journal 183, no. 11 (2011): E713–E714

5 1935년 AMA의 공식 학술지인 Journal of the American Medical Association (JAMA)의 편집자인 모리스 피시베인(Morris Fishbein)은 공적보조를 받은 의료 서비스는 미국을 공산화하고, 정치인들과 정치 이슈에 의해서 좌우되는 나라로 전락할 것이라고 했다.

중심으로 조직된 노동조합들의 반대, 때마침 제2차 세계대전과 한국전쟁 등이 각각 두 정권 때 일어난 어려운 시기들과 맞물리면서 실패하게 된다.

결과적으로 AMA에 의한 마이클 샤디드와 같은 의료 개혁 운동가들에 대한 박해와 의료 개혁에 대한 저항과 이에 의한 국민의료보험 도입의 좌초[6]는 이후 민주당이 주도한 의료 개혁 시도도 오바마 정권 전까지 연달아 실패하면서, 미국에서 민간 의료보험이 계속 난립하게 된다. 그리고 국가가 전체 비용관리를 못하게 되면서 의료 시스템 운영이 고비용화가 되는 원인이 된 것이다.

이것은 매우 심각한 상황이었는데, 우리나라에서 국민의료보험이 정착하기 전에는 얼마나 병원에 가기가 힘들었는지를 확인해보면 된다.[7] 또한, 미국에서 의료 지출이 차지하는 규모는 천조국(千兆國)[8]이라 불릴 정도로 방대한 국방 예산의 무려 4배이자 교육예산의 3배

---

6 의사 기득권과 싸운 의사, 마이클 샤디드, 한겨레, 2020년 10월 31일자
   美 건보개혁 시도와 좌절의 역사, 연합뉴스, 2009년 9월 10일자
7 가천길의료재단 이길여 전 회장의 회고를 보면, 1960년대 말, 1970년대에 병원은 보증금을 받아야 환자를 입원시켰다. 돈 없는 환자가 야반도주하는 경우가 많아서였다. 1997년 보라매 병원에서 남편을 억지로 퇴원시켜 사망하게 하는 바람에 무려 7년간의 법적 공방을 거치면서 연명의료의 거센 논란을 일으킨 보호자도 가망 없는 환자에 대한 치료비를 감당하지 못하기 때문이라고 했다. 이때 담당 의료진들은 치료비가 없다면 환자상태가 안정되는 1, 2주 후에 야반도주하라고까지 권고했었다.
   "내 전 재산은 가천 가족과 사회의 것", 한겨레, 2010년 10월 11일자
8 미국의 연 국방비가 800조 원인데, 1,000조 원에 육박하다고 생긴 은어다. 전 세계 연 국방비 지출 순위 2~10위까지를 모두 합쳐야 미국의 연 국방비 지출액과 맞먹고, 국방비 액수만으로도 2020년 기준 우리나라 전체 국가 예산의 1.6배다.

건강의 비용

다. 미국 인구가 우리나라의 6.36배인데, 연 의료 지출만 우리나라 전체 연 예산의 6.4배이니, 우리와 같은 인구 규모라면 우리의 국가 예산과 같은 액수가 고스란히 의료비로 쓰이는 것이다.

국민의료보험이 실행 가능해지려면 최대한 국민 대다수를 가입자로 하면서 보험료를 분담해 비용부담을 경감해야 하고, 의료비용을 조정하려면 강력한 조정기구가 필요한데도 미국은 이 두 가지 모두에 국가 개입이 실패한 것이다. 이 때문에 미국은 오래전부터 GDP 비율로 볼 때 다른 나라들의 두 배가 되는 의료비용의 지출을 감수하고 있다.

계층 간의 갈등과 저항이 미국에서 국민의료보험 도입이 실패한 이유였는데, 이 중에서도 AMA의 개입은 자유주의적 자본주의 중심이라는 국가적 특수성을 감안하더라도 거시적인 사회적 책무를 다하지 못했다는 비난을 받을 수밖에 없다.

의업은 환자를 위하는 고귀한 사명이며, 이를 위하여 의사는 의사와 환자와의 관계에서 전권을 부여받으며 환자는 이에 복종(!)해야 한다는 의료부권주의가 1847년 AMA에 의해서 제정된 윤리강령에 분명하게 기술되어 있다. 이러한 의료부권주의의 기원은 무려 히포크라테스(B.C. 460~370)까지 거슬러 올라갈 수 있다. 히포크라테스의 선서에서 환자의 비밀을 지킨다는 말은 환자의 권리를 남으로부터 지킨다는 뜻이지만, 당시에는 환자에게도 환자가 알아야 할 사실을 알려주지 않아야 한다는 말이었다.[9]

히포크라테스는 왜 이렇게 말했을까? 의학이 발달하지 않은 시대에서 환자보다는 의사를 보호하기 위해서였다. 병이 잘 나으면 자신이

명의거나 신의 뜻인 것이고, 낫지 못하면 죄 많은 환자 탓이니 역시 신의 뜻이었다.[10]

"환자가 완쾌하면 의사가 자신의 의술 덕에 살았음을 주장하며 금품을 요구하고, 환자가 죽는다면 본래 환자의 명이 짧은 것을 탓하며 책임을 회피한다. 대명률에는 비록 용의살인(庸醫殺人)의 죄목이 있으나 거의 사용된 예가 없다." 이 말은 청나라 때 당시 의료사고를 비판한 내용이다.[11] 시대를 불문하고 비슷하지 않은가?

히포크라테스 이후 거의 2000년이 넘는 동안 환자들은 자신의 상태를 스스로 파악하기에는 철저하게 고립된 상태였다. 자신의 상태에 대해 납득이 가게 신뢰할 만한 정보를 얻을 수 있는 상대로는 처음에는 가까이 하기엔 너무나 멀리 있는 신의 의지를 대변하는 신관이, 기독교가 지배한 중세 시대에는 사제가 있었고 이들이 신의 의지를 대신하여 의사 역할을 하였다.

르네상스와 종교개혁 이후부터는 신관도 사제도 아닌 의사가 그 역할을 이어받게 된다. 이런 상태에서 약간의 과장을 하자면, 의사가 너의 병에 대해서 제일 잘 알고 있으니, 의사를 만난 것만으로도 감사해야 한다는 인식[12]이 적어도 서구에서는 생긴 것이다.

---

9 에릭 토폴의 *The patient will see you now*에서 인용함. 히포크라테스의 선서는 후대의 여러 사람이 가미한 내용이 많은 것으로 알려져 있다. 지금은 현대식으로 각색된 버전을 사용한다.

10 유발 하라리의 《21세기를 위한 21가지 제안》의 8장 '종교' 편에서도 비슷한 내용이 언급된다.

11 《청대 사회의 용의(庸醫) 문제 인식과 청말의 변화》, 최지희, Korean Journal of Medical History 28(1):191-238 (2019)에서 《姑妄言》(北京: 金城出版社, 2000) p.58을 재인용함.

12 M. Specter, "The Operator", New Yorker, February 4, 2013

다른 나라에서는 이런 의료부권주의가 인정되었을까? 당연히 예외도 있었다. 러시아는 10세기에 기독교가 전파되기 전까지 마녀나 주술사 같은 주술적 요소들이 강한 나라였고, 그 전통은 다른 서구 유럽과는 달리 훨씬 오랫동안 지속되었다. 러시아 자체가 피터 대제와 카트린 대제 이전에는 스스로가 유럽의 일부라는 인식이 없었던 나라다.

1483년부터 이반 3세(1440~1505)의 주치의였던 독일의사 안소니(Anthony)는 모스크바에 와 있던 타타르 왕자를 살리는 데 실패한다.[13] 당시 살인자는 망자의 가족들에게 처우를 맡기는 관습에 따라서 안소니는 타타르족에게 넘겨졌고, 그는 모스크바 강변에 끌려가 처형되었다.[14]

안소니가 처형된 사실은 모스크바에 있던 많은 외국인 장인들을 놀라게 했다. 이때 고국에 돌아가게 해달라고 애원했던 베네치아 건축가(의사가 아니라)인 아리스토틀 피오라벤티(Aristotle Fioraventi)에게 분노한 이반 3세는 그를 체포하고 전 재산을 몰수했다. 5년 뒤에는 베네치아에서 온 유대인 의사인 레오(Leo)가 피터 3세의 아들을 살리지 못하고 투옥되고 6주 뒤에 공개처형이 된다.

서구처럼 의사가 든든한 뒷배로 삼을만한 강력한 신의 존재가 없었던 동양권에서는 의사의 권위에 대해서 다소 과격한 방법을 써온 편

---

13 이때는 우리로 따지면 조선 초기이며, 중국은 명나라다. 이 당시부터 카트린 대제 전까지는 많은 유럽의 의사가 초빙되어 러시아에서 일했다. 피터 대제 때부터 자국 내에서 의학교육이 이루어졌는데, 처음에는 내국인보다는 러시아 내 외국인 자제 학생이 더 많았다.

14 (MOSCOW, 1897): MEDICINE. PAST AND PRESENT, IN RUSSIA The Lancet Volume 150, Issue 3858, 7 August 1897, Pages 343-374

이다. 조선시대에 왕이나 왕족이 의료사고로 죽었을 때는 책임자의 관직을 박탈하거나 처형했다.[15] 중국에서는 위나라의 왕 조조에게 당시로서는 혁신적인 개념인 뇌수술을 권유하다가 암살 의도로 의심받고 처형당한 화타(145?~208?)의 이야기가《삼국지연의》와《삼국지》에 나온다.[16] 송(宋), 원(元)대는 비교적 국가가 적극적으로 의료 정책과 의료인 육성에 개입하는 편이었는데, 명나라 중기 이후부터 국가의 개입은 급감하면서 의료사고가 급증하게 된다.[17]

명을 이은 청나라 때에는 의학 이론의 이해와 임상 경험이 부족한데도 자칭 의사가 되는 자들이 급증하고[18] 의료사고가 급격히 증가하면서 의사들에 대한 불신과 사회문제로까지 번지게 된다. 이때 사회적분위기는 의외로 온건한 편이어서 보통 금전 배상으로 해결되었고, 의

---

15 [뉴스 속의 한국사] 인조, 아들 죽어도 의사 죄 묻지 않자 독살설 퍼졌어요, 조선멤버스 신문은 선생님, 2018년 11월 7일자
《조선왕조 건강실록》, 트로이목마(2017). 승정원일기를 근거로 조선왕조의 의료사고들을 분석한 책이다. 조선시대에 대통령비서실에 해당하는 기관이 승정원인데, 여기서 왕이나 부서들간에 오고 간 일들을 모두 기록한 것을 승정원일기라 부른다.

16 나관중의 소설인《삼국지연의》가 아니라, 서진의 진수(233~297)가 쓰고 정사로 간주되는《삼국지》에서는 화타가 조조의 호출을 거부한 괘씸죄(불충죄)로 처형된 것으로 나온다. 양쪽 모두에서 조조의 병은 두통으로 소개된다.

17 《청대 사회의 용의(庸醫) 문제 인식과 청말의 변화》, 최지희, Korean Journal of Medical History 28(1):191-238, 2019

18 무속신앙부터 포함해서 의사의 질적 편차가 너무 많았다. 이렇게 된 이유로는 당시 중앙의 의관(醫官)을 선발하는 시험은 있었으나 그 외의 의사들의 자격은 국가 차원에서 검증하지 않았고, 쉽고 저렴한 의학 자습서가 출판되어 판매되는 가운데 과거에서 낙방하거나 장사를 하기에 자본이 부족한 사람들이 먹고 살기 위해 의업을 선택했기 때문이다.
Che-chia, Chang, "The Therapeutic Tug of War-The Imperial Physician-patient Relationship in the Era of Empress Dowager Cixi(1874-1908)", Ph.D dissertation, University of Pennsylvania

건강의 비용

사가 사망에 대한 전적인 책임을 지거나 처형되는 경우는 없었던 것으로 알려진다.[19] 정규적인 의사교육제도가 충분하지 않아 돌팔이가 난무하는 상황이었지만, 의외로 소비자인 환자나 보호자가 의사를 잘못 고른 책임도 있다는 인식이 있었기 때문이었다.

지금의 중국은 의료사고가 발생하면 우리보다 훨씬 과격한 방법으로 분쟁을 해결하는 경우가 많다. 우리처럼 병원에서 시위하는 정도가 아니라, 병원을 방화하거나 의사를 살해하는 경우도 보도된다.[20] 참고로 지금 우리나라는 의사의 면허 자체는 한 가지인데, 중국은 양의만 따져도 5가지 단계가 있다. 그만큼 중국 내 의사들의 질적 격차는 크다.[21]

20세기 초부터 의학이 기술적으로도 과학적으로도 급속하게 발전하게 되었는데, 히포크라테스가 남긴 의료부권주의는 AMA가 제정한 윤리강령으로 연결되면서 서구 의학이 중심이 된 한국의 현대의학사에서 지속되게 된다. 우리나라에서는 의료사고가 많았던 무속신앙과 한의학 대비 효과가 확실했던 수술과 항생제라는 신기술과 적정 수준 이상의 의사를 확실하게 배출하는 의과대학으로 대표되는 양의학의 위력 덕분에 의료부권주의는 사회적 공감을 얻게 된다.

하지만 그럼에도 현재 미국의 공공의료기관의 비중은 한국보다 월

---

19 《청대 사회의 용의(庸醫) 문제 인식과 청말의 변화》, 최지희, Korean Journal of Medical History 28(1):191-238, 2019

20 의료인 안전: 중국, 법으로 '의사 지키기'에 나선다, BBC Korea, 2019년 12월 30일

21 의료 서비스 중국 진출 현황 분석 및 맞춤형 진출 전략 연구, 보건산업진흥원, 2013

등하게 높고,[22] 1965년에 비로소 도입된 국가가 관리하는 공공보험인 메디케이드(주정부가 주관하는 저소득층 의료부조, 전 인구의 12% 정도가 대상이다)와 메디케어(연방정부가 수행하는 저소득 노년층을 위한 의료사회보장제도, 65세 이상 노인인구의 30%가 전면 혜택을 받고 있다)에 의한 보험 보장률도 우리보다 높다.

이것은 세수에 의한 천문학적인 비용조달과 면밀한 관리에 의해 가능하게 된 것이다. 국내 건강보험 보장률은 2017년에 62.7%, 2020년도에 65.3%였으며, 이에 대한 정부 부담률은 2017년에는 전체 보건의료 관련 비용의 54%(OECD 가입국 평균은 72%)이며, 다른 46%는 대부분이 환자 부담금인 민간 부담이다.

이러한 예들 외에도 일본에서 의사들의 이익에 반하고 국가가 소홀하게 대한 국민건강의 보장을 위해 자생적으로 발생해온 지역의료조합(지역사회 협동조합이 운영하는 진료소나 병원)들이 겪은 수모[23]나 미국에서 지역의료조합을 제창한 마이클 샤디드(Michael Shadid)가 겪은 박해[26]는 의료 서비스의 형성과 제공 과정 모두에서 국가의 적절한 개입

---

22 한국의 공공의료의 양적인 현황은 참 암울하다. 미국은 21%의 병상 수가, 한국은 8.9%밖에 되지 않는다. 의료기관 수로는 미국은 거의 30%가, 한국은 6% 정도다. 전체 의료기관 수의 94%와 병상 수의 88/91.1%, 2020년 중반 기준으로 42개 상급 종합병원 중 31개를 민간이 운영한다. 다만, 미국은 전체 병상 수가 한국보다 현저히 낮기에, 공공병상의 절대 수는 한국보다 적다.
공공의료기관 비중 매년 줄어…10년 전 6.3%에서 지금은 5.1%로↓, 마인드포스트, 2020년 10월 8일자
한국, 공공의료 병상 수 OECD 최하위권 민간 비중 높은 미국에도 뒤져…절반 수준, 한겨레, 2013년 4월 8일
23 《차별 없는 평등의료를 지향하며》, 전일본민주의료기관연합회 50년의 역사, 전일본민주의료기관연합회 저(2011), 건강미디어협동조합

과 조정, 그리고 의사집단의 사회적 책임과 의무에 대한 인식이 얼마나 중요한 역할을 하는지를 의미한다.

일본, 미국과 중앙아시아의 예에서 보았듯이, 의사집단이 사회적으로 기대되는 책임과 의무를 항상 자발적으로 먼저 중요시하는 경우를 보기는 힘들다. 2003년 미국에서 항암제 사용률을 줄이고 과도한 의료비 지출을 억제하기 위해서 메디케어 관련 법안이 변경되면서 2005년부터 일부 항암 치료제에 대한 보조금이 2005년부터 줄어들게 되었다. 이때 폐암 치료에 쓰이는 보다 저렴한 파클리탁셀(paclitaxel)이란 약제의 경우 보조금은 10분의 1로 줄어 225달러로 감소되었는데, 유사한 항암제인 도세탁셀(docetaxel)은 매달 2,500달러가 유지되었다. 그런데 정작 항암제 사용률은 2005년부터 감소가 아니라 오히려 증가하였으며, 파클리탁셀 대신 도세탁셀의 사용이 급격하게 증가하였음이 밝혀지게 된다.[25]

미국의 종양내과 의사는 수입의 상당 부분을 약 처방에서 벌어들이게 되는데, 이윤을 남기기 위해서 파클리탁셀 대신 도세탁셀 처방이 급증하게 된 것이다. 실제, 환자의 예후에 미치는 영향을 떠나서 자기 이윤을 위해서 처방을 변경하거나 이를 환자에게 설명하지 않는 진료 행위 및 대체약품이 있음에도 고가 마진의 약제를 처방하여 메디케어

---

24 오클라호마주 의사회는 그의 의사면허를 취소하려 했고, 미국의사협회는 지역의료조합에서 의료행위를 비윤리적이라고 비난했다. 의사 기득권과 싸운 의사, 마이클 샤디드, 한겨레, 2020년 10월 31일자

25 How Medicare's Payment Cuts For Cancer Chemotherapy Drugs Changed Patterns Of Treatment. HEALTH AFFAIRS 29, NO. 7 (2010): 1391-1399

재정에 부담을 주는 행위는 도덕적으로 심각한 비난을 받게 되었다.

이처럼, 서구 선진국의 의사들 경우에 전문직업성은 독특하고 오래된 (개인적이고 상호존중적이라는) 그들의 문화적 배경이 있기에 자연적으로 가능해진 것이 아니라, 그들의 민주주의가 선조들의 피를 먹고 자랐듯이[26] 현대의학의 발달 과정에서 수많은 사회적 비판과 자성 등에 의해 적절하게 타협되어서 사회적으로 용인되고 있는 현재 진행형 산물[27]인 것이다.

우리나라에서 이와 유사한 문제를 일으킬 수 있는 것들이 비급여 항목이며, 필요 이상의 과다한 검사비의 청구들이다. 정해진 수가에 의해 의료비용이 건강보험에서 분담되는 급여 항목에 비해, 전적으로 환자 부담인 비급여 항목들은 한정된 건강보험 재원에 의해 낮은 급여수가를 감안하여 의원과 병원들이 적절한 이윤을 추구할 수 있도록 마련된 것이다. 지금 의료기관별로 비급여 항목에 대한 비용이 일관되지 않는데, 공개되는 가격들이 환자로서는 쉽게 찾기도, 이용하기 힘든 상황이라는 점은 아직은 분명 심각한 문제다.[28]

환자에게 현명한 선택의 기회는 당연한 권리인데, 급여 항목에 대

---

[26] 자유의 나무는 때때로 애국자들과 압제자들의 피로 새롭게 되어야만 한다. The tree of liberty must be refreshed from time to time with the blood of patriots and tyrants. 〈토머스 제퍼슨: 독립선언문〉에 나온 말이다.

[27] The Increasing Complexities of Professionalism. Academic Medicine, Vol.85, No.2 pp. 288-301, 2010

[28] 수백 배 격차 '고무줄' 비급여진료비…'반쪽' 공개에 환자 불편(종합), 매일경제, 2022년 3월 13일자

건강의 비용

한 선택이 가능한 상황에서 비급여 진료의 강요 및 과다한 검사들이 시행된다면 이 부분 역시 도덕적인 비난을 분명 받을 수 있다.[29] 예컨대, 고가의 비급여 항목인 로봇수술로 전립선암을 수술하는 경우는 상급 종합병원과 국립대학병원 35개 곳에서의 비용 차이가 최대 650만 원까지 나는 것으로 밝혀졌다.[30] 또한, 국공립병원보다 민간병원에서 비급여 진료량이 훨씬 높은 것이 알려졌다. 서울대학교병원은 비급여 진료 비중이 8.3%였는데, 서울대학교병원을 기준으로 볼때 압도적으로 높은 비급여 진료 비중을 보이는 다수의 병원은 민간 병원들이다. 때문에 과잉 비급여에 의한 거품이 우려되었다.[31]

국민건강보험공단의 '2014년도 건강보험환자 진료비 실태조사'에 따르면, 고액 진료의 대부분이 비급여 의료행위에 집중되어 있으며, 동일 진료 간에도 병원별 가격 차이가 평균 7.5배이고 최대 17.5배에 이른다. 이는 비급여 의료기술의 비용효과성 검증과 급여 여부 검토, 관련 정보 공개 등 비급여 의료기술에 대한 근본적 관리 기전이 없다는 점을 보여 주는 증거로 판단되었다.

과도한 검사비가 청구되는 이유는 고도로 분업화되고 상업화된 대

---

29 비급여 공개, '명확한 행위정의' 없으면 국민혼란만, KMA 의료정책연구소, 2017년 6월 15일자
비급여 진료비 천차만별…김선민 "관리·감독 진행", 데일리팜, 2020년 10월 20일자
30 몇 안 남은 비급여 'MRI검사' '로봇수술' 비용 천차만별, 메디칼타임즈, 2019년 10월 10일자
최고가는 동아대병원에서 1,350만 원으로, 최저가는 충북대학병원에서 700만 원이었다(의료기술의 평가와 급여 결정 방향, 보건복지포럼(2017년 6월) 자료를 인용함).
31 공공병원보다 비싸면 '거품'?…빅5 중 비급여 비중 높은 곳 '여기', 청년의사, 2021년 11월 17일자
상급종병 환자 1인당 이익 → 급여 61만원·비급여 116만원, 데일리메디, 2020년 12월 28일자

형 종합병원에서 다수의 검사들을 시행하여 빠른 시간에 진단 및 치료를 완료하려는 목적 외에도, 다른 병원을 거쳐온 환자들이 의료연계가 되지 않아 불필요하거나 중복된 검사들을 받게 되고, 간혹은 병원 수익을 위해서 강요도 되기 때문이다.

지금 많은 시민단체와 정부조직들의 관심과 이해가 의료전달체계에 걸려 있는데, 우리나라에는 미국의 AMA에 해당하는 대한의사협회(Korean Medical Association, KMA)가 있다.

한국에서 전문직업성에 대한 대표적인 노력으로는 대한의사협회의 주도로 연구된 '2014 한국의 의사상'이라는 자료가 있다. 한국의 의사가 전문직업인으로서 추구해야 할 가치와 역량을 '환자진료', '소통과 협력', '사회적 책무성', '전문직업성'과 '교육과 연구'라는 5가지 영역으로 나누어 분류한 것이다. '2014 한국의 의사상' 중 이 부분에 대한 해설을 전문 인용하고자 한다.

환자진료에서는 '의사는 환자 진료를 위한 전문적인 지식과 임상술기 능력을 갖추어야 하며, 개별 환자의 건강 증진과 안전을 최우선으로 하는 의학적 판단과 임상적 결정을 내릴 수 있어야 한다. 진료는 한국의 의료체계에 대한 이해를 바탕으로 환자 및 사회와의 상호 신뢰와 소통 가운데 근거중심적(Evidence based)[32]으로 이루어져야 한다. 또한

---

32 근거중심의학은 개별 환자 진료 과정에서 판단과 결정을 내려야 할 때 현존하는 가장 좋은 증거들을 양심적이고 명확하고 사려 깊게 사용하는 것이다.

건강의 비용

의사는 전문인으로서의 역량과 태도를 유지하기 위하여 평생 전문직업성 개발[33]에 힘써야 한다'고 나와 있다.

소통과 협력에 대한 해설을 인용하자면, '의사는 환자나 보호자와 원활하게 소통해야 한다. 이를 바탕으로 좋은 환자-의사 관계가 성립될 수 있으며 진단이나 치료의 결정 과정에 환자의 적극적인 협력을 이끌어낼 수 있다. 또한 의료진의 일원으로서 원활한 소통과 협력으로 최선의 진료 결과를 달성하고 진료 과정에서 발생할 수 있는 잠재적 위험을 최소화함으로써 환자 안전을 극대화해야 한다'고 나와 있다.

사회적 책무성의 해설을 인용하자면, '의사는 환자의 건강 증진뿐만 아니라 사회 전체의 보건향상에 대해 책임이 있음을 인식해야 한다. 의사는 지역사회의 건강 증진 및 보건과 관련된 정보와 해결 방안에 대한 전문적인 식견을 제공해야 한다. 또한 의사는 보건의료 제도를 이해하고 한정된 의료 자원을 고려하여 정책과 관련된 의사결정 과정에서 적극적인 역할을 수행해야 한다. 의사는 국내외의 재난재해로 피해를 입은 지역 주민의 건강 수호 활동에 적극적으로 참여해야 한다. 또한 국제 보건의료 문제를 이해하고 이를 해결하기 위한 국제 사업에 능동적으로 참여해야 한다'로 나와 있다.

전문직업성의 해설을 인용하자면, '의사의 전문직업성은 직무 윤리

---

33 평생 전문직업성 개발은 Continuing Professional Development(CPD)를 의미한다. 수련이 끝난 의사를 대상으로 하는 평생교육(Continuous Medical Education, CME)이 의학의 전문 지식이나 술기 영역을 강조하는 것에 비해, CPD는 전문직업인으로서의 자질이나 태도 및 사회적 책무 등을 익히고 유지하기 위한 교육이나 훈련 활동에 참여해야 하는 더 확장된 영역을 가진다.

에 기초한 전문적 판단의 자율성, 진료를 위한 적절한 태도(환자-의사관계에서 직무상의 범위 및 이해상충), 그리고 진정성과 이타성의 덕목을 갖추는 것을 의미한다. 의사는 전문직업성에 입각하여 사회와의 암묵적인 계약을 바탕으로 사회로부터 면허를 부여받게 되므로, 전문직업성을 개발하고 직종 주도의 자율규제 권한을 확보하기 위해 지속적으로 노력해야 한다'로 설명되어 있다.

마지막으로 교육과 연구에서는 '의사는 평생 학습의 필요성을 인식하여 지속적으로 새로운 의학 지식을 습득하고 진료에 적용하여 해석하고 평가[34] 할 수 있어야 하며, 교육자로서 환자, 보호자, 보건의료인, 일반인 등을 대상으로 교육할 수 있어야 한다. 또한 의사는 의학 연구에 대한 이해와 기본적인 연구 능력을 갖추어야 하며 연구수행과정에서 발생할 수 있는 위험성을 최소화하기 위해 노력하고, 인간을 대상으로 하는 연구 등에 관련된 국내외 연구윤리 관련 규정과 지침을 숙지하고 준수해야 한다'고 되어 있다.

플렉스너 시대에 개혁이 일어날 때만 해도, 전문직업성은 대중에 대한 봉사를 위한 의사의 이타심에 의한 자기헌신과 상업성의 배척에 의해서 가능하다고 간주되었다고 소개했다. '2014 한국의 의사상'에서 전문직업성에 대한 논의는 플렉스너 시대에 의사 개인적인 수행이 기

---

34 의학의 세부 분야별(기초의학, 임상의학, 의인문학 등)로 지식, 기술, 태도의 영역에 대하여 최신 경향과 흐름을 이해하고 학습하는 것을 의미한다.

대되던 이타심에 의한 자기헌신 등의 개념들에서 크게 벗어나지 못하며, 사회적 책무성과 전문직업성을 보면 의료기관을 포함한 의료전달시스템 및 사회문제들을 개혁하려는 구체적이고 강한 의지가 아직 부족한 편이 아닌가 한다.

우리나라에서는 이나마 아직은 전문직업성의 초기 단계에 머무는 정도의 개념이며, 의사들만이 아니라 사회적인 공인을 받지 못한 것이며, 이를 강제할 방법도 없다. 존중은 노력으로 쟁취해내야 하는 것이다. 우리와는 문화와 의료 상황이 분명 다르지만, 서구 선진국에서 의사의 진료에 대한 자율권, 환자와의 이해상충, 근무시간 제한, 경영이익 중심의 병원 운영, 전문적 지식, 삶의 질, 사회헌신, 다른 의사 및 의료종사자들과의 협력 중요성 및 의대생과 의료인에 대한 최적의 교육모델 등 서로 보완 또는 상충하는 여러 인자를 연구하여, 현실적인 신뢰계약관계를 그래도 소속 사회로부터 지속적으로 이끌어내고 있는 것[35]과는 대조적인 현실이다.

결론적으로, 한국 의학계는 첨단의료기술의 획득 및 운영에는 큰 성공을 거두었고, 여러 제한된 상황에서도 높은 수준의 의료를 국민에게 분명 제공하고 있지만, 그 운영철학 및 위상은 아직 더 발전할 수 있

---

35 The Increasing Complexities of Professionalism. Academic Medicine, Vol.85, No.2 pp288~301 (2010)

백한주 교수의 신의료전문가주의, 'Journal of Rheumatic Diseases Vol. 19, No. 6, pp 316-325(2012)

EDUCATING PHYSICIANS: A Call for Reform of Medical School and Residency(2010)

는 단계로 생각된다. 한국의 의사들이라는 전문가 집단은 사회적으로 봉사하고 인정받을 수 있는 책임과 의무의 구체적인 실천을 위한 고민이 더 필요해 보인다. 한국에서 의사들에 의한 직업전문성의 형성은 분명 뒤늦었고, 앞으로 많은 시간과 시행착오가 예상되고 있다.

분명 사회적 책무성과 전문직업성만으로는 모든 문제를 해결할 수 없지만, 이는 우리의 의료 시스템을 제대로 된 궤도로 돌려보낼 수 있는 국민적 합의를 위하여 의사들 스스로가 시작할 수 있는 첫 발걸음이며, 앞으로 계속 많은 고충을 요구할 것이다. 이를 바탕으로 한 의사들에 의한 보다 조직적이며 스스로를 채찍질하는 의료 개혁을 위한 노력의 시작이 필요해 보인다.

앞으로 지역사회와 밀착하는
의사의 역할

의료는 국민복지의 일환으로써 국가가 그 비용을 상당하게 부담하는데 소득 수준이 높아지거나 국가가 그 비용을 부담할 때는 그 수요가 급증하는 사치재의 성격을 모두 가지고 있다. 예전에는 병원에 가지 않을 경증 증세에도 이제는 쉽게 병원을 가게 되고, 의료 서비스 공급자인 병원에서도 필요 이상의 고가 서비스를 제공할 수 있다는 말이다.

지금까지 일반적으로 의사의 업무는 병을 치료하는 것이지, 사람들의 건강을 유지해준다고 생각하지는 않았으니 수익은 아픈 병을 치료하는 진료비에서만 나온다. '3분 또는 5분 진료'라는 말이 있다. 의사가 시간을 들여서 환자를 제대로 진료하려고 하면, 현 건강보험 수가체계에서는 자신의 수익을 깎아 먹는 일이 된다.

지금 그리고 앞으로도 환자를 돌보는 의사의 역할 자체가 새롭게 변하고 있다. 현대사회에서 만성질환과 고령인구의 증가와 고가의 신의료기술 도입 등 여러 원인에 의해 계속 치솟는 의료비용의 과도한 부담은 의료비용을 합리적으로 조정하기 위한 극적인 의료 변혁들을 계속 예견하고 있다.

현재 코로나-19에 의해서 그 위험성이 강렬하게 각인되는 여러 감염병의 경우, 환경의 보전과 초기 방역 사업 등 예방 사업에 필요한 예산은 대규모 유행이 발생한 뒤 수습에 쓰이는 비용의 일부분이면 되는데, 그나마도 충분하게 지출되지 않는다.[36] 이제는 지역사회 내 구성원들의 건강을 유지하고, 발생한 만성질환들의 관리를 가능하게 하는 의료모델들이 제시되고 있다. 이러한 전환이 필요한 이유는 질환은 생긴 뒤에 치료하는 것보다 미리 예방하고 증상이 악화되지 않게 관리하는 것이 환자의 안녕만이 아니라 국가 재정에도 훨씬 이득이기 때문이다.

미국처럼 천문학적인 의료비용의 감당이라는 부담이 지금 한국에는 없더라도, 2025년부터 도래할 것으로 예상되는 초고령사회로 인한 재정 위기는 앞으로 의료 개혁의 중요한 동기가 될 것이다. 엉뚱하게도 세계 1위를 기록할 정도로 폭발적인 고령인구 증가는 우리나라의 의료비용 역시 폭발적으로 증가할 것이 예견된다. 2019년에는 노인의료비용은 35조 8,247억 원이었는데, 앞으로 2025년에는 58조 원, 2035년에 123조 288억 원까지 급증할 것으로 추산되고 있다.[37] 이게

---

36 Jonathan D. Quick & Bronwyn Fryer. *The end of epidemics*, 《이것이 우리의 마지막 팬데믹이 되려면》이라는 제목의 한글판이 동녘사이언스에서 2020년 발행되었다.

건강의 비용

어느 정도 규모냐면 사상 최대의 예산 편성이라는 2022년 국가 총지출 확정액이 607조 7,000억 원이다. 한편, 2021년 비급여 항목이 포함하지 않은 전 국민의 급여 의료비만 해도 총 95조 4,000여억 원이다. 2020년 대비 무려 10.2% 늘었고, 2022년에는 100조 원을 넘을 것으로 보인다. 2022년 직장가입자를 기준, 최대 상한 보험료는 연간 1,096만 650원, 하한은 1만 9,550원으로 무려 560배 차이가 난다. 어느덧 건강보험은 이제 제일 무거운 세금이 되어가고 있는 것이다. 박근혜 정부(2013~2017년) 4년간 건강보험료율은 3.9% 올랐고, 문재인 정부(2017~2022년) 5년간의 기간에는 14.2%나 올랐다.[38] 지금처럼 아슬아슬한 균형 위에 놓인 자유방임적인 의료기관 간의 경쟁과 의료비 낭비를 더 이상 놔둬서는 안 되는 것이다.

앞으로는 많은 의사가 자신의 진료실이나 수술장, 병동에서만 일하는 것이 아니라, 지역사회 보건의료사업의 수행에서 중심적인 능동적인 역할을 하게 될 것이다. 환자의 병만을 치료하는 것이 아니라, 지역 주민들의 건강을 유지하는 성과에 따라서도 합당한 수익을 얻게 될 것이다.

2012년 대법원 판례에서 의료행위는 '의학적 전문지식을 기초로 하는 경험과 기능으로 진찰과 검안, 처방, 투약 또는 외과적 시술을 시

---

37 "초고령사회 예상 2025년 노인진료비 58조 원…8년 새 83%↑", 연합뉴스, 2019년 10월 6일자 '노인 진료비 중장기 추계' 자료(건강보험공단)에서 인용함

38 유리지갑의 '건보료 설움'… 월급 7% 떼이는 시대, 조선일보, 2022년 8월 26일자

행해야 하는 질병의 예방 또는 치료행위 이외에도 의료인이 행하지 않으면 보건위생상 위해가 발생할 수 있는 행위'로 정의하였다.

한국에서는 이 의료인의 업무 범위에 대한 정의가 상당히 모호한 상태인데, 의사들의 권한을 다른 의료인들에게 위임하는 경우는 반드시 의사의 관리, 감독이 전제되고 있다. 특히 개원의들은 의사의 권한 위임이 자신의 수입뿐 아니라, 무면허 진료의 위험성까지 연결되기 때문에 강하게 반대 입장이다. 의사들 간의 수평적 협업만이 중요한 것이 아니라, 기존에 의사만이 하고 있는 업무 중 일부는 다른 의료인들이나 환자들에게 이양되어야 한다. 간단한 시술 및 진단 등은 위임해도 의사가 자신의 전문성에 의거한 업무를 충분히 할 수 있도록 의사의 업무 범위가 앞으로는 재조정되어야 한다.

지역사회 1차 진료의 문지기이어야 할 의원과 소형 병원의 개업의들이 맡아야 할 것으로 보이는 업무는 1) 주로 급성질환인 정밀의료 영역에 속한 질환들에 대한 간단한 진단과 치료, 2) 만성질환자의 지속적 관리, 3) 정기 건강검진 및 예방, 4) 적합한 전문의에게 의뢰되어야 하는 직관적 의학 영역에 속하는 질환 여부의 확인이다. 의료기술과 정보산업기술의 발전에 따라서 기존의 일반 종합병원에서 가능한 많은 업무가 앞으로 개원가에서도 가능하게 되면, 개원의들에게는 자기 영역을 확장할 수 있는 새로운 기회로 작용할 것이다.

이렇게 병원의 기능이 명확하게 정립되면서 분산화가 되면, 지금처럼 병원의 경영자와 환자를 돌보는 의사들 간의 구분이 되지 않는 일도 사라질 것이며, 기존의 환자가 의사를 찾아오는 비즈니스 모델에서

건강의 비용

의사가 환자를 찾으면서 능동적으로 관리하는 비즈니스 모델로 전환될 것이다.

여러 가지 이유로 병원이 욕먹는 일들이 생기는데, 아직도 우리나라에서 의사가 병원 자체를 대변하는 경향이 강해서 의사가 여기에 같이 포함되는 경우가 더러 있다. 하지만 환자를 돌보는 의사의 신분은 자신의 의원이나 병원을 소유하는 경영자뿐만 아니라, 남의 병원에서 일하는 봉직의일 수도 있다. 현재 거의 10만 명에 달하는 활동의사 중 6만여 명이 의원이 아닌 병원 형태의 의료기관에서 피고용인으로 근무하고 있다.[39] 2017년에는 2만 1,915명의 의사가 43개 상급 종합병원에서 근무하는 것으로 파악되었다.

이처럼 생각보다 많은 수의 의사가 병원에 고용되어 일하는 종업원(봉직의)들이고 이들의 입장은 회사(병원) 운영지침을 따라가는 것이다. 당연히, 의원의 경영자인 개업의, 병원의 경영자와 병원에 고용된 봉직의의 입장은 다 다를 수밖에 없는데, 국민들은 대개 의사들은 개업의와 봉직의의 구분이 없이 단순하게 같은 입장을 취하는 것으로 생각한다. 때문에 거의 60%의 의사들이 개원가가 아닌 종합병원의 피고용인으로 근무하는데, 종합병원이라는 기업을 중심으로 벌어지는 여러 사회 문제의 비난과 책임 추궁은 고용인이나 경영진이 아니라 엉뚱하게도 피고용인들인 봉직의들에게 돌아가고 있는 상황이다.

---

39 활동 의사 9만 8,000명…5명 중 2명은 '개원', 메디칼업저버, 2018년 3월 13일자

의사 중심으로 이루어지는 현 의료체계를 유지하는 비용은 전 세계적으로 폭발적으로 증가하고 있다. 대형 종합병원들은 환자를 위한 가치가 아니라 병원 수익을 위한 효율성을 추구하면서 수익을 창출하기 위해서 과도하게 몸집을 부풀려왔다. 대형 종합병원에 경증 및 일반 환자까지 집중되면서 중증 환자의 접근성 저하뿐만 아니라 모든 환자가 정작 필요한 가치를 제때 적절한 가격으로 창출하는 데 효율적이지도 못하면서, 병원 감염과 오진 등 위험 리스크가 증가하고 있다.

저수가 위주의 건강보험 체제에서 몸집을 부풀려온 대형 종합병원은 앞으로는 그 규모와 수 모두가 줄게 되면서 의사를 교육하는 규모가 큰 대학병원들을 중심으로 의과학 연구 및 중증질환의 진료가 집중될 것으로 생각된다. 지금도 대학병원의 교수들에게 의과학의 연구는 필수적으로 요구되고 있는데, 앞으로는 전체 의사 중 소수를 차지하는 대학교수들에게 이에 대한 기대 및 연구 여건이 더욱 집중화될 것이다.

지금은 명맥이 겨우 유지되고 있는 의료전달체계가 정비되면서 대표적 대학병원들을 중심으로 의과학 연구와 중증질환의 집중적 관리가 이루어지는 것이다. 또한 지역 내 병원과 의원에서는 지금보다 훨씬 지역사회에 밀착된 보건의료사업의 수행이 이루어질 것이며, 훨씬 더 정교하고 폭넓은 진료업무들의 수행이 가능해질 것으로 예상된다. 앞으로 의사들의 역할에는 자기 진료실에서 아픈 환자만을 돌보는 것이 아니라, 국민들의 건강을 보존하고 유지하는 지역사회의 여러 사업에 적극적 참여가 요구될 것이다.

의료전달체계를
탈중심화하는 방법들

파괴적 의료 혁신에서 말하는 새로운 비즈니스 모델들

한국 의료계에서 파괴적 의료 혁신이라는 개념은 2010년대 초반에 엄청난 반응을 일으켰지만, 다른 여러 이슈들에 곧 파묻혔다. 사람들의 관심을 계속 끌 만큼 금방 실현될 가능성이 의료계에서는 아직 보이지 않던 이론적인 전망의 한계였다. 하지만 시대를 앞서가 잊힌 듯한 유행이나 이론이 다시 돌아오는 것은 그리 드문 일이 아니다.[40] 크리스텐슨 교수는 2020년 작고하기 전에, 자신의 이론을 다시 리뷰하면서 마지막으로 업데이트했다.[41]

---

[40] 파괴적 혁신 개념이 어떻게 다시 조명 받고 있는지를 여기서 확인해볼 수 있다. Disruptive Innovation in Healthcare: Really?, The Keckley Report, 2018

우리가 미래를 생각해볼 때 중요한 것은 몇 가지 반짝이는 아이디어들에 집중하는 것이 아니라, 이런 혁신들이 제대로 사용될 현실에서의 변화 및 복잡성에 대한 큰 맥락을 생각해야 하는 점일 것이다. 그리고 이제 여기서 왜 앞으로 파괴적 의료 혁신이 가능할지를 설명하고자 한다.

크리슨텐슨 교수는 특정 기술이 개발된 후에도 시장의 판도를 변혁하는 데는 20~25년의 긴 시간이 걸리는데, 이는 해당 기술이 충분하게 숙성되면서 그 용도를 찾을 수 있는 여건이 모두 갖춰지기 위해 필요한 시간이라 하였다.

필자의 생각에는 크리스텐슨 교수가 하드웨어 중심으로 파괴적 혁신이 일어나는 사례와 그 과정과 영향력을 분석한 때는 4차 산업혁명이라는 새로운 기술혁신 시대를 총칭하는 말이 나오기 훨씬 이전이었다. 파괴적 혁신의 개념이 거론되기 시작할 때는 하드웨어 생산기술이 산업에서 압도적인 비중을 차지하였고, 제품과 서비스를 모두 생산하는 보건의료산업은 다른 산업의 양태와는 확연한 차이를 보인다. 그간 의료계에서 파괴적 의료 혁신이 일어나지 않았다고 이상할 바 없어 보인다.

지금의 보건의료 시스템에서는 소프트웨어의 비중과 환자의 권리가 어느 때보다도 훨씬 더 중요해졌다. 그리고 정보통신기술이 비약적

41 Disruptive Innovation: An Intellectual History and Directions for Future Research, Journal of Management Studies 55:7, pp 1043-1078(2018. 11)

건강의 비용

으로 발전하여 전 세계가 실시간으로 연결되어 있는 등 시대가 급속도로 변하고 있다. 또한, 코로나-19 대유행 동안 원격진료를 포함하여 의료환경은 급변하기 시작했다. 이렇게 한번 큰 변화가 시작하면 다시옛날로 되돌아가기 힘들다.

한편, 기술적 진보와 함께 파괴적 혁신을 위해서 중요한 것은 정작이 새로운 기술을 이용하여 이윤을 창출할 수 있는 비즈니스 모델이다. 어떤 경우든 팔리지 않는 기술은 사용되지 못한다. 파괴적 의료 혁신 개념에서는 지금의 많은 의료기관이 앞으로는 단순하고 표준화가가능한 여러 치료를 전문적으로 수행하며 효능이 예측되는 결과별로의료비용을 지불받는 의료기관[42]보다 복잡한 진단을 전문적으로 정확하게 내리며 수행한 서비스 자체에 대해 비용을 지불받는 기관[43] 및 회비나 수수료를 받으며 건강관리 서비스와 만성질환의 관리를 전문으로 하는 촉진 네트워크(Facilitated network) 등의 세 가지 새로운 비즈니스모델 위주로 재편될 것으로 전망한다.

첫 번째 가치부가과정 사업(Value added process business)과 두 번째인솔루션숍(Solution shop)의 비즈니스 모델에서는 병원마다 급성질환에대한 각각 치료와 진단 기능이 완전히 분리가 된다. 그리고 세 번째 비즈니스 모델은 지역사회에서 주민들이 아프기 전부터 예방 차원의 일

---

42 가치부가과정 사업(Value added process business)이다. 표준화된 라식이나 관절수술을 수행하는 안과, 정형외과 전문병원들이 좋은 예다.

43 솔루션숍(Solution shop)이다. 개별 환자마다 정확한 진단을 위해서는 직관적 가설 수립과 패턴 인식에 의거한 비정형화된 방법을 쓰게 된다. 이 과정은 여러 시행착오를 거칠 수밖에 없기 때문에, 이러한 의료기관에서는 결과에 대해 미리 정해진 비용 산정을 할 수가 없는 특징을 가진다.

반적인 건강관리를 하고, 쉽게 낫지 않고 오래 지속되는 만성질환의 지속적인 관리를 하는 것이다.

같은 자동차라 해도 트럭, 버스와 승용차를 고치는 공장이 따로 있다. 의료 서비스의 전달에 필요한 과정과 결과물은 직관의학, 근거 중심의학과 정밀의학마다 너무나 다르다. 그리고 진단과 치료가 같은 기관에서 당연하게 수행되었지만, 진단과 치료 과정에 필요한 작업과정과 결과물은 사실 판이하게 다르다. '지금의 대형 종합병원들은 전혀 다른 생산설비들이 과밀하게 혼재한 큰 공장과 같고, 관리가 제대로 될지는 뻔하다'고 했다. 그럼에도 한 기관에서 이들을 모두 다루게 되면서 감당이 되지 못하게 업무가 복잡하게 되고 낭비가 심각한 것은 사실 현 의료 경영에서 가장 큰 근본적인 문제다.

파괴적 의료 혁신에서는 지금처럼 규모와 진료 수준에 의해 획일적으로 구분되면서, 진단과 치료행위를 모두 하면서 또한 모든 종류의 환자를 보는 비능률적인 종합병원들 중 다수가 미래에는 다른 형태로 재편될 것으로 예견하였다.

운영비용이 많이 드는 종합병원을 특정 질환을 집중적으로 담당하는 전문병원과 비교해보면 다양한 질환을 모두 취급해야 하는 고비용 구조의 조직이 아니라, 전문적인 질환의 치료에 집중화된 소규모 조직의 운영이 더 효율적임을 알 수 있다. 이처럼 의료기관을 기능별로 전문화하고, 개별 전문 기능에 따라 최적의 비용지불 방식과 질 평가 방법을 사용해야만 지속적인 의료 혁신과 합리적인 비용의 소요가 모두 가능해질 수 있다. 그렇기 때문에 질환별로 적절하게 분류된 환자들이

건강의 비용

전문병원에 배분되어야 하며, 모든 질환에 대비하는 종합병원의 수는 앞으로 감소될 수 있다.

필자 의견으로는 앞으로도 지금의 종합병원 형태를 계속 유지하는 것은 병원이 많지 않은 외진 지역에서 이송되는 중환자들을 집중적으로 돌보야 하는 주요 거점 종합병원들 및 현재 대학병원들과 같은 대형병원들이 될 것이다.

만성질환 관리를 위한 촉진 네트워크의 한 부분이 될 건강관리 서비스는 건강 유지·증진과 질병 사전예방·악화 방지를 목적으로 위해한 생활습관을 개선하고 올바른 건강관리를 유도하기 위해 제공자의 판단이 개입된 상담·교육·훈련·실천 프로그램 작성 및 관련 서비스를 제공하는 행위다.

미국의 민간 의료보험회사들은 수수료를 받으면서 환자 건강관리 사업을 수행한다. 미국과 일본에서 건강관리 전문회사가 하는 일은 영양사와 간호사, 보건교육사 등이 소비자의 건강상태를 고려해 맞춤형 식단 및 운동법을 알려주고, 수시로 신체 활동량과 체성분의 변화를 모니터링하는 맞춤관리를 제공하는 것이다.[44]

복잡하고 비싼 하이테크만이 이를 가능하게 하는 것이 아니다. 예컨대 기저질환이 파악된 환자가 자택에 있는 체중계에 올라가는 것만으로도 쉽게 매일 자신의 체중의 변화를 보험사로 온라인 전송한다. 보험회사는 이상이 예견되는 환자를 더 늦기 전에 병원에 데려가 조치

---

44 의료계 변해야 산다: 파괴적 의료 혁신 3, 후생신보, 2011년 1월 3일자

할 수 있고, 이를 통해 의료비용을 확실하게 절감할 수 있으며 환자의 예후에도 좋다. 이처럼 만성질환자 관리는 지속적인 관심을 가지고 지켜볼 수만 있어도 크게 향상시킬 수 있는데, 웨어러블 디바이스와 같은 스마트 의료기기의 보급은 이를 더 쉽고 확실하게 할 것이다.

현재 국내에서는 많은 반대에 부딪혀 있는데, 2019년 보건복지부에서 건강관리 서비스를 엄격하게 의료행위와 차별하는 가이드라인을 제시했다. 그나마 고혈압·당뇨 등 만성질환자의 경우 의료인의 판단·지도·감독·의뢰에 따라 비의료기관에서 건강관리를 받을 수 있도록 했는데, 검증되지 않은 방법으로 많은 부작용과 불필요한 비용의 지출이 우려된다는 이견들은 필자가 보기에는 수긍하기 힘들다.

첫째, 지금 의사는 생활습관, 식단 및 기본적인 건강 상태 등을 지속적으로 모니터링해주는 건강관리서비스의 영역을 충분히 수행하지도 않거니와,[45] 둘째, 검증되지 않은 방법의 정의 또한 명확하지 않기 때문이다. 차라리 의료법 개정 및 표준화된 인증제를 도입해서 안정된 건강관리서비스를 활성화시키는 것이 만성질환의 비용관리와 환자 만족도에서 더 나을 것이다.

크리스텐슨 교수가 지적했듯이, 아픈 환자를 돌보는 것과 만성질환자의 증상이 악화되지 않도록 하며 사람들의 건강을 유지하는 것은 완전히 다른 비즈니스 모델들이기 때문에 질 평가 및 비용지불 방법이

---

[45] 예를 들어 흡연자라면 금연 치료로 주변의 의원을 방문 시 느낀 것을 생각해보면 된다. 과연 금연약 처방에 의사의 상담이 꼭 필요할 만한 일인지를 말이다.

건강의 비용

달라져야 하며 서로 분리되어 수행되어야 한다. 진단 중심의 솔루션숍 (Solution shop)이나 치료 중심의 가치부가과정(Value added process) 사업 모델들은 사람이 아파야 수익을 얻을 수 있는데, 건강관리 서비스를 포함하는 촉진 네트워크(Facilitated network) 사업 모델들은 서비스를 받는 회원 중에 건강한 사람을 최대한 확보해야만 수익을 얻을 수 있기 때문이다.

지금의 의료수가는 건강유지가 아니라 질환치료 과정에 맞춰져 있을 뿐만 아니라, 높은 전문성과 비싼 비용지불이 필요한 의료인력을 항상 활용하는 것은 누가 봐도 효율적인 방안이 되지 못한다. 때문에 촉진 네크워크 내에서 수행되어야 하는 여러 중요한 업무들이 실제 의사들의 관심을 끌지 못한다. 이런 이유들로 현재 의사가 전담하고 있는 의료행위의 영역은 앞으로는 변화되어야 하는데, 이는 의사가 아닌 다른 의료인들에게 일부가 개방되어야 하는 것을 의미한다.

최근 일본에서는 환자 중심의 의료 서비스를 위하여 규제완화를 적극적으로 시도하고 있다.[46] 일본은 우리나라처럼 의사, 간호사, 약사 등의 업무를 법률로 정했는데, 지난 수십 년간 노인인구의 증가에 의해 간병 분야에서 인력난이 심각해졌다. 때문에 직종 구분 없는 업무 공유제를 통하여 예컨대 의사, 간호사가 아닌 약사가 링거주사를 놓을 수 있도록 하며, 인력 부족을 해소하기 위해서 로봇과 모니터링 센서의 적극적인 도입을 추진하고 있다. 이처럼 소비자인 환자의 니즈는

---

46 日, 의료업 경계 완화…약사도 링거 놓는다, 한국닷컴, 2022년 5월 26일자

사회 구조의 변화에 따라 당연히 바뀔 수밖에 없고, 이는 기존의 업무 영역을 초월하여 새롭게 될 해결할 수밖에 없다.

파괴적 의료 혁신을 가능케 할 의료이용 단계의 변화

그동안 의료 서비스를 이용하는 단계들을 필자가 구분해본다면 1단계는 진료 가방을 든 의사가 환자를 방문하여 진료하는 왕진이었다. 우리에게 익숙한 형태인 환자가 의사, 간호사들이 있는 종합병원이나 의원을 방문을 하는 것이 2단계인데, 그 기본 틀은 이미 19세기말부터 시작되어 큰 변화 없이 이어져 왔다. 이때부터 이미 의술은 왕진으로는 부족할 만큼 복잡해진 것이다.

의료기술의 혁신은 일반인에게 잘 보이지 않는 의사들의 진료범위까지 바꾸고 있다. 초음파 스캔과 MRI, X-선 촬영과 같은 영상기술의 혁신은 과거에는 필름과 같은 영상이미지 판독에 멈추었던 영상의학 전문의들이 지금은 각종 시술을 능숙하게 수행하도록 한다. 흉부외과의 전유물이었던 심장질환들의 대부분을 이제는 심장내과에서 환자의 가슴을 열지 않고도 치료한지 오래되었다. 과거에는 입원해야만 하던 질환도 이제는 하루에 입원, 수술, 퇴원이 모두 가능한 경우가 많아졌다. 전문 클리닉들은 이러한 당일 진료를 선호한다.

의료기술 발전의 3단계는 상급 종합병원에서나 가능했던 정밀한 고가의 의료기술이 앞으로는 지역 종합병원 이하 단위에서도 충분히 가능해지는 것이다. 해당 기술들이 지역 의원과 병원 및 환자 자택에

건강의 비용

서도 충분한 수행이 가능해지면 지역 내 만성질환의 관리가 해결되면서 정말 중증 환자들은 따로 전문병원에서 관리될 것이다.

지금의 의료행위들을 적응증에 맞춰서 단순화하고, 표준화하면서 더 안전하게 만들고, 전문훈련이 덜 필요하게 범용화한다면, 의료인 중에서도 고도의 훈련을 받은 전문가의 수요도 줄고, 의료인이 행하지 않으면 보건위생상 위해가 발생할 수 있는 행위는 당연히 줄 수밖에 없다. 바로 상급 종합병원에서만 가능했던 정밀한 고가의 의료기술이 지역 종합병원에서 충분히 가능해지며, 지역 의원과 병원 및 환자 자택에서도 과거 지역 종합병원에서 가능했던 의료 서비스가 가능해지고, 고가의 정밀 기술을 안전하게 구사하기 위한 값비싼 전문가들의 수요가 줄면서 원무과와 진단의학 및 영상의학설비 등 복잡한 인프라 구성이 간략해져서 의료비용이 적게 드는 것이다.

지금처럼 의료기관들이 제공하는 고객의 가치와 질 관리 및 가격 적정성 등에 대한 정보가 어두운 환자들로서는 좋은 학교 출신의 경험과 명성이 높은 의사와 좋은 첨단장비들이 있는 대형 종합병원을 찾아가는 것이 양질의 의료를 의미하는 상황에서는 꿈같은 이야기다.

분명 의원에서 일반 질환에 대한 치료 성과가 종합병원 같은 상급기관과 비교하여 별 차이가 없다는 것을 국민들이 확신하기 전에는 당연히 규모가 있는 큰 병원을 계속 선호하게 된다. 앞으로는 의원급에서 양질의 의료에 대한 정의는 기술 혁신을 통해서, 보편적인 경증 질환에 대한 환자가 체감하는 편리함, 실제 치료 성과와 고객 요구에 대한 관리 능력 및 의료비용의 적절성 등으로 바뀌게 될 것이다.

이것을 가능하게 하는 혁신으로 크게 몇 가지를 예상하자면, 첫째는 종합병원을 가지 않더라도 종합병원급의 신뢰성과 편의성을 모두 갖추고서 소규모 의료기관의 진료 현장에서도 쉽게 결과를 확인할 수 있는 혈액검사기기와 영상기기와 같은 새로운 진단기기의 개발, 둘째는 원격진료기술의 성숙 및 활성, 셋째는 '전문가 시스템 소프트웨어'라 부를 수 있는 진단을 도와줄 온라인 의사결정 수단이 있다.

현재 많은 고성능 진단기기들은 큰 병원에 가야만 사용이 가능하고, 그 결과가 금방 나오지 않는 경우가 많기 때문에 환자는 재방문을 해야 한다. 이러니 검사 결과가 나오기 전까지 시간을 절약하기 위해서 불필요한 검사나 치료를 병행해야 하는 경우가 많다. 소형의 고성능 진단기기들은 의원이나 중·소 병원의 경쟁력을 획기적으로 개선함으로써 탈중앙화를 가능하게 할 뿐만 아니라, 환자의 시간과 비용의 절감에도 중요한 역할을 할 것이다.

아울러 지금은 환자가 한 병원에서 다른 병원으로 옮겨갈 때 주요 검사들을 다시 하는 등 의료비용의 낭비가 심하다(필요한 검사만 하면 좋겠지만, 병원 수익을 위하여 암암리에 필요 없는 재검사하는 경우다). 이러한 진단기기들은 높은 검사 신뢰성으로 환자가 상급 의료기관을 방문할 때 필요 없는 재검사까지도 줄일 수 있다.

앞으로 원격진료는 첫째로 의원급에서도 진료에 필요 시 관련 전문의의 도움을 가능케 할 것이며, 둘째로 환자가 의사를 방문할 때 질환의 위급성에도 지역적 장벽을 넘기 힘든 경우가 왕왕 있는 지금의 일상적 한계들을 혁신하면서 의사와 환자 간의 접속성을 극대화할 것이다. 앞으로 의원에서 다룰 수 있는 질병의 영역이 확대되면서 지금의 병원급 업무 영역을 충분히 잠식할 수 있게 된다는 뜻이다.

셋째로 원격진료는 이제는 거의 사라진 왕진을 부활시켜 재택의료에 중요한 역할을 할 수 있다. 재택의료는 방문간호, 방문진료(왕진), 가정 호스피스, 중증 소아 재택의료, 가정간호, 장애인 주치의, 전화진료 등으로 이루어진다. 노인인구와 1인 가구가 급증하는 상황에서는 중증 환자만이 아니라, 당장 입원이 필요 없어도 주기적인 의료 처치가 필요한데도 쉽게 병원을 방문하지 못하는 환자들에게도 재택의료가 중요해진다.[47] 하지만 아직 2020년 기준으로 전국 재택의료비는 국민의료비의 0.06%에 불과했다.[48]

온라인 의사결정 수단은 의사만이 아니라, 환자가 자기 질환을 모니터링하면서 담당의와 능동적인 상호작용을 가능케 하고 자신에게 맞는 치료 전략을 결정하면서 자기관리를 가능하게 할 것이다. 이미 원격 통신기술의 발전으로 원격진료가 시작되었고, 저렴하고 보편적인 전자기기의 개발이 기존의 비싸고 덩치 큰 의료장비를 대체하고 있으며, 간편하고 저렴한 센서와 스마트폰의 개발로 우리 몸을 대상으로 한 사물인터넷이 가능해져 실시간 모니터링이 가능해지고 있다.

이러한 혁신을 위해 앞으로 필요한 기술들로는 새로운 진단기기의 개발 외에도 다음의 기술 도입이 요구될 것으로 생각된다.

---

[47] "요양병원 가라" 심각했는데⋯40내 임환자, 집에 있게 한 이 치료, 중앙일보, 2022년 6월 26일자
[48] 약병 늘어놓고 숨진 노모와 아들⋯0.06%뿐인 재택의료 현실, 중앙일보, 2022년 6월 27일지

1. 의사의 기억과 경험을 보조하여 진단의 정확성과 치료 효율성을 모두 개선할 수 있는 인공지능의 활용

2. 의무기록 작성을 정확하면서도 빠르게 가능케 하는 자연언어 처리기술[49]

3. 대량의 비구조화된 환자 데이터로부터 특정 패턴과 인과관계를 도출할 수 있는 빅데이터 분석기술과 이상을 감지하는 머신러닝 기술

4. 치료 전략 수립이 용이하도록 환자 정보를 가장 효율적인 방법으로 가시화하는 기술

5. 의사들이 복잡한 시술을 더 정확하고 유연성하게 시행할 수 있는 로봇공학

6. 수술장에서 환자를 계속 보면서도 환자의 정보를 한 시야 내에서 확인할 수 있는 증강현실기술

7. 환자의 상태를 지속적으로 관찰할 수 있는 착용 가능한 센서 (Wearable sensor)

아울러, 병원 내에서 행정파트 및 의료진 간의 협업을 위한 기술로는 다음과 같은 것이 요구될 것이다.

---

[49] 미국에서는 1시간 진료에 대해서 2시간의 환자진료기록 및 보험청구를 위한 보고서 작업을 의사들이 평균적으로 수행하는 것이 알려졌다. Allocation of Physician Time in Ambulatory Practice: A Time and Motion Study in 4 Specialties. Annals of Internal Medicine 165(11):753-760, 2016

건강의 비용

1. 의료기관 내 모든 업무를 추적하면서 조율과 협업을 가능케 하는 컴퓨터 기반의 관리 시스템
2. 연구와 교육에서 중요한 정보 공유 및 팀워크와 데이터 관리를 위해 그룹 구성원 간의 협력을 보조하는 수단

그리고 필자가 보기에는 이들 신기술들의 바탕에는 1부 4장 환자의 권리 중 '이러한 변화를 가속화하는, 과격해 보이지만 효과가 기대되는 방법은?'에서 언급된 병원이 아니라 환자 중심으로 집적화되고 표준화된 진료 정보를 의료기관 간의 수평적 공유를 통한 활용을 가능하게 하는 EHR 중심의 디지털 헬스케어 혁신이 먼저 있어야 한다.

다시 말하지만, 필자가 예상하는 파괴적 의료 혁신의 계기는 환자 정보를 취급하는 방식의 변화에서 시작할 것이라고 본다. 앞으로 모든 환자가 검사와 병력이라는 자기 정보에 대한 주도권을 가지고, 그 사용에 대한 주권을 행사하게 된다면[50] 많은 의료기술이 이를 중심으로 대대적으로 재편될 가능성이 크다.

모든 의료기관이 개별 환자의 정보를 접근하기 위해서 데이터 호환을 위한 표준화와 암호화를 완성하고서, 정보장벽이라는 의료기관 간의 보이지 않는 장벽이 허물어지면 지금처럼 견고한 보이지 않는 장

---

[50] 지금 광주광역시에서 시범적으로 환자 본인이 진단, 검진, 처방 및 검사 등 의료 정보를 열람하고 클라우드에 저장하여 의료기관에서 사용할 수 있는 사업이 진행 중이다.
어느 병원에서도 의사들 내 진료기록 보고 '아하~'…광주시가 앞당기는 AI 스마트 의료시대, AI 타임스, 2021년 9월 24일자

벽으로 보호되는 대형 종합병원 중심의 의료생태계는 재편될 수밖에 없다.

분명 4차 산업혁명이란 새로운 기술혁신 시대를 총괄하여 지칭하는 말이 나오기 훨씬 전에, 크리스텐슨 교수는 하드웨어 중심으로 파괴적 혁신이 일어나는 사례들과 그 과정 및 영향력에 대해서 분석하였다. 필자가 보기에 파괴적 혁신은 하드웨어와 소프트웨어 양쪽에서 모두 일어날 수 있지만, 이처럼 소프트웨어 쪽에서 일어나는 경우는 하드웨어까지 혁신할 것이다.

집적화되고 표준화된 환자 정보를 형성하고, 환자 동의하에 이를 수평적으로 모든 사용자가 제대로 활용하기 위해서는 EHR 중심의 디지털 헬스케어가 혁신되어야 한다고 했다. 이 EHR의 혁신 과정 중에 의료법, 정보처리기술, 보안기술, 병원의 기능, 인공지능의 활용, 원격진료까지 모두 포함된 의료환경은 디지털 케어 중심으로 탈바꿈할 것이다.

이것은 소프트웨어 쪽에서 먼저 시작된 파괴적 혁신이며, 여기에 맞춰서 의료기기와 같은 하드웨어들이 줄줄이 따라서 개발될 가능성이 있는 것이다. 앞으로 환자의 활용 의지가 반영되는 EHR의 구현과 환자 정보 소유권의 확립, 의료기기의 발전과 원격진료의 활성은 모두 분리하지 못하게 서로 밀접하게 엮여 있는 발전 관계이다.

파괴적 혁신을 위해서는 지금과는 다른 의료기술을 위한 새로운 비즈니스 모델이 역시 필요하다. 팔리지 않는 기술은 사람들이 사용할

건강의 비용

수 없는데, 정작 기술 혁신이 일어나는 이유는 사람들을 이롭게 하는 가능성이 아니라 시장에서 팔리고 재투자가 일어나 이윤을 낼 가능성 때문이다.[51] 크리스텐슨 교수의 지적처럼 기존의 기준으로만 의료비용을 지불하려는 건강보험체계가 신기술이 시장을 점유하는 데 필수적인 새로운 비즈니스 모델의 형성을 방해할 것이며, 새로운 변화를 받아들이지 않는 의료계의 경직성 및 신기술의 안정성과 효용성을 오랜 기간에 걸쳐서 확인해야 하는 임상시험과 같은 규제 모두가 파괴적 혁신의 걸림돌로 작용할 것으로 예상된다.

앞으로 확실한 것은 우리는 지금 분명 의료비용의 절감과 효율을 높이기 위해서 병원의 비즈니스 모델과 의료전달체계를 모두 혁신해야 하는 대안이 필요하며, 이런 개혁은 우리만이 아니라 어느 국가에서든 일단 성공한다면 그 크나큰 영향력과 롤모델은 급속하게 전 세계로 파급될 것이라는 점이다.

의료계의 보수적인 분위기와 지나치게 비대한 의료전달체계는 분명 변혁이 쉽게 일어나기 어려운 환경이지만, 의료 생태계 내에서 천문학적 의료비용이라는 현실적인 문제의 해결은 앞으로 절대 피할 수 있는 선택사항이 아니다. 초고령사회의 도래에 의한 의료 니즈의 증가, 경기침체에 의한 복지재정의 위기, 그리고 첨단의료기술의 도입과 복잡해지기만 하는 의료 시스템 운영에 의한 의료비용의 폭증은 다가올

---

51 "드문 경우들을 제외하고는 학문적인 발견이 공적인 이익으로 현실화될지는 산업체를 통해서 실제 사용이 될 때만 알게 된다", Nature Medicine 17(4) 436-8 (2011)에서 인용

의료 개혁의 중요한 동기가 될 것이며, 환자의 능동적인 역할과 권리에 대한 인식의 변화 및 기술혁신들은 개혁의 중요한 원동력이 될 것으로 보인다.

의료용 인공지능의 현 주소

예견되는 기술혁신 중 인공지능의 발전에 대해서는 장밋빛 전망이 당장 가능한 것은 아니다. 2011년 2월 미국 ABC 방송사의 퀴즈쇼인 〈제퍼디!(Jeopardy!)〉에서 IBM의 왓슨이 우승했을 때만 해도 사람보다 훨씬 문제를 잘 이해하고 빠르게 답을 내는 왓슨을 시작으로 곧 '인공지능의 시대'가 도래한다고 전망했다. 곧 IBM은 퀴즈쇼의 상금보다는 거대한 의료시장을 목표로 왓슨을 상업화하기로 결정했고, 한때 왓슨은 암 치료 분야에서 마치 의사를 곧 대체할 수 있을 것처럼 전망되기도 했다.

우리나라에서도 왓슨은 대대적인 선전과 함께 2016년경부터 많은 대형 병원에서 다투어 도입하고자 했다. 그런데 정작 지금 IBM은 왓슨 의료 사업부를 접고서 매각하려 하고 있다. 왓슨에게는 무엇이 잘못 되었던 걸까?[52]

---

52 What Ever Happened to IBM's Watson? New York Times, 2021년 7월 16일자
   IBM Explores Sale of IBM Watson Health, The Wall Street Journal, 2021년 2월 18일자
   돈 못버는 골칫덩이됐다…AI 선구자 '왓슨'의 몰락, 조선일보, 2021년 7월 19일자
   AI의사 가르칠 '데이터'가 없다…수조 원 쏟은 왓슨도 '위기', 뉴스1, 2018년 8월 22일자

왓슨은 머신 러닝을 통한 빅데이터의 분석과 예측을 하는 것이 아니라 질문의 패턴을 분석 후 진료 정보와 문헌 및 논문들로 이루어진 방대한 지식 데이터베이스를 뒤지면서 답을 예측하는 슈퍼컴퓨터 프로그램이다.

IBM은 초당 80조 번의 연산이나 책 100만 권 분량의 데이터를 분석하는 왓슨이 인간의 사고능력을 뛰어넘을 것으로 자신했지만, 그동안 의료계에서 축적되어온 논문, 문헌과 진료기록 상의 비구조적이며 불완전한 환자 정보를 다루기에는 기술적으로 왓슨은 아직 충분히 성숙하지 못했다. 마케팅 전망이 현실 수준을 무시하고 암치료와 같이 너무 높은 목표를 설정한 것이다.

암 데이터는 IBM 연구진의 예상보다 훨씬 복잡하고 불완전했다. 의사의 오진으로 오염되어 틀린 데이터나 완전하지 못한 채 단편적인 데이터들은 정확한 진단 결정을 방해했고, 의사가 수기로 쓴 메모 등을 제대로 인식하지 못하는 문제들 외에도 인간이 쓴 글을 읽어내는 자연언어처리능이 충분하지 못한 한계점 등으로 왓슨은 실패한 것이다.

왓슨을 위한 지식 데이터베이스를 만들기 위해서 진료기록에서 구조화된 데이터를 뽑아내려면 단순히 읽어내는 수준이 아니라, 전문적인 내용과 표기되지 않은 문맥상의 의미를 모두 완벽하게 이해할 수 있는 고도의 자연언어 처리능이 필요했다. 이때 미국에서는 디지털화된 전자 차트시스템인 EMR마저도 널리 사용되지도 않았고, 지금도 표준화되지 않았다.

여기에 잘 알려지지 않지만 공공연한 업계의 진실이란 의사들은 판단에 필요한 충분한 정보가 모이기 전에도 중요한 결정을 내리는(내려야 하는) 경우가 허다하다는 것이다.[53]

2009년 〈이코노미스트〉지의 해당 기사에는 인텔과 마이크로소프트의 회장이었던 앤디 그로브와 빌 게이츠가 인용된다. 앤디 그로브는 전립선암과 파킨슨병으로 오랜 시간을 병원에서 보냈다. 이때 경험과 반도체 산업에서 일한 자신의 경험에 비추어 의학은 진료 과정에서 실시간 피드백이 이루어지지 않으며, 그나마 업데이트된 의료 정보에 대한 학습마저도 의료진에게 제때 이루어지지 않는다고 평했다.

빌 게이츠는 의학이 극히 복잡하기 때문에 루틴화가 되기 힘들며, 다른 산업 분야에서 가능한 기술이 절대 바로 적용될 수 없다고 했다. 또한, 그는 병원에서 흔히 볼 수 있는 평균적인 치료 성과 수준과 가장 성공적인 수준 간의 너무나 큰 질적 차이에 충격을 받는다.

다른 서글픈 업계의 진실이란 성공한 경우보다 더 많은 실패한 연구결과들은 대개 발표되지 않아 알려지지 않는다는 것이다. 학계에서 관심을 받지 못하고, 회사에서는 금기 취급을 받다시피 하기 때문에 실패한 결과들은 무엇이 일어나지 않는지, 효능이 없는지를 알려주는 중요한 정보임에도 잘 알려지지 않는다.

필요 이상의 정보는 과하겠지만, 이렇게 정보는 공유되지도 못하면서 분절화가 되고 필요한지 조차도 평가받지 못하게 된다. 이는 편향된 정보를 주입할 때 오류를 낼 수밖에 없는 인공지능의 특성상 심각

---

53 "Flying Blind," Economist, April 16, 2009. www.economist.com/node/13437966

건강의 비용

한 문제점이다. 게다가 왓슨은 진료 현장에서 의사가 사용하는 방식도 불편했다.

디지털화된 EMR과 연결되어서 여러 영상, 의무기록 등을 스스로 읽고 종합해주는 것이 이상적일 텐데(당연히, 이런 유능한 비서 기능이 있을 것으로 많은 사람이 기대했다), 의료진이 환자 정보를 일일이 직접 입력해야 했고 의사 여럿이 모여서 결론을 내려야만 하는 중요한 진단소견마저도 왓슨에게는 의사가 직접 입력해야 하는 데이터 한 줄에 불과했다.

이렇게 보면, 왓슨이 현재 수준의 불완전하기까지 한 진료 데이터나 기타 임상 정보들로 가득 찬 데이터베이스를 제대로 처리할 수가 없는 것은 처음부터 예견된 사실이었다. 그리고 시간이 빠듯한 진료 현장에서 바로 앞에 앉아 있는 환자의 핵심 정보를 미리 선별해 정리해주는 유능한 비서 역할을 하는 것도 아니므로, 의사 입장에서는 암질환 치료를 위한 온라인 가이드라인을 직접 찾아보는 것과 별 차이가 없게 된 것이다.

결과적으로 많은 협력병원이 모두 왓슨과 관련된 프로젝트를 중단하게 되었는데, 휴스턴의 MD 앤더슨 병원은 Oncology Expert Advisor(종양학 전문 지침)라는 왓슨 기반의 암 환자 치료용 소프트웨어를 개발하려고 4년간 6,200만 달러(약 771억 원)를 소모했지만 실패를 인정하며, 2016년 프로젝트를 중단했다. 그리고 2016년부터 첨단의학의 구현이라는 브랜드 이미지 확보를 위해서라도 앞다투어 왓슨을 도입한 국내 종합병원들도 몇 년 후 조용히 사용계약을 중단한다.[54]

아직까지는 현재 수준의 인공지능기술은 이처럼 통제된 환경에서만 제대로 작동하며, 현실 세계의 지난한 복잡성과 예측 불가능성에는 맞지 않는 것으로 보인다. 지금 왓슨을 포함하는 인공지능기술이 안정적으로 작동할 수 있는 분야는 인간 의사의 경우에도 오랜 전문화된 경험이 필요한 복잡 다양한 종양학 분야가 아니라, 회계, 지불, 영업, 산업용 기기나 공정의 운영, 고객 서비스 등 자동화가 가능하며 또 중요시되는 기본적인 분야이다.

더 고도화된 수준의 인공지능기술이 필요한 것이다. 이와 같은 기술적 한계들 때문에 아무도 지금은 언제 파괴적 의료 혁신이 일어날지는 정확히 모른다. 하지만 이러한 혁신은 너무 먼 미래 공상과학소설이나 판타지 소설 속의 이야기[55]만도 절대 아니다. 확실한 것은 기술이 숙성하면서 시장에서 제 용도를 찾을 수 있는 여건이 갖춰져야 하기 때문에, 특정 기술 개발 후에 시장의 판도까지 변혁되는 데는 수십 년까지의 시간이 걸린다는 것이다.

이처럼 예전에는 20년 이상이 소요되었지만, 지금은 더 짧은 시간에 산업 혁신이 일어나면서 시장이 재편성되는 좋은 예들이 많이 생기고 있다. 왓슨만 해도 개발된 지 벌써 10년이다. 앞으로 인공지능기술이 어떤 변화를 과연 가져올 것인지에 대한 의구심이 있다면, 은행업

---

54 AI 의사로 주목받았던 '왓슨'은 왜 잊혀졌나, 메디게이트 뉴스, 2021년 9월 5일자

55 1982년 개봉한 〈블레이드 러너〉에서는 2019년에 비행차가 날아다니는 암울한 미래사회를 그렸고, 1984년 〈터미네이터〉에서는 인공지능의 지배를 받는 인류가 기계와의 전쟁을 1997년에 시작하는데, 너무 이른 미래를 예측했다는 것을 우리는 다 안다. 그나마 1999년의 〈매트릭스〉에서는 인공지능과 기계에 의해서 인간이 사육되는 2199년을 그리고 있으니 아직은 이 미래예측이 맞을지 한참 지켜볼 일이다.

건강의 비용

무가 어떤 변혁을 가져왔는지를 보면 된다.

은행을 방문해야만 모든 상담과 대출, 저축이 가능했던 과거에는 고객이 반드시 지점들을 개별적으로 둘러보며 얻은 여러 정보를 비교해야만 했다. 온라인 뱅킹이 활성화되면서, 사용자들은 편안하게 더 많은 정보를 손끝으로 불러오면서 좋은 조건들을 쉽게 찾게 되었고, 은행들은 유지비가 많이 드는 지점들을 축소하고 있다. 이를 가능하게 한 가장 큰 단일 원인은 스마트폰 기반의 정보 생태계의 발달이다. 이미 많은 충분한 기술적 혁신들이 이루어지는 중이며 아무리 늦어도 10~15년 내에 실용화 될 가능성이 유력해 보인다.

그런데 2015년, 월스트리트 저널(WSJ)의 기자 존 커레이루(John Carreyrou)에 의한 테라노스(Theranos)사 취재에서 밝혀진 스캔들이 있다.[56] 창업자인 엘리자베스 홈즈는 스탠퍼드대학 화공과를 중퇴하고 손끝에서 딴 피 몇방울로 250 종의 질환을 진단하는 의료기술을 개발하는 스타트업인 '테라노스'를 2003년에 설립했다.

그녀의 탁월한 이미지 메이킹과 새로운 영웅이자 롤모델을 실리콘밸리에서 갈구하던 시대적 분위기에 편승하여, 테라노스는 한때 10조 원 이상의 기업가치를 평가받았다. 하지만 테라노스는 2018년에 폐업했는데, 이때 이미 투자자들에게 거의 1조 원 이상의 손해를 끼친 상태였다.

---

[56] 존 커레이루의 2018년 베스트셀러인 *Bad blood: Secrets and Lies in a Silicon Valley Startup*(한글판 제목은 《배드 블러드-테라노스의 비밀과 거짓말》로 와이즈베리에서 출간됨)에 자세한 이야기가 소개되어 있다.

환자 의료비 부담이 유독 지독하게 높은 미국에서는 간단한 혈액 검사에도 수백 달러나 소요된다. 그런데 테라노스의 진단키트가 혈당을 재듯 손끝에서 피 몇 방울과 50달러만 내면 250종의 질환을 진단해 준다 하니, 시장 판단력이 정말 역사에 두고두고 남을 정도로 엉망이 된 것이다. 당시 얼마나 각광과 관심을 받았는지는 이 책에도 인용된 에릭 토폴의 《청진기가 사라진 이후(The patient will see you now)》에서도 테라노스가 환자와 의사의 관계를 혁신하는 신기술의 모범사례로 소개된 것을 보면 알 수 있다.

비록 엘리자베스 홈즈처럼 250여 종의 질병을 극소량의 혈액으로 진단할 수 있는 만능 의학 키트를 개발했다고 허황된 대규모의 사기를 치는 경우는 앞으로도 분명 생길 것이다. 그러나 인공지능, 빅데이터 분석 및 정보통신 기반의 많은 유력한 의료 신기술들은 경쟁적으로 개발되고 있다. 실용화된 이런 신기술들은 파괴적 혁신의 중요한 계기가 될 것으로 예상된다.

파괴적 의료 혁신이 국내에 소개되었던 2010년대 초반과 지금의 정보통신기술의 수준과 환자의 권리에 대한 인식은, 예컨대 같은 코로나 바이러스지만 SARS-CoV-1과 SARS-CoV-2가 가진 전염력의 차이만큼 커졌다. 이러한 변화들이 2010년대 초반에 가능하지 않았던 보건의료 분야의 산업구조를 바꿀 만한 신기술들을 창출할 수 있을 것인가, 그리고 파괴적 혁신이 의료계에서 과연 언제 (얼마나 빨리) 일어나는지를 지켜보는 것은 정말 흥미로울 것이다.

그 어떤 자유주의 체제에서도 그 운영을 시장경제에 완전히 맡기지 못하여 국가가 관리해야 하며, 소득 수준에 따라 수요가 증가하는 사치재 성격까지 가진 의료 서비스 분야가 다른 산업분야에서와 같은 규모의 유례없는 파괴적 혁신을 과연 언제 겪을지는 아직 모르기 때문이다. 하지만 분명 앞으로 인류사회에 미칠 그 영향력은 상상 이상일 것이다.

진료보조인력Physician Assistant, PA의 활용 : 의사 탈중심화를 위한 노력

문신(타투)은 눈썹, 아이라인, 입술 부위에 하는 반영구화장, 글씨나 그림을 몸에 새기는 타투 그리고 탈모를 가리는 두피문신 등으로 크게 나눌 수 있다. 문신은 한국에서도 오래전부터 대중화되어서, 현재 문신 시장은 약 1조 2,000억 원의 큰 규모를 가지고 있다. 많은 사람이 문신에 관심이 있지만, 의사가 의료시술로 간주되는 문신을 시술할 리가 없으니 그 많은 타투이스트(문신 시술자)와 문신을 새기는 소비자들 모두가 (무려 1,300만 명의 소비자와 35만 명으로 추산되는 시술자 들이 참여하는) 1조 원대 범죄 시장의 공범자가 되고 있다.

이렇게 된 것은 문신을 의료행위로 인정하는 1992년 대법원 판례 이후, 변화하는 사회 분위기에서도 문신에 의료행위의 기준을 적용하느냐 소비자의 선택 권리 및 직업 자율성을 인정하느냐는 결론을 내려야 할 의료정책 담당자들은 계속 뒷짐을 지고 있기 때문이다.[57]

한국에서 의료인이란 보건복지부장관의 면허를 받은 의사, 치과의사, 한의사, 조산사와 간호사만을 말한다. 의료행위는 바로 의료인이 행하는 의료, 조산, 간호 등의 의료기술의 시행을 말하며, 의료인의 면허에 따라 질병의 예방이나 치료행위로 진찰, 검안, 처방, 투약, 외과수술 등을 수행할 수 있다.[58]

그런데 병원은 각종 다양한 직종에 의해 운영되는 노동집약적인 직장이다. 여기서는 의사 이야기를 주로 하였지만, 의사 말고도 수술을 포함한 환자 치료와 시술, 약물 처방, 상담, 수술 예약관리, 상처치료 및 수술보조 등의 실질적 업무를 병원에서 수행하고 있는 진료보조인력(Physician assistant, 의사보조인력 또는 전담간호사라고도 불린다)들이 있다. 행정직원이나 외래와 병동에서 보는 간호사를 말하는 것이 아니다. 이들은 쉽게 말하자면, 일반적인 간호사의 업무범위를 넘어서 종합병원의 의사들 중 가장 아래 단계인 인턴과 전공의의 역할을 부분적으로 맡고 있다.

미국, 영국, 캐나다, 독일 등 해외에서는 감독 의사의 책임 하에 합법적으로 업무가 보장되어 있다(일본에서는 불인정). 한국에서는 국립대학교 병원만 따져도 이미 2020년에 그 수가 1,003명이나 되고 병원간호사회의 집계로는 거의 4,000명으로[59] 계속 수가 느는 이들 '진료보조 인력(PA)'가 여러 이해기관의 묵인하에 불법으로 무면허 의료행위를 하고

---

57 '불법과 패션 사이'…비의료인 문신 시술 가능해질까, 중앙일보, 2019년 10월 12일자
58 2012년 대법원 판례에서는 '의료행위는 의학적 전문지식을 기초로 하는 경험과 기능으로 진찰과 검안, 처방, 투약 또는 외과적 시술을 시행해야 하는 질병의 예방 또는 치료행위 이외에도 의료인이 행하지 않으면 보건위생상 위해가 발생할 수 있는 행위'로 정의하였다.

8장 | 의료 개혁을 위한 착안점들 505

있다면 이해가 가는가? 그리고 21세기에도 보건복지부에 접수되는 최다 민원 중 하나가 의료인의 업무범위를 판단하는 것이라면 어떨까?[60]

간호사가 할 수 있는 의료행위의 범위는 간호 외에는 의사의 지도 감독하에 진료를 보조하는 경우에 멈추는데, 이때 의사의 지도감독의 범위 및 대개 간호사 출신들인 이들 PA의 업무 범위 모두가 의료인의 정의를 다룬 의료법 2조에는 명확히 규정되어 있지 않다. 심지어 의사, 한의사, 치과의사 등 종별로 엄격히 구분하면서 면허 이외의 의료행위를 금지, 처벌하는 것을 기본으로 하지만, 각각의 업무 범위가 어디까지인지에 대해서는 아무런 규정이 없다. 요컨대 개별 사안마다 사회통념에 비추어 합리적으로 판단해야 한다는 것이다.[61]

지금의 PA라는 직종이 생긴 것은 1960년대 미국에서 마침 베트남전이 끝난 후 귀국한 위생병들의 구직을 위해서다. 마침 미국에서 1차 진료의사가 심각하게 부족할 때 이들이 정해진 교육 후 한정된 진료 보조 및 의료행위를 할 수 있도록 한 것이 그 시초다.[62] 이후 자격시험을 통해 면허를 수여하면서 본격적으로 PA가 의료 현장에서 일하게 되었다. 말 그대로 의사의 업무를 분담하여 전문의 의사가 좀 더 전문적인 일에 종사할 수 있도록 보조하는 역할이다. 외국에서는 PA는 의사

---

59 불법과 합법 사이, 의료인력 대안으로 제시된 PA 쟁점과 해결책은?, 메디게이트 뉴스, 2021년 1월 3일자

60 복지부 최다 민원 '의료인 업무 범위' 잣대는 법원 판례, 메디칼타임즈, 2019년 11월 22일자

61 [대법원 2016. 7. 21 선고, 2013도850, 전원합의체 판결]

62 의사보조인력(Physician Assistant)의 현황과 의료법적 문제점, 한국의료법학회지 제22권 제1호 (2014)

를 보조하지만 역시 의사의 관리하에서만 환자에 대한 진단 및 처방이 가능하다.

한국에서 PA들은 보통 의사의 진료 및 회진의 보조, 상처치료, 수술 시기 조절, 퇴원환자 교육, 수술 전후 환자 상담, 검사결과 확인, 수술보조 등의 역할을 담당하고 있는데, 이들이 필요한 이유는 전공의가 부족한 기피 진료과들이 있는 병원들에서는 원활한 진료를 위해서는 어쩔 수 없기 때문이다.

병원 입장에서는 의사보다는 전문성이 낮지만 어차피 확보하지 못하는 전공의 대신 일을 할 대체인력이 필요하고, 오랫동안 병원에서 일하는 동안에 상당한 수준의 지식과 숙련도를 가지게 되고, 저임금에도 이들을 고용할 수 있으니 마다할 이유가 없다.

하지만 PA들의 입장에서는 아직 법적으로 인정되지 않기 때문에 구직의 기회 및 승진 등의 큰 불이익 및 의료사고 발생 시 책임 등을 감수할 수밖에 없다. 요컨대 특정 병원에 오래 근무하든지, 알음알음 다른 병원으로 옮길 수밖에 없는 것이다.

또한, 지금의 우리 의료 현장에서는 이들이 의사의 감독을 받지 않고 업무를 하는 경우가 많은 만큼 무면허 진료에 대한 우려와 의료 사고 때 책임소재의 문제들과 이들을 공식적으로 제대로 수련시키는 교육과정의 부재, 전공의의 전문영역과 겹치는 경우에 생기는 직종 간의 갈등 등이 모두 해결되지 않고 있다.

전공의가 파업 시, 해당 병원에서는 이들 PA들이 대활약을 하게 된다. 이럴 때는 진료 보조인력의 합법화 논의가 나오지만, 진공의 파업이 종료되면 논의는 다시 수면 아래로 가라앉고 있다.

2012년에는 대한전공의협의회가 의사의 현장 지도감독 없이 PA들에게 환자의 치료, 수술, 진단 및 처방을 한 상계백병원 원장과 해당 PA를 고발하였고, 2019년에는 대한병원의사협의회가 서울 소재 빅5 병원 중 2곳의 교수들 23명을 고발했다.[63]

이와 같이 진료 권한을 양도하는 것은 이른바 무면허 진료를 조장할 수도 있고, 같은 병원 내에서도 여러 이해관계가 걸려 있는 굉장히 중요한 문제이다. 이에 보건복지부에서는 전문간호사 일부를 전환하여 PA를 양성화하는 것을 검토 중이다. 전문간호사(APN, Advanced Practice Nurse)는 해당 분야에 대한 높은 수준의 지식과 기술을 갖고 의료기관 등에서 전문적 간호를 제공하는 간호사를 말한다. 현재, 보건, 마취, 가정, 정신, 감염관리, 산업, 응급, 노인, 중환자, 호스피스, 종양, 임상, 아동 등 총 13개 분야에서 전문간호사 제도가 운영 중이다. 이중 △가정 △마취 △응급 △종양 △중환자 △임상 등 6개 분야 전문간호사의 PA 전환을 고려 중이다.

그런데 이 정책은 시작 전부터 많은 반대를 불렀고,[64] 2021년 서울대학교병원에서 PA 직종을 임상전담간호사(Clinical Practice Nurse, CPN)라는 용어로 대체하고 이들을 양성화하겠다고 하자, 전국적으로 수많은 반대에 부딪혔다.[65]

---

63 PA(진료보조인력), 대학병원 "Go" ↔ 중소병원 "No", 데일리메디, 2019년 4월 10일자
64 반년 넘은 빅5 병원 진료보조인력(PA) 사건 '답보', 데일리메디, 2019년 7월 11일자
65 서울대병원 '의사보조인력 합법화 시도'…의료계 커지는 반발, 의협신문, 2021년 5월 18일자

이와 같은 기사를 읽어보면 수도권의 대형 병원이 아니라 주로 수도권 및 지방의 중소 병원들이 PA 양성화에 반대를 한다는 것을 쉽게 알 수가 있다. 이들은 PA 직종이 어떤 형태로든 양성화된다면, 간호인력의 부족이 심한 지방 병원의 인력난이 더 심화될 것으로 예상하고 있다. 수도권의 대형 병원이 인력 확보 면에서 확실한 이익을 받음에도 지방 병원은 혜택은 고사하고 오히려 지금보다 더더욱 인력 확보에 뒤짐으로써 일어날 경쟁력 악화를 염려하는 것이다.

무면허 의료행위를 명분으로 환자의 이익을 대변하는 것으로 보여도 전공의 입장에서는 자기 업무 범위의 간섭 및 교육 기회의 상실을, 급여 수준이 떨어지는 중소 병원은 대형 병원과의 환자 경쟁에서 뒤지는 것을 두려워하는 것이다.

이런 점은 2020년 정부가 공공의대 설립과 의대정원의 증원을 시도했을 때 그 많은 반대 중에서도 개업의 중심의 대한의사협회와 대학 병원들과 지역 병원 간의 입장이 서로 극명하게 차이가 난 것에서도 확인된다.[66] 오래전부터 지역 병원 의사들의 평균 연봉은 서울보다 더 높았었다. 그래도 의사를 구하기 힘든 지역 병원에서는 인건비를 올려서라도 의사를 붙잡으려 하는데,[67] 이는 경영에서는 이만저만 핸디캡이 아니기 때문에 의대정원의 증원에 크게 반대하지는 않았다.

---

66 공공병원 확대와 의사 수 증원 논란…국감에서도 계속, 메디칼업저버, 2020년 10월 22일자
67 종합병원 의사 연봉, 지방이 최고 2배…울산 2억 6,300만 원 서울 1억 3,200만 원, 중앙일보, 2016년 7월 18일지
  우리나라 보건의료 체계의 가장 큰 문제는 '지역 간 의료 불균형', 한의신문, 2020년 9월 1일자

소개된 종합병원의 PA들이 떳떳한 법적인 신분 보장을 위하여 양지로 나서려는 경계인이라면, 속칭 오더리(Orderly)라고 불리는 어둠의 세계를 사는 사람들이 또 있다. 오더리란 원래 의사의 지시(오더, order)를 받고 일하는 남자 간호사[68]인데, 의사를 보조하면서 배운 수술 실력과 천부적 재능으로 어지간한 의사 이상의 베테랑이 된 숨은 실력자들이다.[69]

문신과 마찬가지로 수술 중 정형화되고 구조화된 부분은 굳이 의사가 아니라도 수행될 수 있다. 아니, 재능이 있다면 평균적인 의사들보다 더 잘 할 수도 있다. 로컬이라 부르는 개원가의 성형외과와 정형외과에서 무리한 수술 일정 소화를 위해서 오더리가 투입되는 경우가 있는 것은 사실이고, 200개가 넘는 국내 의료기기 업체에서 기기 사용을 시연한다는 명목하에 수술까지 대신하는 시연 서비스를 하는 것은 분명 잘못된 현실이다.[70] 이를 방조하는 지금의 여러 문제를 해결하는 것은 앞으로 시도될 의료 대변혁의 실현을 위한 의사와 환자 간, 아니 의사와 국민 간의 신뢰 형성의 기본이 될 것이다.

---

68 표면적으로는 한국전쟁을 배경으로 하지만, 베트남전에 대한 신랄한 비판이 주제였던 미국 드라마 〈M*A*S*H〉에 그 역할이 잘 소개된다. MASH는 Mobile Army Surgical Hospital, 육군이동외과병원의 약자이다.

69 참고로 '어둠의 세계 속 인간'으로 유명한 픽션 캐릭터가 의료계에도 있다. 《서부전선 이상 없다》의 작가인 에리히 마리아 레마르크가 쓴 《개선문》에서는 제2차 세계대전 직전 프랑스 파리에서 불법시술을 하는 독일 의사 라비크의 이야기가 나온다. 무려 독일 베를린의 한 유명병원의 외과과장이었는데, 나치의 정치박해를 피해서 프랑스로 망명하게 되었고 무능하고 부패한 프랑스 의사들 대신 저렴하게 일하는 얼굴 없는 유령의사로 생계를 이어간다.

70 얼굴 없는 수술의(醫), '오더리'의 세계를 아십니까, 헤럴드 경제, 2015년 7월 14일자

건강의 비용

여기서 PA와 오더리의 예를 들은 것은 지금도 그렇지만 다가오는 의료변혁을 통하여 기존의 의사만이, 또는 의사의 관리 감독하에서만 가능하던 여러 시술과 같은 역할을 앞으로는 간호사나 의료기사들이 합법적이며 적극적으로 맡아 할 가능성이 커지기 때문이다.

우리나라처럼 의사, 간호사, 약사 등의 업무 영역이 법률로 엄격하게 정해진 일본에서는 지금 환자 중심의 의료 서비스를 위하여 규제완화를 적극적으로 시도하고 있다.[71] 지난 수십 년간 노인인구의 증가에 의해 간병 분야에서 인력난이 심각해졌기 때문이다. 의료 인력의 부족을 해소하기 위해서, 즉 의사, 간호사가 아닌 약사가 링거주사를 놀 수 있도록 하는 식으로 직종 구분이 없는 업무 공유제를 도입하며 로봇과 모니터링 센서의 적극적인 도입을 추진하고 있다. 사회구조의 변화에 따라서 의료 서비스의 소비자인 환자의 니즈는 당연히 바뀔 수밖에 없고, 이는 기존의 업무 영역을 변화시키면서 새롭게 해결할 수밖에 없다.

'파괴적 의료 혁신'에서 예견되는 앞으로의 의료 생태계 재편에서는 병원들의 기능이 바뀌는 것 외에도, 미국의 리테일 클리닉에 의사가 필요 없듯이 의사, 간호사, 의료기사 모두의 역할이 바뀌어야 하며 일부의 업무는 공유가 된다. 오랜 훈련의 필요가 없이 쉽게 사용할 수 있는 안전하고 저렴하며 표준화된 신기술의 개발 및 도입은 지금의 의사가 전담하는 역할을 바꾸면서 상당한 의사 탈중심화까지 이루게 될 것이다.

---

71 日, 의료업 경계 완화…약사도 링거 놓는다, 한국닷컴, 2022년 5월 26일자

/ 마치는글 /

분명, 의사들과 함께 국가적으로 해결되어야 하는 중요한 문제들이 많다. 정부는 의사와 분쟁이 있을 때 및 전염병 같은 위기상황에 대처를 제대로 하지 못했을 때에는 정부 신뢰도와 국민 복지가 모두 추락함을 인지하면서 공생의 관계로 전환되어야 한다. 의사들로서는 이제는 정부정책에 반대하는 모습을 보이면서도 평상 시 사회 이슈에 대해서는 무관심하고, 국민 건강을 위한 노력이나 정책 안건에 대한 논쟁에 참여하는 것마저도 부족해 보이는 모습은 피해야 한다.

이를 위해서는 소득 수준 향상에 따라 치솟는 의료비 규모의 정당성과 적정한 수준의 건강권에 대한 분석과 공감이 먼저 대대적으로 이루어져야 한다. 또한, 교육 및 의료재원의 확보를 위한 의과대학, 병원과 정부 기관 간의 솔직한 대화, 대형 종합병원에 치중된 의료 접근성의 개선을 통한 환자쏠림의 해결 및 의사들의 적절한 상위 소득에 대

건강의 비용

한 합의점 도출, 비급여 진료 항목에 대한 선택권을 명확하게 환자들에 주는 투명성, 의료기관 간 연계의 확립을 통한 환자 돌봄 과정의 합리화, 의학교육의 내실 및 합리적 교육비용의 지출 등이 필요하다. 또한, 의료사고 때는 의료진의 과실 여부를 법적으로 구분해야 한다. 의료사고에 대한 자문기관을 통한 체계적인 법률적 처리[1]가 중요하다.

의료 시스템은 거대화될수록 비효율적으로 움직이게 된다. 지금은 환자 중심으로 의료연계(Patient-centered care coordination)가 이루어지지 않는 의료 시스템 비효율의 문제를 해결해야 한다.[2] 환자 중심의 의료연계란 환자 입장에서 가장 효율적인 비용으로 높은 질의 의료를 제공받도록 하는 것이다.[3] 만성질환을 지속적으로 모니터링하면서 가이드할 수 있는 1차 의료 전담의제가 확보되고 환자 중심으로 의료 공급자 간 진료 정보가 공유되면서 의료 서비스가 의료기관 간에 연계되어야 한다.

1차 의료에 해당하는 지역 의원과 병원의 외래 진료실에서 환자 관

---

1   의료사고에 따른 손해배상청구 소송에서 의료진의 의료과실이 인정되는 경우 병원 측의 책임을 의료인의 책임이 명백한 경우에도 60%를 인정하던 기존 관행에서, 기본적으로 70~80% 정도로 높여 인정하는 추세에 있으며, 심지어 병원 측 책임을 100%로 인정하는 사례(대법원 2015다55397)도 생겼다.
    손해배상 소송, 병원 측 책임비율 60% 관례 깨지나?, 의협신문, 2019년 11월 2일자
    의료사고 발생 시, 비교적 한국은 미국에 비해서는 보상 규모는 작은 편이지만 단순사고와 의료과실에 대한 규명 과정이 공인된 자문기관을 통해서 이루어지지 않는다.
    대한의사협회 의료정책연구소 안덕선 소장, 의약뉴스, 2020년 1월 2일자
2   Improved health system performance through better care coordination, OECD health working papers, 2007
3   대형 상급 종합병원 환자쏠림 완화정책의 현황과 방향, 보건복지포럼, 2014.04.N210_07

리의 일관성과 향상된 질이 확보되어야, 환자 증상의 악화 및 불필요한 입원을 막을 수 있고 전체적인 의료비의 절감이 가능해진다. 이를 위해서는 1차 의료 전담의제의 도입과 정착 모두를 위한 정부의 강한 의지 외에도 전문직업성에 의한 신뢰계약관계를 사회와 형성하려는 자정작업을 포함하는 솔선수범이 절실하게 필요하다. 의사들 스스로 지역사회나 근무기관 내에서 일어나는 부당한 이익 및 비윤리적 행동에 대해 모니터링과 법적인 고발을 포함해 자체적인 관리를 해나가는 것이다. 그리고 국내 보건의료 시스템에 대한 신뢰도가 외국에 비해 현저히 떨어지는 현상의 주요 원인으로 환자-의료진의 지속적 소통 및 관계 유지가 어려운 구조적 문제를 꼽히는 점[4] 역시 해결해야 한다.

물론 의료인들만이 아니라 많은 전문가 집단 자체의 자정 노력을 믿을 수 없는 국내 상황에서 그 실행 가능성은 만만치 않다. 단순 의료사고와 불법행위를 분명히 구분하면서, 행위별 처벌 여부에 대한 확실한 정립과 이해가 이루어져야 한다. 그리고 지금처럼 의사라는 직종 전체를 대상으로 하는 일반적인 개념 수준이 아니라, 의사 개인 및 병원에 고용된 직원으로서 구분된 책무성과 의원, 병원, 종합병원 별로 구분되는 의료기관의 규모에 따라 요구되는 세분화된 사회적 책무성을 앞으로는 규정해야 한다.

또한, 지금처럼 의사와 종합병원이 구분이 되지 않는 상황에서는

---

4   문기태 선임연구원, 한국 보건의료연구원(NECA) 연례학회 〈환자중심·근거기반 보건의료의 미래전략〉 2017년 3월 24일

개업의, 봉직의[5]와 종합병원의 운영진의 입장을 구분해내는 것이 우선 중요해 보인다. 경영자와 종사자로서 의사의 구분이 애매하기 때문에 대형 의료재단에 향해야 하는 사회적 분노가 경영자와 관련이 없는 일반 봉직의와 개업의들에게 향하는 것을 그나마 피해야 근본적인 문제를 파악하고 해결할 수 있다.

저수가는 분명히 많은 문제의 원인이다. 그런데 저수가에도 규모를 키워 이윤추구를 해온 대형 종합병원들은 저수가 문제와 함께 전체 의사들을 힘들게 하고 있다. 그간 우리나라에서는 의료재정의 부담은 개업의와 봉직의 구분 없이 의사들 모두에게 전가시켜왔고, 부족한 급여 수익을 뒤에서 보상한다고 비급여 진료나 기관고유목적사업계정[6]을 이용한 역분식회계[7]가 허용되며, 이번처럼 급여보장성을 증가할 때 지방 환자들이 수도권 대형 병원의 외래로 쏠리는 것이 예견된 상황은 흔들릴 표심 때문에 무시되어 왔다. 대형 병원을 가진 의료재단이 의

---

5 봉직의는 면허소지자 전체 중 3분의 1 이상으로, 2017년 기준 2만 1,915명의 의사가 43개 상급 종합병원에서 근무하는 것으로 파악되고 있다(심평원자료).

6 대학병원 법인세 '0원'의 비밀…비법은 '고유목적사업준비금', 청년의사, 2020년 10월 7일자 고유목적 사업준비금은 비영리법인이 건물 등 자체 인프라 투자를 위하여 수익을 비용으로 인정받을 수 있는 세법상의 항목이다. 일반병원은 순이익의 50%까지, 대학병원은 순이익의 100%까지도 고유목적사업준비금으로 사용할 수 있다. 인정 시 재무상태표에는 부채로 나타나게 된다. 이를 이용하여 순이익을 부채로 탈바꿈시키고, 법인세 감면까지 받을 수 있다. 더불어민주당 고영인 의원에 따르면 전국 76개 대학병원 및 대학협력병원 중 63개 병원은 2017년부터 2019년까지 법인세를 전혀 내지 않았으며, 76개 병원들이 고유목적 사업준비금으로 부채 치러한 금액은 모두 2조 7,819억 원이다. 그에 따르면, 이 고유목적 사업준비금의 사용에 대한 충분한 파악이 되질 않고 있다.

7 대형병원 38곳, 지난 5년간 순이익 2조 원 넘어, 뉴스타파, 2014년 1월 17일자

료전달체계를 과감하게도 왜곡하면서 이윤을 추구하게 놓아두면 안된다. 이렇게 되면, 일반 의시들은 저수가 말고도 '환자쏠림 현상'과 같이 대형 상급 종합병원으로의 환자 집중과 의원의 외래진료 기능의 약세 등에 의한 어려움까지 겹친다.[8]

그리고 지금과는 다르게 기능별로 공익단체와 교섭단체의 분리가 필요해 보인다. 지금은 너무 많은 의사 단체가 난립해 있다. 이 와중에서도 대표 단체로 간주되는 의사협회는 공익단체와 이익단체의 기능을 함께하고 있고, 세부 기능에 대한 전문화가 미비한 상황이다.[9]

한국의 의료법, 의료정책, 의료전달체계, 의사들의 소득 조절과 평시의 사회적 봉사, 전쟁이나 감염병 유행 같은 국가적 위기관리 및 의료사고 시 법률적 중재, 의학교육 그리고 의사집단 내 자정을 위한 모니터링 기능을 수행하는 공익단체와 지금처럼 산발적인 전국적인 파업만을 무기로 하지 않고 평시에도 다양하게 요구 조건을 주장하면서 이해당사자 간의 타협을 시도할 수 있는 독립된 이익단체로써 의사들의 대변단체들과 종합병원의 이익을 대변하는 단체들이 모두 필요하다. 이들은 개업의와 봉직의를 포함하는 의사들과 종합병원 경영진을 모두 아울러야 한다.

의학교육의 내실화, 교육비용의 합리적 지출 및 사회적 기능 강화를 위해서는 지금처럼 민간 부문에 너무 많이 의존함을 중단하고, 국

---

8 문제는 '저수가' 아니라 대형병원의 외래 독식이다, Redian, 2018년 4월 26일자
9 대한의사협회 의료정책연구소 안덕선 소장, 의약뉴스, 2020년 1월 2일자

건강의 비용

가 지원을 증액해야 한다고 본다. 과도한 교육비용을 떠맡는 의과대학은 운영 적자를 의식해야 하는 대학재단의 재정적 부담이 될 뿐만 아니라, 계속 복잡해가는 교육의 변화를 따라가지 못하는 부실교육의 우려가 있다.[10] 표준화된 교육의 질이 중요하고, 교육비용이 계속 증가하는 이상, 이 부분에 대해서는 앞으로 진통이 생길 것으로 예상된다.

국가는 그동안 과도하게 의존하여 발전시켜오기만 한 민간자본 중심의 의료 시스템에 대한 정치적 개입에 더욱 신중해야 한다. 사회 전반에서 건강에 대한 과도한 관심이 집중되면서 부적절한 의료비의 지출이 이루어지고 있는 것은 소득 수준이 높은 선진국에서는 공통적으로 보이는 현상이지만, 우리는 민간자본에 이의 해결을 너무 심각하게 의존하고 있다.

그리고 지금처럼 의사 개인에 대한 징벌적 처벌이 아니라, 거시적인 보건의료 전략의 완성과 함께 대형 의료기관과 의과대학에 대한 중재적인 재정지원이나 법적 개입 모두를 강화해야 한다. 의료 서비스 전달 및 의사 교육 과정 모두에서 민간자본에 의존하면서도, 중요한 재원의 투입은 계속 제한하면서 의료복지의 보장만을 고집하고, 의대 수 및 입학정원과 의료기관 확대만을 공공의료의 해결책으로 내세우는 정치권의 편협한 자세는 모두 지양해야 한다.

피를 뿌리지 않았는데 민주주의가 갑자기 실현되지 않는 것처럼 예산이 고려되지 않은 복지는 없다. 그리고 예산은 가치 있게 효율적

---

10 한국에는 의과대학이 너무 많다, 의협신문, 2020년 10월 15일자

으로 써야만 한다. 이제는 우리 주변의 변화를 인지하고, 받아들이면서 미래를 미리 대비해야 한다. 이 책에서 언급되는 '파괴적 의료 혁신'은 우리가 생각해봐야 할 많은 가능성 중의 하나이며, '환자의 권리'와 '의사의 역할'의 변화는 필연적으로 일어날 것이다. 본격적인 개혁은 앞서 언급된 환자권리에 대한 인식의 변화와 정보기술의 혁신을 바탕으로 자연스럽게 시작될 것이며, 일단 시작되고 국민들이 그 필요성을 인지하기 시작할 때 변혁의 속도는 가속될 것으로 필자는 전망한다. 그리고 그동안 여러 이익관계와 기술적 문제들에 의해 해결이 거부되었던 많은 난제가 이 과정에서 해결될 것을 기대한다.

색인